# そうだったのか！
## 臨床に役立つ
# 不整脈の基礎

[著]
中谷 晴昭　千葉大学大学院医学研究院病態制御治療学 薬理学 教授
古川 哲史　東京医科歯科大学難治疾患研究所 生体情報薬理学分野 教授
山根 禎一　東京慈恵会医科大学循環器内科 准教授

**メディカル・サイエンス・インターナショナル**

I Got It! The Basics of Cardiac Arrhythmia for the Clinicians
First Edition
by Haruaki Nakaya, Tetsushi Furukawa, Teiichi Yamane

©2012 by Medical Sciences International, Ltd., Tokyo
All rights reserved.
ISBN 978-4-89592-723-9

Printed and bound in Japan

# 序　文

　医学の進歩はどの分野でも著しく，不整脈の診断・治療に関しても過去20年で長足の進歩を遂げた．基礎電気生理学や分子生物学の進歩によって，心筋活動電位の形成に関与するイオンチャネル，およびその分子構造も明らかとなった．その結果，イオンチャネルの遺伝子異常によって多くの種類の不整脈が起こることが明らかとなったし，心不全や不整脈の持続により電気的リモデリングと呼ばれるイオンチャネルの量的質的変化により，さらに不整脈が起きやすい状況となることもわかっている．一方で，抗不整脈薬を用いた不整脈治療には限界があることが多くの大規模臨床研究で明らかとなり，カテーテルアブレーションや植込み型除細動器などの不整脈非薬物療法が積極的に行われるようになっている．

　昔から，不整脈の診断・治療は循環器内科の医師のなかでも，それを得意とする医師，すなわち「不整脈の専門家」に任せられる状況が多かったが，不整脈治療の進歩によって，その傾向はさらに強まっているように思われる．その結果，不整脈専門医以外は非常に手を出しにくい分野となっているし，毛嫌いする若い循環器内科医も多いのではないかと思う．しかし，一般内科医であったとしても，最近の不整脈治療の動向を理解し，安易な抗不整脈薬の投与を避けることは極めて重要である．また，不整脈専門医を目指している医師にとっても，この分野の発展に寄与するためにはその基礎を学ぶことは意義あることであろう．

　本書では，対象として不整脈専門医を目指す若い医師，循環器内科医，研修医をイメージし，不整脈の基礎をできる限り，わかりやすく，最新の情報を加えながら，まとめてみた．Part Ⅰの総論では，不整脈を理解するうえでの基本でありながら従来の教科書ではどうにもわかりにくいと言われ，多くの若い循環器医が不整脈を専門に選ぶ際に越えなければならない壁となっているイオンチャネル，イオン電流，活動電位，リエントリーなどの基礎的メカニズムを，臨床，特に薬物治療に関連づけてできるだけわかりやすく解説した．このような試みは基礎医学の研究や教育に携わる筆者らにとっても大きなチャレンジである．Part Ⅱの各論では一転して，最近の臨床的なトピックスとなっている不整脈を取り上げ，臨床家が理解を深めるうえで重要な遺伝子・分子・細胞レベルでの生理学・薬理学的な基礎とそれに基づく治療法を解説した．また，心房細動を中心としたカテーテルアブレーション，デバイス治療，および非薬物と薬物のハイブリッド治療ということにも解説と考察を加えた．通常の教科書とは目指すところが異なるので，すべての不整脈を網羅しているわけではないが，全編を通じて臨床での合理的な対応に役立つ形で不整脈の基

礎を解説することを心掛けた。

＊　　　＊　　　＊

　本書の出版の話は数年前からあったが，なかなか進まなかった。アイデア豊富な東京医科歯科大学 古川哲史先生が加わって基礎的な部分の多くをわかりやすく解説してくださり，不整脈非薬物療法の専門家である東京慈恵会医科大学 山根禎一先生にもご参加いただいて，ようやく完成をみることができた。終始，熱心に本書の完成にご尽力いただいたメディカル・サイエンス・インターナショナルの染谷繁實氏にも深く感謝したい。本書が，不整脈の診断・治療に興味をもつ若い医師に「不整脈は少し難しいけど，なかなか面白いものだ」と感じていただくきっかけとなれば望外の喜びである。

2012年夏　筆者を代表して<br>
千葉大学　中谷晴昭

# 目　次

## Part I　総　論 ―教科書がもっとよく理解できる不整脈の基礎―

### A. 心臓電気生理の基礎知識 ……………………………（古川哲史）　3
1. イオンチャネルとイオン電流
2. 刺激伝導系
3. 心室筋の活動電位
4. 不応期と伝導
5. 不整脈と関係の深い細胞内カルシウムハンドリング

### B. 不整脈の理解に必要なシグナル伝達系 ………………（古川哲史）　33
1. 交感神経 $\beta$ 受容体
2. 副交感神経ムスカリン $M_2$ 受容体
3. アデノシン $A_1$ 受容体
4. 交感神経 $\alpha_1$ 受容体，アンジオテンシンⅡ受容体

### C. 不整脈の発生メカニズム …………………………（古川哲史）　39
1. 異常自動能：自動能のヒエラルキーの破綻
2. triggered activity：期外収縮の主要因
3. リエントリー：最も頻度の高い不整脈発生機序

### D. 抗不整脈薬 ……………………………（中谷晴昭・古川哲史）　50
1. 抗不整脈薬による治療の変遷
2. 抗不整脈薬の分類
3. Ⅰ群薬とⅢ群薬の特性

## Part II 各 論 —臨床トピックスの一歩先をいく不整脈の基礎： 臨床の基盤になる分子・細胞生理学—

### A. 心房細動 ……………………………………………（古川哲史） 71
1. 心房細動の維持機構：構造的リモデリングと電気的リモデリング
2. 心房細動のトリガー機構：心筋袖の異常興奮
3. 心房細動と心房粗動の類似点と相違点
4. 心房細動にも遺伝的リスクがある！
5. アップストリーム治療とダウンストリーム治療

### B. WPW 症候群 ………………………………………（古川哲史） 92
1. WPW 症候群の特徴的な心電図
2. WPW 症候群と不整脈
3. 房室結節の発生メカニズム：Kent 束を語る前に
4. Kent 束発生の分子メカニズム
5. WPW 症候群の治療

### C. 心不全と不整脈 ……………………………………（古川哲史） 101
1. 心不全の不整脈には細胞内カルシウム動態異常が関与している
2. 心不全で選択される $\beta$ 遮断薬はなぜカルベジロールなのか？
3. なぜ心臓再同期療法が有効なのか？

### D. 心筋梗塞と不整脈 …………………………（中谷晴昭・古川哲史） 107
1. 心筋梗塞に伴う不整脈の発生機序はリエントリーか，自動能の異常か？
2. 心筋梗塞に伴う不整脈の薬物治療の考え方
3. 再灌流不整脈の病態生理とそれに対する対応

### E. Brugada 症候群 ……………………………（中谷晴昭・古川哲史） 114
1. Brugada 症候群の理解に欠かせない「再分極の心筋壁内勾配」
2. coved 型・saddle-back 型 ST 上昇のイオン機序
3. なぜ Brugada 症候群の VT/VF ストームにイソプロテレノールが有効なのか？
4. なぜ Brugada 症候群が東アジア人に多いのか？
5. Brugada 症候群の薬物治療

F. QT 延長症候群…………………………………………（古川哲史）*129*
  1. 内向き電流の増加あるいは外向き電流の減少
  2. LQT のタイプ別治療法
  3. なぜ LQT1 型は運動時・興奮時に心イベントを起こしやすいのか？
  4. なぜ LQT2 型は低カリウム時に心イベントを起こしやすいのか？
  5. なぜ hERG チャネル遮断薬は催不整脈性に働くのか？

G. カテコラミン誘発性多形性心室頻拍……………………（古川哲史）*145*
  1. CPVT の分子メカニズム
  2. CPVT の薬物治療

H. 右室流出路由来の不整脈…………………………………（古川哲史）*148*
  1. 不整脈の多発地帯「右室流出路」の発生
  2. 不整脈源性右室心筋症（ARVC）とは？
  3. 不整脈源性右室心筋症（ARVC）の脂肪変性の分子メカニズムは？
  4. 右室流出路起源単形性心室頻拍とは？

I. Purkinje 不整脈……………………………………………（古川哲史）*154*
  1. Purkinje 細胞の催不整脈性：細胞膜電流系の特徴
  2. Purkinje 細胞の催不整脈性：細胞内カルシウム動態の特徴
  3. なぜ Purkinje 細胞で T wave alternans（TWA）が生じやすいのか？
  4. なぜ Purkinje 細胞で triggered activity が生じやすいのか？

J. アブレーション，デバイス治療と抗不整脈薬 …………（山根禎一）*159*
  1. 非薬物治療の基礎知識
  2. 非薬物治療が主体となる不整脈
  3. 非薬物と薬物のハイブリッド治療
  4. 心不全を伴う不整脈へのアプローチ
  5. 心不全を伴う不整脈に対するデバイス治療法

索　引………………………………………………………………………… *194*

## ■ メモ一覧

- メモ 1：内向き整流性 K$^+$ チャネルは外向き電流（$I_{K1}$）を流す ……… 8
- メモ 2：刺激伝導系の「高速道路理論」………………………… 14
- メモ 3：受攻期とは？ ………………………………………… 26
- メモ 4：自動能は細胞膜クロック？ それともカルシウムクロック？ …… 32
- メモ 5：ジギタリス中毒 ……………………………………… 44
- メモ 6：異常自動能，triggered activity，リエントリーは体表面心電図で区別できるのか？ ……………………………………… 49
- メモ 7：CAST study …………………………………………… 52
- メモ 8：除細動閾値と抗不整脈薬 …………………………… 64
- メモ 9：細胞のイオンチャネルやイオン電流を理解することは，臨床上どのような意義があるか？ ………………………………… 67
- メモ10：マイクロ RNA ………………………………………… 77
- メモ11：Pitx2c は心臓の左右形成のカギも握る ……………… 79
- メモ12：家族性不整脈は単因子疾患，コモンな疾患は多因子疾患…… 83
- メモ13：偽性心室頻拍 ………………………………………… 95
- メモ14：虚血時の細胞内から細胞外への K$^+$ 流出 …………… 108
- メモ15：M 細胞 ………………………………………………… 117
- メモ16：Brugada 症候群の ST 上昇は 1 肋間上で顕著 ……… 121
- メモ17：ゲノムとエピゲノム ………………………………… 124
- メモ18：話題の早期再分極症候群 …………………………… 128
- メモ19：LQT 原因遺伝子が難聴を起こす …………………… 136
- メモ20：QT 短縮も不整脈発生リスク— QT 短縮症候群……… 142
- メモ21：QT 間隔と突然死の概日リズム ……………………… 143
- メモ22：脈の遅い心房細動 …………………………………… 168
- メモ23：ガイドラインにみる心房細動アブレーション ……… 176
- メモ24：心房細動カテーテルアブレーション後の再発 ……… 179
- メモ25：アブレーションや ICD で根治といえるのか？ ……… 187

注　意

　本書に記載した情報に関しては，正確を期し，一般臨床で広く受け入れられている方法を記載するよう注意を払った。しかしながら，著者ならびに出版社は，本書の情報を用いた結果生じたいかなる不都合に対しても責任を負うものではない。本書の内容の特定な状況への適用に関しての責任は，医師各自のうちにある。

　著者ならびに出版社は，本書に記載した薬物の選択，用量については，出版時の最新の推奨，および臨床状況に基づいていることを確認するよう努力を払っている。しかし，医学は日進月歩で進んでおり，政府の規制は変わり，薬物療法や薬物反応に関する情報は常に変化している。読者は，薬物の使用にあたっては個々の薬物の添付文書を参照し，適応，用量，付加された注意・警告に関する変化を常に確認することを怠ってはならない。これは，推奨された薬物が新しいものであったり，汎用されるものではない場合に，特に重要である。

# Part Ⅰ

# 総　　論
―教科書がもっとよく理解できる不整脈の基礎―

このPart Iは，すでに臨床医として経験を積んでいる読者なら「とっくに知っている」という方もいるだろう．そういう方は，どんどんスキップして読んでいただいて結構である．本書は「大まかにはわかっているつもりだが，自信はない」「教科書に書かれていたことは覚えているが，どういうことなのかいまだに理解できていない」という方々に，「なるほど，そうだったのか！」と膝を叩いていただきたい思いから書き始めたものである．不整脈が専門ではなくても自信をもって不整脈の治療を行っていくための，あるいは受け持ちの患者の不整脈の病態・治療について専門家と話をするうえでの，下地となる知識をここで確かなものにしていただきたい．

　このPart Iでは不整脈を理解するうえでの基本・入り口となる心臓電気生理学と不整脈薬理学の必須事項を理解できるように解説したいと考えるが，教科書のように網羅的に述べるものではない．また，例えば活動電位の話はPart IIの各論で述べる内容を理解していただくための基本になるが，同時にPart IIでは，Part Iで幾分単純化して述べるメカニズムの異常で生じる各疾患について，違う形で解説したり補足しているところもある．したがって，2つのPartは知識のレベルに違いはあるかもしれないが，相補的な内容になっていると考えていただきたい．

# A 心臓電気生理の基礎知識

## 1. イオンチャネルとイオン電流

### 1) 基本中の基本

　細胞膜は脂質2重層からできた絶縁体であり，イオンを通すことはできない。細胞内は細胞外に比べて電気的にマイナスに帯電しており，約10 nmという極めて薄い絶縁体を介して，細胞外がプラス，細胞内がマイナスに分かれている。プラス極とマイナス極が分かれたこの状態を「分極 polarization」と呼ぶ（図I-1）。分極することによって，約10 nmの細胞膜の両端に約90 mVの電位差ができている。1 mの距離に換算すると，約10 MVの高電圧になる。細胞膜にはものすごい電場がかかっているのである。

　心臓が興奮すると，細胞内が一時的に電気的にプラスになる。この一過性の電気現象のことを活動電位 action potential と呼ぶ。細胞内が電気的にプラス側にシフトすることを，分極状態から脱するという意味で「脱分極 depolarization」と呼ぶ（図I-1）。そして，脱分極から再び分極状態に戻ることを「再分極 repolarization」，通常に比べて分極がさらに強くなることを「過分極 hyperpolarization」と呼ぶ（図I-1）。

　この先を解説するうえで，どうしても避けて通れないのが，イオンチャネルとイオン電流である。「どうにもイメージできず，電流の区別もつかない」と頭の中で伝導が止まってしまうと，細胞電気生理学だけでなく，薬理学，不整脈の話も始まらないことになる。読者ができるだけイメージしやすいように解説したい。

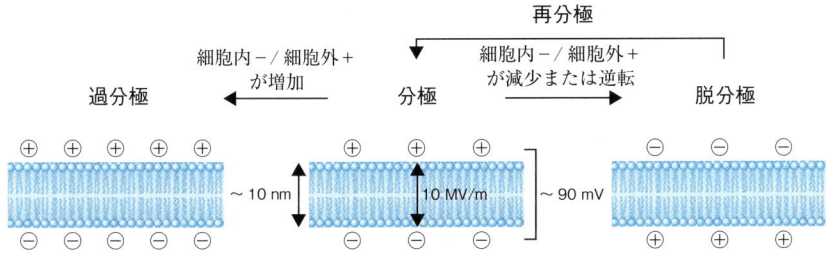

図I-1　細胞膜の分極・脱分極・再分極・過分極

ここでは次の4つの疑問について述べる。
・心臓の電気現象をもたらすイオンは，どのように細胞膜を通過するのか？
　……イオンチャネル，イオンポンプ，イオン交換系
・イオンはどのように移動するのか？……「内向き」電流と「外向き」電流
・チャネルの開閉はどのように起こるのか？……「電位依存性」と「電位非依存性」
・細胞膜を通過して移動するイオンは，どのような電気活動をもたらすのだろう？
　……イオン電流と活動電位変化

## 2) イオンチャネル，イオンポンプ，イオン交換系

　細胞膜は絶縁体であり，イオンの移動はできないと書いたが，活動電位発生などの電気的変化が起こるためには，通れないはずの細胞膜をイオンが通過する必要がある。この不可能を可能にしているのが，細胞膜に存在しイオンを透過することを専門としたイオン輸送蛋白であり，その性格からイオンチャネル，イオンポンプ，イオン交換系に分類される。

　イオンチャネルはエネルギーを使わずに，イオンを濃度の高いほうから低いほうに移動させる（図Ⅰ-2左）。イオンポンプはエネルギー，多くの場合 ATP 分解により得られるエネルギーを使ってイオンを濃度の低いほうから高いほうへ移動させる（図Ⅰ-2中）。ATP を分解するので，「○○ ATPase」との呼ばれ方をすることもある。イオン交換系はこれらのハイブリッドのようなものであり，あるイオンを濃度の高いほうから低いほうにエネルギーを使わずに運ぶのを利用して，別のイオンを濃度の低いほうから高いほうに運ぶ（図Ⅰ-2右）。

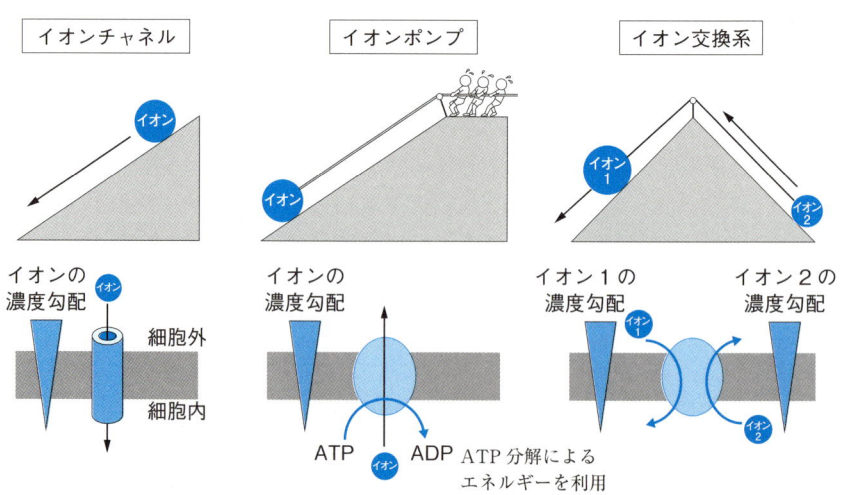

図Ⅰ-2　イオンチャネル・イオンポンプ・イオン交換系と濃度勾配

> ●ポイント●
> ・イオンチャネル：イオンを濃度の高いほうから低いほうに運ぶ
>   ……電位依存性 $Na^+$ チャネル，L 型 $Ca^{2+}$ チャネルなど
> ・イオンポンプ：イオンを濃度の低いほうから高いほうにエネルギーを使って運ぶ
>   ……$Na^+/K^+$ ポンプ（$Na^+/K^+$ ATPase），$Ca^{2+}$ ポンプ（$Ca^{2+}$ ATPase）など
> ・イオン交換系：1つのイオンを濃度の高いほうから低いほうに運ぶのを利用して，別のイオンを濃度の低いほうから高いほうに運ぶ
>   ……$Na^+/Ca^{2+}$ 交換系など

　イオンチャネル・イオン電流は，「内向きと外向き」「電位依存性と電位非依存性」の2つの観点から分類される．つまり，2×2で4タイプのチャネルがあることになる（表I-1）．

### 3）「内向き」と「外向き」

　心臓の電気活動に重要なイオンは，$Na^+$，$K^+$，$Ca^{2+}$ である．これらの細胞内外の濃度勾配をみてみると，$Na^+$ と $Ca^{2+}$ は細胞外濃度が細胞内濃度よりも高く，逆に $K^+$ は細胞内濃度が細胞外濃度より高くなっている．

　生命体は約6億年前（前カンブリア紀）に海中で脂質の膜で覆われて，海水とは異なった環境を獲得することにより誕生したといわれている．$Na^+$ の多い海水と細

表I-1　イオンチャネルの電位依存性と電流の向きによる分類

|  | 電位依存性 | 電位非依存性 |
|---|---|---|
| 内向き | 電位依存性 $Na^+$ チャネル〔$I_{Na}$〕<br>電位依存性 $Ca^{2+}$ チャネル〔$I_{Ca}$〕<br>・L 型 $Ca^{2+}$ チャネル〔$I_{CaL}$〕<br>・T 型 $Ca^{2+}$ チャネル〔$I_{CaT}$〕<br>過分極活性化陽イオンチャネル〔$I_f$〕** |  |
| 外向き | 一過性外向き $K^+$ チャネル〔$I_{to}$〕<br>遅延整流性 $K^+$ チャネル〔$I_K$〕<br>・超急速活性化遅延整流性 $K^+$ チャネル〔$I_{Kur}$〕<br>・急速活性化遅延整流性 $K^+$ チャネル〔$I_{Kr}$〕<br>・緩徐活性化遅延整流性 $K^+$ チャネル〔$I_{Ks}$〕 | 内向き整流性 $K^+$ チャネル〔$I_{K1}$〕<br>アセチルコリン感受性 $K^+$ チャネル〔$I_{KACh}$〕<br>ATP 感受性 $K^+$ チャネル〔$I_{KATP}$〕 |

\*　〔　〕に電流表記を示す．
\*\*　過分極活性化陽イオンチャネルは，非選択的陽イオンチャネルで，膜電位がマイナスのときは内向き，プラスのときは外向き電流を生じる．ただし，過分極（膜電位がマイナス）のときだけ活性化されるので，実際は内向き電流だけを生じる．

胞自身を区別するために，細胞内は$K^+$が高くなる必要があったと思われる．もし細胞内外のイオン濃度の高低がわからなくなったら，「細胞外≒海水（高$Na^+$）」ということを思い出してほしい．

　イオンチャネルは濃度勾配に従って高濃度の場所から低濃度の場所にイオンを運ぶことを特徴とするため，$Na^+$チャネル電流・$Ca^{2+}$チャネル電流は内向き電流を，$K^+$チャネル電流は外向き電流を生じる．

　多くのイオンチャネルは1種類のイオンだけを選択して透過させるが，例外として陽イオンなら何でも通過させる「非選択的陽イオンチャネル」と呼ばれる一群がある．非選択的陽イオンチャネルには，陽イオン（$Na^+$，$K^+$，$Ca^{2+}$）なら何でも非選択的に透過させるものと，1価の陽イオン（$Na^+$，$K^+$）のみ非選択的に透過させるものがある．膜電位がマイナスのときは内向き，プラスのときは外向きに電流を流す．心臓では，心拍数に関係の深い過分極活性化陽イオンチャネル（電流は$I_f$）が非選択的陽イオンチャネルの仲間である．過分極活性化陽イオンチャネルは，1価の陽イオン（$Na^+$，$K^+$）を透過させるが，過分極（マイナスの膜電位）で活性化されるので，$Na^+$を内向きに運ぶことが主体となり，表I-1では内向きに分類した．

> ●ポイント●
> ・内向きチャネル：$Na^+$チャネル，$Ca^{2+}$チャネル，非選択的陽イオンチャネル
> ・外向きチャネル：$K^+$チャネル

## 4)「電位依存性」と「電位非依存性」

　イオンチャネルにはイオンを通す門（ポア）があり，門の扉（ゲート）が開くとイオンが濃度の高いほうから低いほうに移動して電流が発生する．このゲートの開閉を制御しているのが先に述べた細胞膜にかかる大きな電場の変化である場合，これを「電位依存性チャネル」と呼び，それ以外によるものを「電位非依存性チャネル」と呼んで区別する．

### ■ 電位依存性チャネル

　内向き電流をもたらす電位依存性チャネルには，電位依存性$Na^+$チャネル（電流は$I_{Na}$），電位依存性$Ca^{2+}$チャネル（$I_{Ca}$），過分極活性化陽イオンチャネル（$I_f$）がある．外向き電流をもたらす$K^+$チャネルのうち電位依存性のチャネルは，脱分極早期（活動電位の前半）に働く一過性外向き$K^+$チャネル（$I_{to}$）と，脱分極後時間がたってから（活動電位の後半）働く遅延整流性$K^+$チャネル（$I_K$）に分類される．遅延整流性$K^+$チャネルは一過性外向き$K^+$チャネルに比べると活性化は遅いが，そのなかでも活性化の相対的なスピードにより次の3つに分類される．

・活性化の極めて速い超急速活性化遅延整流性 K$^+$ チャネル（$I_{Kur} = I_{K\ ultra\text{-}rapid}$）
・活性化の速い急速活性化遅延整流性 K$^+$ チャネル（$I_{Kr} = I_{K\ rapid}$）
・活性化の遅い緩徐活性化遅延整流性 K$^+$ チャネル（$I_{Ks} = I_{K\ slow}$）

　活動電位持続時間 action potential duration（APD）の短い心房筋では活性化が比較的速い超急速活性化遅延整流性 K$^+$ チャネルと急速活性化遅延整流性 K$^+$ チャネルが機能し，APD の長い心室筋では活性化が比較的遅い急速活性化遅延整流性 K$^+$ チャネルと緩徐活性化遅延整流性 K$^+$ チャネルが主に機能する。

■ 電位非依存性チャネル

　心臓で覚えておきたい電位非依存性チャネルには，3つの K$^+$ チャネル，内向き整流性 K$^+$ チャネル（$I_{K1}$），アセチルコリン（ACh）感受性 K$^+$ チャネル（$I_{KACh}$），ATP 感受性 K$^+$ チャネル（$I_{KATP}$），がある。内向き整流性 K$^+$ チャネルは，沖縄首里城の守礼門のように門構えはあるけれども扉がなく常に開きっぱなしのチャネルである。一方，アセチルコリン感受性 K$^+$ チャネル，ATP 感受性 K$^+$ チャネルはリガンド（それぞれ ACh，ATP）によりゲートの開閉が制御される。アセチルコリン感受性 K$^+$ チャネルは，副交感神経が興奮して神経終末からアセチルコリンが分泌されるとゲートを開いてチャネルが活性化される。ATP 感受性 K$^+$ チャネルは，生理的状態では細胞内 ATP によりブロックされており，虚血などで細胞内 ATP が減少するとブロックがはずれてチャネルが活性化される。

　イオンチャネルの研究は，
　微小電極法を使った電流の記録
　→パッチクランプ法を使ったチャネルの記録
　→分子細胞生物学的手法を使った cDNA のクローニングの研究
　→ゲノムの研究

と進展してきた。その時々の研究者が勝手に名前をつけたことから，電流・チャネル・cDNA クローン・遺伝子に違った名前が使われており，混乱をきたす原因となっている。イオンチャネルには主たる構成成分，すなわちチャネルのポア，ゲートをもつ α サブユニットに加えて，α サブユニットの機能を調節する β サブユニットが存在することが事態をさらに複雑にしている。

　そこで，表 I-2 にイオン電流の略称，イオンチャネル，コードする遺伝子の対応を整理しておく。むろん，これらの名前を全部覚える必要もなく，また本書ではできるだけ統一した名称を用いるように心がけるが，それでも読み進めるうえでイオン電流，イオンチャネル，遺伝子の対比に混乱したとき，また別の名前を使っている他書との読み比べで混乱したときには，この表を参考にしてほしい。

## メモ1：内向き整流性K⁺チャネルは外向き電流（$I_{K1}$）を流す

　表Ⅰ-1で，内向き整流性K⁺チャネル（$I_{K1}$）が外向きの場所にあるので「アレッ」と思った人もいるかもしれない。内向き整流性K⁺チャネルは，その名前が混乱をまねく原因となっている。K⁺チャネルは濃度勾配に従ってあくまで外向き電流を生じるものと理解してほしい。つまり，名前は「内向き整流性」となっていても，実際に流れるのは「外向き電流」である。

　ここで「整流性」という言葉の説明を補足する。チャネルの性質を示すのに，膜電位をX軸に，そのときに流れる電流をY軸にプロットした電流-電圧特性曲線（I-V曲線）がしばしば使われる。X軸では細胞内電位がプラスを右向き，マイナスを左向き，Y軸では，外向き電流を上向きに，内向き電流を下向きにプロットする。チャネルがゲートをもたない，あるいはゲートが電位に依存しない場合は，チャネルを通って流れる電流は電圧とOhmの法則の関係〔$I = (1/R) \times V$〕にあり，図Ⅰ-3左のようにI-V曲線が直線状になる。整流回路については高校の物理で習った読者もいると思うが，電気回路で一方向にだけ流れる回路のことをいう。電気生理学では，相対的に外向き（I-V曲線では上向き）に流れやすいチャネルを外向き整流性（図Ⅰ-3中），相対的に内向き（I-V曲線では下向き）に流れやすいチャネルを内向き整流性（図Ⅰ-3右）という。内向き整流性K⁺チャネルはゲートをもたないチャネルなので，I-V曲線は直線状になることが予想されるが，実際には図Ⅰ-3右のように下向きに電流値が大きい内向き整流性を示す。

　内向き整流性K⁺チャネルにはゲートがないのに，外向きに流れにくいのはなぜだろう？　これは，細胞内が脱分極したときにプラス荷電の$Mg^{2+}$あるいはポリアミンが電気的反発力によりチャネル孔内に侵入するが，サイズが大きいのでチャネルを通過せずにはまり込んでしまい，本来通すべきK⁺の移動を妨げるためである。このことを，それぞれ「マグネシウムブロック」「ポリアミンブロック」と

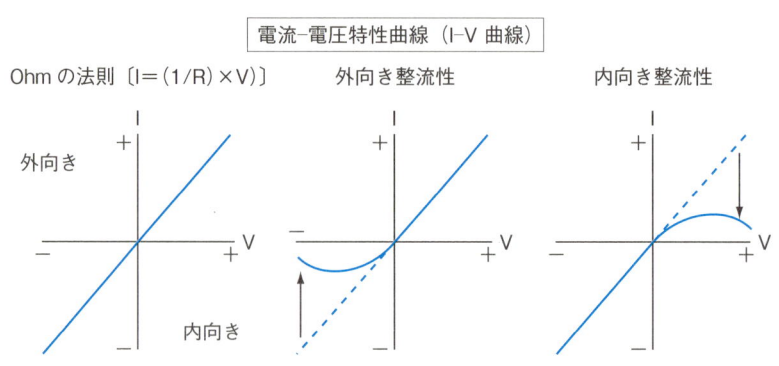

図Ⅰ-3　イオン電流の整流性

呼んでいる [➡ Part I-C-2「2) 早期後脱分極」参照]。

内向き整流性K⁺チャネルは，チャネル自体の性質としてはこのように内向きにも外向きにも電流を流すことが可能であるが，心筋細胞がとり得る膜電位の範囲では外向き電流しか流さないのである [➡ この理由についてはPart I-A-3の「心室筋のイオン動態」参照]。

表I-2 イオン電流，イオンチャネル，コードする遺伝子の対応

| 電流の略称 | イオンチャネル | 遺伝子 αサブユニット | 遺伝子 βサブユニット |
|---|---|---|---|
| $I_{Na}$ | 電位依存性Na⁺チャネル | *SCN5A*（別名 *NaV1.5*） | *SCN1B*（*NaVβ1*）<br>*SCN3B*（*NaVβ3*：胎児期に関与） |
| $I_{CaL}$ | L型Ca²⁺チャネル | *CACNA1C*（別名 *CaV1.2*, *α1C*） | *CACNB3*（別名 *CaVβ2*） |
| $I_{CaT}$ | T型Ca²⁺チャネル | *CACNA1G*（別名 *CaV3.1*, *α1G*）<br>*CACNA1H*（別名 *CaV3.2*, *α1H*） | |
| $I_f$ | 過分極活性化陽イオンチャネル | *HCN4*<br>*HCN2*（一部で関与） | |
| $I_{to}$ | 一過性外向きK⁺チャネル | *Kv4.2*（別名 *KCND2*）の同種四量体<br>*Kv4.2* と *Kv4.3*（別名 *KCND3*）の異種四量体 | *KChIP2* |
| $I_{Kur}$ | 超急速活性化遅延整流性K⁺チャネル | *KCNH5*（別名 *Kv1.5*） | *KCNE3*（別名 *MiRP2*） |
| $I_{Kr}$ | 急速活性化遅延整流性K⁺チャネル | *KCNH2*（別名 *hERG*, *Kv11.1*） | *KCNE2*（別名 *MiRP1*） |
| $I_{Ks}$ | 緩徐活性化遅延整流性K⁺チャネル | *KCNQ1*（別名 *KCNA8*, *KvLQT1*, *Kv7.1*） | *KCNE1*（別名 *MinK*） |
| $I_{K1}$ | 内向き整流性K⁺チャネル | *KCNJ2*（別名 *Kir2.1*, *IRK1*） | |
| $I_{KACh}$ | アセチルコリン感受性K⁺チャネル | *GIRK1*（別名 *Kir3.1*, *KCNJ3*）と *GIRK4*（別名 *Kir3.4*, *KCNJ5*）の異種複合体 | |
| $I_{KATP}$ | ATP感受性K⁺チャネル | *Kir6.2*（別名 *KCNJ11*） | *SUR2A*（別名 *ABCC9*） |

＊遺伝子名は，正式名よりも最も高頻度に使われる名前を最初に挙げている。

## ■ 電位依存性チャネルの構造

イオンチャネルの構造に関して，臨床家がどこまで知っておくべきかは議論のあるところだと思うが，しばしば臨床家向けの総説や講演で扱われる最低限の情報は押さえておきたい。

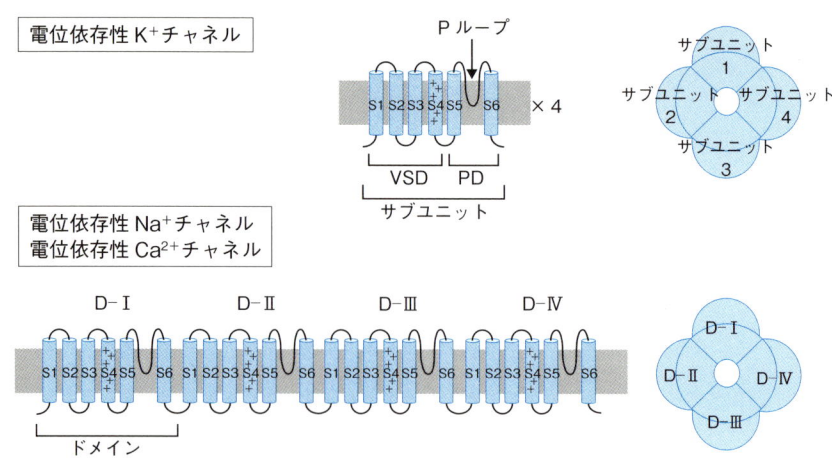

図I-4 電位依存性K⁺チャネル・Na⁺チャネル・Ca²⁺チャネルのトポロジー。VSD：電位センサードメイン，PD：ポアドメイン。

電位依存性チャネルは，Na⁺チャネル，K⁺チャネル，Ca²⁺チャネルいずれもよく似た構造をしている（図I-4）。

チャネルを構成する蛋白が細胞膜を通過する場合，多くはらせん（ヘリックス）構造をとる。電位依存性チャネルは，膜を貫通するらせん構造6個からなる構成単位が4個集まってチャネルが構成されている。個々の膜貫通領域をセグメント *segment*（*S*）と呼ぶ。K⁺チャネルは4個の構成単位（サブユニット *subunit*）がそれぞれ1つの蛋白からできており，このサブユニットが4つ集まった四量体で構成される。一方，Na⁺チャネルとCa²⁺チャネルは，4つの構成単位（ドメイン *domain*）がタンデム（直列）につながった1つの蛋白から構成されている（図I-4）。

各構成単位のS1～S4を電位センサードメイン *voltage-sensing domain*（*VSD*），S5とS6およびその間のヘアピン構造（Pループ）がチャネルボアを形成する部分をポアドメイン *pore domain*（*PD*）と呼ぶ。電位センサードメインのなかでも4番目の膜貫通領域（S4）にはプラスに荷電したアミノ酸が3つおきに配位しており，これが膜電位の変化を感知する電位センサーとして中心的役割を果たす。

細胞内がマイナスに分極している拡張期には，プラスに帯電したS4は細胞内マイナス電荷に引き寄せられて細胞内側に保持されている。このときには電位センサードメインとポアドメインをつなぐS4-S5間の細胞内部分（S4-S5リンカーと呼ぶ）はたるんだ状態にある（図I-5左）。膜電位がプラスに脱分極すると，S4のプラス荷電のアミノ酸と細胞内のプラスが反発してS4が細胞外へ移動する。これに伴ってS5・S6の細胞質側でつくられるチャネルの活性化ゲートがS4-S5リンカーにより引っ張られることで開き，イオンの通過が始まる（図I-5右）。

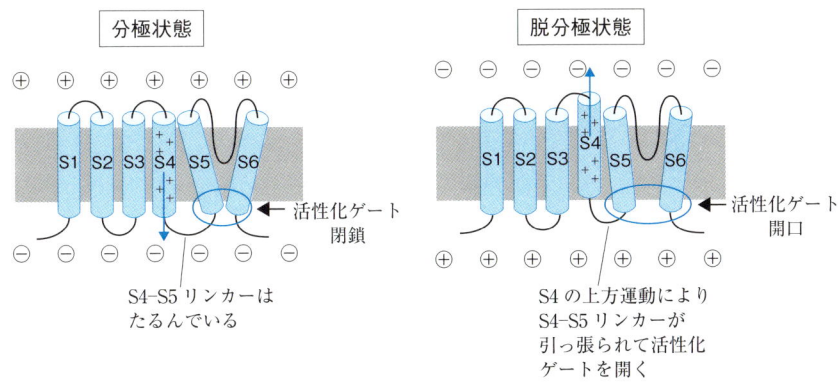

図 I-5 電位依存性チャネルの電位センサーの移動と活性化ゲートの開口

表 I-3 内向き・外向き電流と活動電位変化

|  | 拡張期<br>(静止膜電位付近) | | 収縮期<br>(プラトー相付近) | |
|---|---|---|---|---|
|  | 現象 | 関与する電流 | 現象 | 関与する電流 |
| 内向き電流 | 脱分極 | $I_f$ | 活動電位持続<br>時間延長 | $I_{Na}$, $I_{CaL}$ |
| 外向き電流 | 過分極 | $I_{K1}$<br>($I_{KACh}$, $I_{KATP}$) | 活動電位持続<br>時間短縮 | すべての $K^+$<br>電流 |

このような仕組みからもわかるように,電位依存性チャネルはほとんどが脱分極,すなわち細胞内がプラスになることを感知して活性化される。過分極活性化陽イオンチャネルだけが例外で,過分極により活性化される。

## 5) イオン電流と活動電位変化

これらのイオンチャネルを通って電流が流れると,心筋細胞の膜電位はどのように変化するのだろうか?……心臓の拡張期(静止膜電位付近)と収縮期(活動電位のプラトー相付近)に分けて考えてみよう。

拡張期に内向き電流が流れると,細胞内に陽イオンが増えるので脱分極が起こる。逆に外向き電流が流れると,細胞内の陽イオンが減少するので細胞膜が過分極する。拡張期には細胞膜が分極状態にあるため,脱分極によって活性化される電位依存性チャネルが開口することはない。拡張期に関与するのは,内向き電流では例外的に過分極で活性化される電位依存性の過分極活性化陽イオンチャネルを通して流れる $I_f$,外向き電流では電位非依存性の $K^+$ チャネル電流($I_{K1}$, $I_{KACh}$, $I_{KATP}$)である(表 I-3)。

収縮期にも内向き電流が流れると膜電位はプラスになるが、これは活動電位持続時間の延長と捉えることが一般的である。一方、外向き電流は膜電位をマイナスにし、これは活動電位持続時間の短縮と捉える。収縮期に流れる内向き電流は、脱分極で活性化される電位依存性チャネル電流、すなわち $I_{Na}$ と $I_{CaL}$ であり、外向き電流としては電位依存性・電位非依存性すべての $K^+$ 電流が流れる（表 I-3）。

●ポイント●
・拡張期：内向き電流 → 脱分極
　　　　　外向き電流 → 過分極
・収縮期：内向き電流 → 活動電位持続時間延長
　　　　　外向き電流 → 活動電位持続時間短縮

物事は別の角度から見ると、途端に視界がよくなることがある。ここでもちょっと逆の見方をしてみると……活動電位が脱分極するところ（膜電位のプラス方向の振れ）には必ず内向き電流（主に $Na^+$ 電流と $Ca^{2+}$ 電流）が流れ、活動電位が再分極するところ（マイナス方向の振れ）には必ず外向き電流（主に $K^+$ 電流）が流れることになる。このように逆の見方をすることで、例えば不整脈の治療において活動電位を修飾する際に、ターゲットは立ち上がり相かプラトー相、あるいは不応期の修飾か、そのためにはどのチャネルを標的にすればよいか（すなわち、どの薬物を用いるか）、という見当がつくようになる。

●ポイント●
・活動電位が脱分極（プラスに移動）　→ 内向き電流
・活動電位が再分極（マイナスに移動）→ 外向き電流

## 2. 刺激伝導系

### 1) 自動能

心臓の最も重要な（おそらくは唯一の）作用は、血液を静脈から受け取り、動脈に送り出すポンプとして働くことである。この作用を担う心筋細胞のことを「固有心筋」と呼ぶ。一方で、ポンプ作用を効率的に一時も休むことなく継続するためには、常に電気刺激を発生し、これを心臓全体に伝播する必要がある。この役目を果たしている心筋細胞が「刺激伝導系細胞」である。

固有心筋には心房筋細胞と心室筋細胞がある。刺激伝導系には洞結節、房室結節、His束、脚、Purkinje線維などの特殊な組織があるが、これらを構成する細胞は自力で活動電位を生じる能力、つまり「自動能」をもつ。ここではまず、基本となる

正常の自動能のメカニズムを理解していただきたい。

活動電位には，身体の各器官を構成する細胞それぞれが受け持つ役割・機能に応じて，おおまかにいくつかのパターンがある。心臓についていえば，正確には心房筋と心室筋の活動電位波形も同じではないのだが，臨床家に覚えておいてほしいのは，固有心筋細胞と刺激伝導系細胞（それぞれの代表として，心室筋細胞と洞結節細胞）の活動電位の違いである（図Ⅰ-6）。

活動電位は5つの相に分類される。
・第0相：最初の急激な立ち上がり（脱分極）
・第1相：最初の小さく一過性の再分極（早期再分極相）
・第2相：プラトー相
・第3相：再分極相
・第4相：拡張相

心室筋細胞の活動電位には第0〜4相の5つの相すべてがあるが，洞結節細胞には第1・2相がなく第0相から直接，再分極相の第3相へと移行する。両者の活動電位にはこれ以外にもいくつか違いがあるが，なかでも特徴的なのが以下の3点である。

心室筋活動電位と比べて洞結節細胞の活動電位では，
①第4相において徐々に脱分極する（拡張期脱分極）。

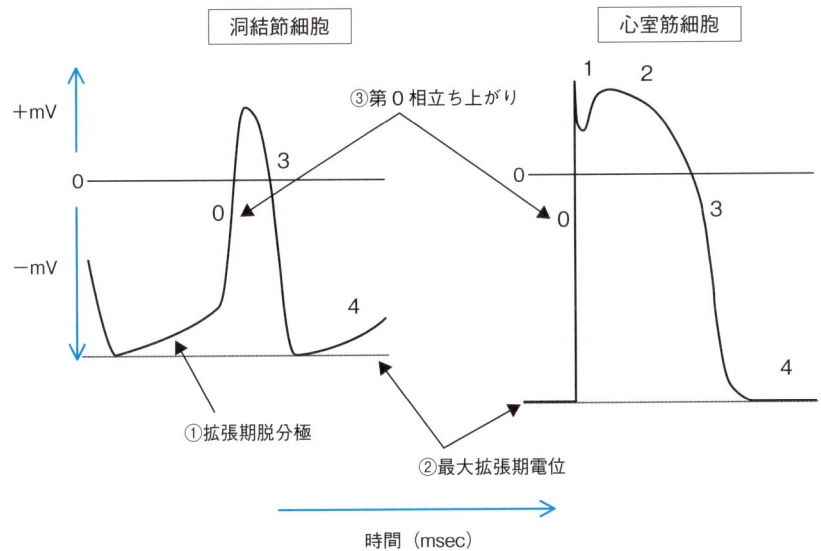

図Ⅰ-6　洞結節細胞・心室筋細胞の活動電位（古川哲史．目からウロコの心電図．ライフメディコム，東京，2012より許可を得て転載）

## メモ2：刺激伝導系の「高速道路理論」

刺激伝導系はしばしば，洞結節＝発電所，刺激伝導系＝送電線，房室結節＝中継所，心室筋＝家庭，に例えられる。しかし筆者（古川）は，刺激伝導系＝高速道路，固有心筋（心室筋）＝一般道，洞結節・房室結節＝料金所，に例えるほうが理解しやすいと考える（図Ⅰ-7）。

高速道路，例えばPurkinje線維を電気的興奮が通過していても，すぐ隣を走っている一般道，すわなち固有心筋に電気信号が伝わることはなく，Purkinje線維の終点（インターチェンジ）まで行き固有心筋と電気的に連絡したところで，ようやく固有心筋に電気的興奮が伝わることになる。刺激伝導系と固有心筋の伝導速度の違いを高速道路と一般道の速度の違いとして理解しておくと，脚ブロックやWPW症候群の心電図などが格段に理解しやすくなる。

心房筋については議論の分かれるところである。生理学的な検討では刺激伝導系に似た電気特性をもつ心房筋細胞の存在が示唆され，生理学者は「心房にも刺激伝導系はある」と主張してきた。一方，組織学者・病理学者がどんなに頑張って組織切片を調べても線維性組織で絶縁された心房筋細胞は見つからず，組織学者・病理学者は「心房には刺激伝導系はない」と主張してきた。現在の理解では，電気的興奮については刺激伝導系に似た機能をもつ細胞からなる経路（結節間伝導路 internodal pathway，心房間伝導路 interatrial pathway）があるが，線維性組織で絶縁された厳密な意味での刺激伝導系はない，という中間的立場がとられている。心房での電気信号の伝達は，この結節間伝導路，心房間伝導路を優先的に使って行われる。ちなみに，心房間伝導路は解剖学上のBachman束を通っている。

以上のような考え方を，筆者は勝手に「高速道路理論」と呼んでいる。これは覚えておいて損はない概念である。

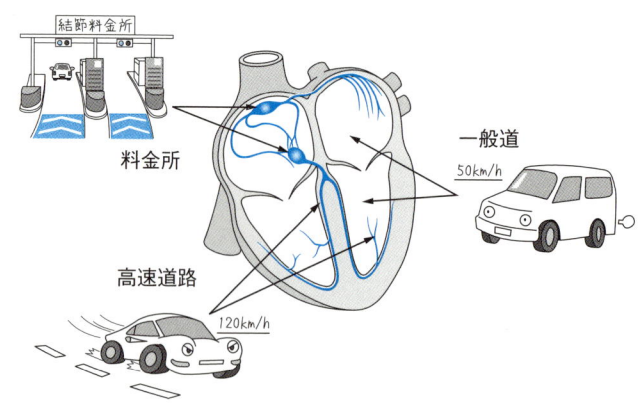

図Ⅰ-7　心臓伝導の高速道路理論

②拡張期（第4相）に到達するマイナスの最大電位（最大拡張期電位）が浅い。
③第0相の立ち上がりが遅い。

このなかで拡張期脱分極 *diastolic depolarization* が，刺激伝導系のペースメーカー細胞がもつ自動能の本態である。この特性によって，膜電位が最大拡張期電位から徐々にプラスに向かい，一定の電位に達すると活動電位を発生する。このときの膜電位を閾膜電位 *threshold membrane potential* と呼ぶ。自動能が固有心筋にはない刺激伝導心筋独自の特徴であることは，ぜひ押さえておいてほしい。例えば，「心室で自動能が発生」という表現が使われていても，実際に自動能を発生しているのは心室筋ではなく，心室内に存在する Purkinje 線維であることを意味している。

## 2) 刺激伝導系のヒエラルキー

刺激伝導系は心臓の上方から順番に，①洞結節→②房室結節→③His 束→④脚（右脚・左脚）→⑤ Purkinje 線維，という経路になっている。

刺激伝導系は線維性組織によって固有心筋から絶縁されており，特定の場所でしか固有心筋と電気的に連絡していない（あまり注目されていないが，重要な特徴である）。特定の場所とは具体的には，洞結節と心房筋の接点，心房筋と房室結節の接点，Purkinje 線維末端と心室筋の接点，の3カ所である。例えば，His 束以下の刺激伝導系の興奮は，途中で固有心筋にリークすることなく Purkinje 線維の末端まで伝播されて固有心筋に結合し，ここではじめて電気信号が心室筋細胞に伝達される。

●ポイント●
刺激伝導系
　①洞結節 → ②房室結節 → ③ His 束 → ④脚 → ⑤ Purkinje 線維

刺激伝導系にはヒエラルキーがある。すなわち，上位の刺激伝導系ほど発火頻度が高く，心拍動は通常，最も上位に位置し発火頻度が最も高いペースメーカー細胞である洞結節によって規定される（洞調律）。下位の自動能は，洞結節から伝播する興奮によりリセットされてしまい，心拍には反映されない。

ペースメーカー細胞の発火頻度を規定する因子には，主に図Ⅰ-8に示す3つがあり，それぞれのペースメーカー細胞の発火頻度への影響を表Ⅰ-4に示す。

①拡張期脱分極速度

拡張期脱分極のイオン機序は長年研究の対象となっており，多くのイオン電流の関与が報告されてきた。現時点で中心的に関与すると考えられているのは，細胞膜クロック〔細胞膜における自動的膜電位変化（膜電位の振動）〕に関係する過分極活性化陽イオンチャネルを通る電流 $I_f$ と，カルシウムクロック（細胞内の自動的

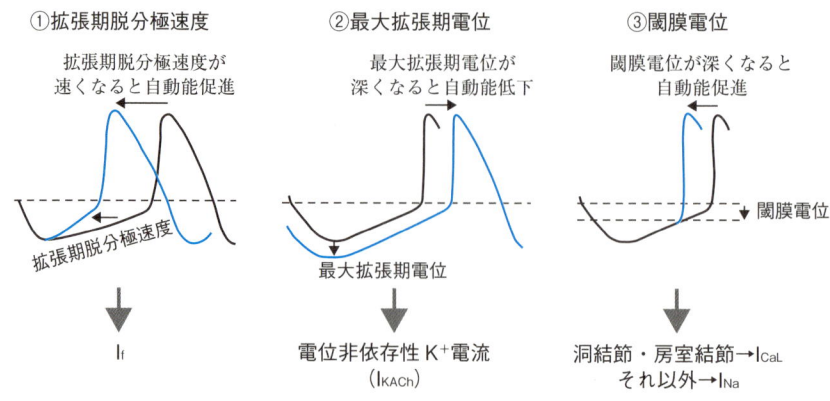

図I-8 自動能の3つの規定因子

表I-4 活動電位発生頻度を規定する3因子の影響

| 規定因子 | 発火頻度 | |
| --- | --- | --- |
| | 高い | 低い |
| ①拡張期脱分極速度 | 速い | 遅い |
| ②最大拡張期膜電位 | 浅い | 深い |
| ③閾膜電位 | 深い | 浅い |

$Ca^{2+}$濃度の振動)に関係する$Na^+/Ca^{2+}$交換系 $Na^+/Ca^{2+}$ exchanger (NCX) を介する内向き電流,の2つである[➡細胞膜クロックとカルシウムクロックに関してはPart I-A-5-3のメモ4「自動能は細胞膜クロック? それともカルシウムクロック?」参照]。

②最大拡張期電位

最大拡張期電位は,拡張期に流れる$K^+$電流により規定される。その主なものは,ゲートをもたない内向き整流性$K^+$チャネルを通る電流$I_{K1}$である。結節細胞では,副交感神経興奮時にはアセチルコリン感受性$K^+$チャネルを介する$I_{KACh}$も関与する。

③閾膜電位

活動電位の閾膜電位は,活動電位の立ち上がり(第0相)を形成するイオン電流が活性化される膜電位により決まる。第0相を形成するイオン電流は細胞によって異なり,結節細胞(洞結節,房室結節)ではL型の電位依存性$Ca^{2+}$チャネルを介する$I_{CaL}$,それ以外の細胞では電位依存性$Na^+$チャネルを通る$I_{Na}$が担当している。したがって,それぞれのチャネルが活性化される電位がそれぞれの細胞の閾膜電位となる。

A. 心臓電気生理の基礎知識　17

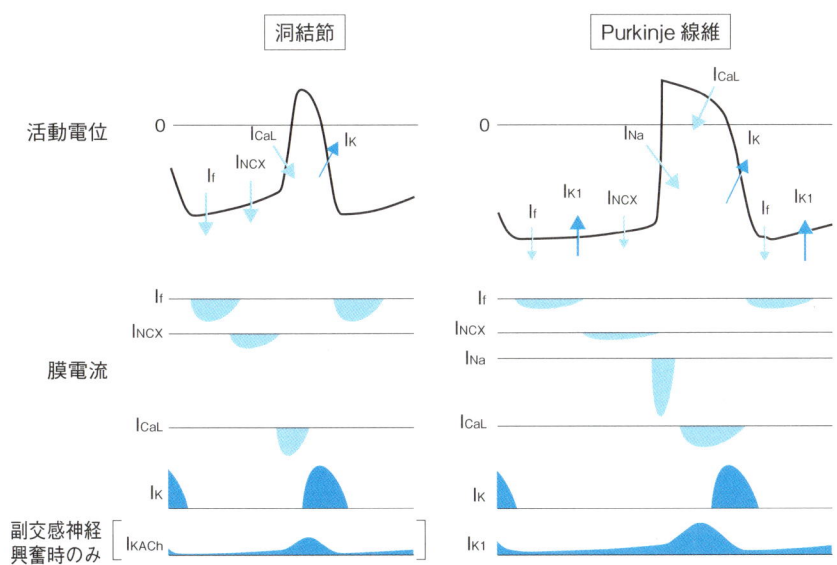

図Ⅰ-9　上位刺激伝導系（洞結節）と下位刺激伝導系（Purkinje 線維）の活動電位（上）と膜電流（下）。内向き電流は下向き＝薄い青，外向き電流は上向き＝濃い青で示す。

表Ⅰ-5　洞結節と Purkinje 線維における 3 因子の比較

| 自動能を規定する 3 因子の基盤 | 自動能を規定する 3 因子 | 各因子からみた自動能 |
| --- | --- | --- |
| $I_f$<br>　洞結節＞ Purkinje 線維 | 拡張期脱分極速度<br>　洞結節＞ Purkinje 線維 | 洞結節＞ Purkinje 線維 |
| $I_{K1}$<br>　洞結節＜ Purkinje 線維 | 最大拡張期電位<br>　洞結節＜ Purkinje 線維 | 洞結節＞ Purkinje 線維 |
| $I_{CaL}$ と $I_{Na}$ の活性化電位<br>　洞結節は $I_{CaL}$<br>　Purkinje 線維は $I_{Na}$ | 閾膜電位<br>　洞結節＜ Purkinje 線維 | 洞結節＜ Purkinje 線維 |

> ●ポイント●
> ・拡張期脱分極速度……$I_f$ と $Na^+/Ca^{2+}$ 交換系により規定される
> ・最大拡張期電位……$I_{K1}$（副交感神経興奮時 $I_{KACh}$）により規定される
> ・閾膜電位……洞結節細胞では $I_{CaL}$，Purkinje 線維では $I_{Na}$ により規定される

## ■ 洞結節と Purkinje 線維の活動電位

　図Ⅰ-9 に上位刺激伝導系の代表として洞結節，下位刺激伝導系の代表として Purkinje 線維の活動電位と各時期に流れるイオン電流を示す。
　表Ⅰ-5 に洞結節と Purkinje 線維における 3 因子を比較して示した。$I_f$ は洞結節

で大きく，この因子だけを基準に考えると自動能は，洞結節＞Purkinje線維となる。$I_{K1}$はPurkinje線維のほうが豊富であるため，最大拡張期電位はPurkinje線維のほうが洞結節に比べて深い。したがって，この因子だけを基準に判断すると，自動能はやはり，洞結節＞Purkinje線維となる。$I_{Na}$と$I_{CaL}$の活性化される電位を比べると$I_{Na}$のほうが深く，つまり閾膜電位はPurkinje線維のほうが深くなっている。したがって，この因子だけを基準に判断すると自動能は，洞結節＜Purkinje線維となる。

　これら3つのなかで特に重要となるのが，最大拡張期電位である。$I_{K1}$が少ないと最大拡張期電位が浅く自動能が速くなるので，$I_{K1}$が少なく発火頻度が最も高い洞結節を最上位とするヒエラルキーが出来上がっている。ところが，第3の因子である閾膜電位から考えると，Purkinje線維の発火頻度が高くなる可能性がある。そのため，通常は潜在的能力として表には出てこないが，何らかの状況で表面化すると不整脈の出現につながる。これが後述する異常自動能である［➡ Part I-C「1. 異常自動能：自動能のヒエラルキーの破綻」参照］。

●ポイント●
自動能の3つの規定因子　①拡張期脱分極速度
　　　　　　　　　　　②最大拡張期電位
　　　　　　　　　　　③閾膜電位

### 3) 自動能の自律神経調節

　好きな異性をはじめてデートに誘い，胸がドキドキしたという青春の思い出が読者にもあるだろう。最近では，当直の夜に電話で「救急車が来ます」と言われて胸がドキドキするかもしれない。これは，洞結節の自動能が自律神経の調節を受けているためである。

　洞結節の自動能の規定因子のうち，拡張期脱分極速度の細胞膜クロックに関係する$I_f$と，カルシウムクロックに関係するリアノジン受容体（RYR）［➡ 本章「5. 不整脈と関係の深い細胞内カルシウムハンドリング」で説明］，閾膜電位の規定因子である$I_{CaL}$は，交感神経刺激により活性化される。交感神経刺激によって洞結節で拡張期脱分極速度が亢進し，閾膜電位が深くなり，自動能が亢進する。一方，副交感神経刺激により副交感神経終末からアセチルコリンが分泌されると，電位非依存性のアセチルコリン感受性$K^+$チャネルが活性化され，最大拡張期電位が深くなる［➡ Part I-B「不整脈の理解に必要なシグナル伝達系」図I-21参照］。このため副交感神経刺激では自動能が遅延する。

## 3. 心室筋の活動電位

次に固有心筋の電気活動をみてみよう。図Ⅰ-10に心室筋の活動電位とこれを形成するイオン電流を示す。再確認になるが、膜電位がプラスに振れるところ（脱分極）には内向き電流が、マイナスに振れるところ（再分極）には外向き電流が流れるのが大原則である。

膜電位がプラスに振れるのは第0相と第2相なので、ここで内向き電流が流れるが、第0相では$I_{Na}$、第2相では$I_{CaL}$が流れる。一方、膜電位がマイナスに振れる（再分極する）のは第1相と第3相で、ここでは外向き電流が流れ、第1相には一過性外向き$K^+$チャネルを通る電流$I_{to}$、第3相は遅延整流性$K^+$チャネルを通る電流$I_K$が流れる。第4相では深いマイナス膜電位が維持される。この深い膜電位の維持は、ゲートをもたない電位非依存性の内向き整流性$K^+$チャネルを通る電流$I_{K1}$が担っている。このように考えると、わりとすんなりと頭に入ってくるのではないだろうか？

刺激伝導系心筋細胞（洞結節など）では活動電位第1・2相がないが、心室筋細胞では活動電位の大きなドームがあり第2相を形成している。これは心筋細胞が収縮するには$Ca^{2+}$が重要であり、ポンプ作用を行う心室筋細胞では第2相に$Ca^{2+}$を取り込む必要があるためである。

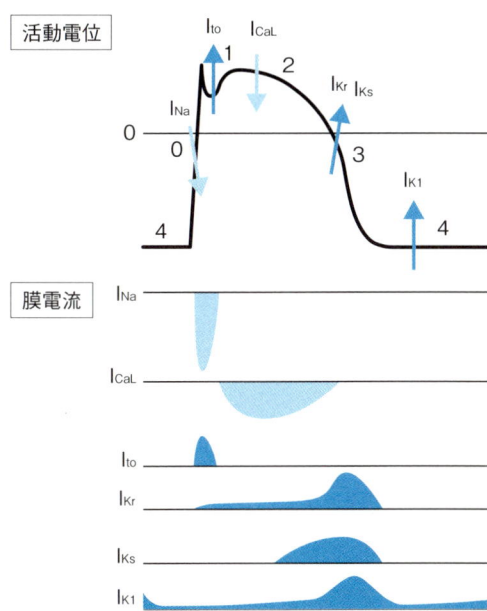

図Ⅰ-10 心室筋の活動電位（上）と活動電位の各タイミングで流れる膜電流（下）。内向き電流は下向き＝薄い青、外向き電流は上向き＝濃い青で示す。

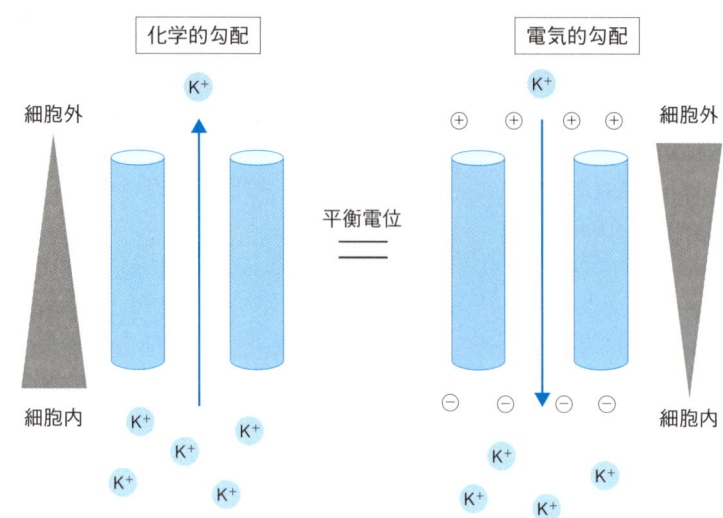

図 I-11 化学的勾配・電気的勾配と平衡電位

### ■ 心室筋のイオン動態

　心室筋の静止膜電位で開いているチャネルは内向き整流性 $K^+$ チャネルである。このため，$K^+$ の平衡電位により静止膜電位が規定されている。

　本書の最初にイオンチャネルはエネルギーを使わずにイオン濃度の高いほうから低いほうにイオンを運ぶ，と説明したが，実はこの説明は厳密にいうと正しくない。イオンチャネルのゲートが開いたときにイオンがどちらに移動するかは，イオン濃度の勾配（化学的勾配 *chemical gradient*）だけでなく，電気的勾配 *electrical gradient* によっても規定されている（図 I-11）。

　$K^+$ を例にとり考えてみる。$K^+$ の濃度は細胞内＞細胞外なので，化学的勾配に従うとイオンの動きは細胞内→細胞外となる。一方，静止状態では細胞内電位はマイナスであり，プラス荷電の $K^+$ はマイナスに引かれるので，電気的勾配によるとイオンの動きは細胞外→細胞内となる。この2つの勾配による力のうち強いほうに $K^+$ が移動することになる。また，両者が等しくなる電位のことを平衡電位 *equilibrium potential* と呼び，$K^+$ の移動がストップする。言い換えると，イオンチャネルが開くと平衡電位に向かって膜電位が変化し，平衡電位に達すると $K^+$ の移動，つまり電位変化がストップする。

　平衡電位は下記のNernstの式で求めることができる。

$$E_X = (RT/zF) \times \ln([X]_{out}/[X]_{in})$$

　　　　　（R：気体定数，T：絶対温度，z：イオンの電荷，F：Faraday定数）

イオンの電荷（z）とは，$K^+$ であれば+1，$Ca^{2+}$ であれば+2である。Nernstの式

を少しわかりやすいように変形して，標準的 $K^+$ 濃度（ここでは細胞外 4 mM，細胞外 150 mM とする）で計算してみると，

$E_K$ = (RT/zF) × ln ([X]$_{out}$/ [X]$_{in}$)

　　 = 2.303 × (RT/zF) × log10 ([X]$_{out}$/ [X]$_{in}$)　　←常用対数に変換

　　 = 61.54 × log10 ([X]$_{out}$/ [X]$_{in}$)　　←体温 37℃で計算

　　　(2.303 × 8.314472 × 310.15/96,500) × $10^3$ = 61.54

　　　最後の $10^3$ は V を mV に換算）

　　 = 61.54 × log10 (4/150)　　←標準的 $K^+$ 濃度

　　 = − 97 mV

同様の計算を $Na^+$，$Ca^{2+}$ について行うと，

　　$E_{Na}$ = + 60 mV

　　$E_{Ca}$ = + 135 mV

となる。膜電位が平衡電位よりプラス側では図 I-11 で電気的勾配が小さくなるので，濃度勾配＞電気的勾配となる。したがって，濃度勾配に従って陽イオンは外向きに移動し外向き電流を生じる。平衡電位よりマイナス側では濃度勾配＜電気的勾配となるので，陽イオンは電気的勾配に従って内向きに移動し内向き電流を生じる。すなわち，平衡電位よりプラス側では外向き，マイナス側では内向きにイオンが流れる。

心筋細胞は生理的条件では大体 − 90 mV 〜 + 30 mV の範囲でしか膜電位が変化しない。この膜電位範囲は $E_{Na}$・$E_{Ca}$ よりもマイナス側，$E_K$ よりもプラス側となるので，$I_{Na}$ と $I_{Ca}$ は内向き電流，この膜電位範囲は $E_K$ よりプラス側なので $I_K$ は外向き電流を生じることになる。すなわち，よほど極端な細胞膜電位の状態にならないかぎり（例えば，心臓に電気ショックを与えたときなど），イオンチャネルは濃度勾配に従った方向にしかイオンを移動させないことになる。その意味では，臨床家の方々は「イオンチャネルは濃度勾配に従ってイオンを運ぶ」と考えて問題ない。

> ●ポイント●
> 心室筋の静止膜電位 ≒ $K^+$ の平衡電位

## 4. 不応期と伝導

「不応期」と「伝導」は，不整脈の発生に極めて関係が深く，いわば不整脈発生の両輪といえる。

### 1）不応期

心筋細胞の不応期 *refractory period* とは，活動電位を発生した後，外から電気的

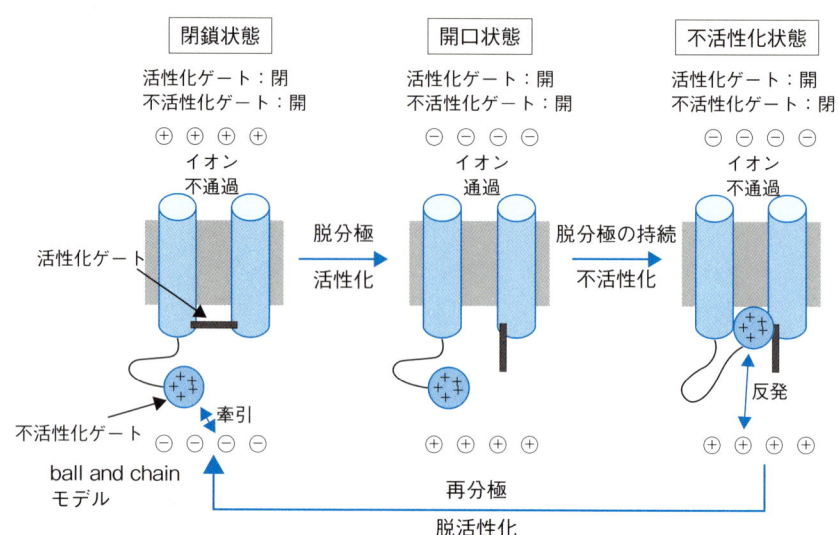

図 I-12　電位依存性チャネルの3つの状態。不活性化ゲートは「ball and chain」モデルで説明される。

刺激が加わっても活動電位を発生できない期間を指す。一度活動電位を発生すると，再度活動電位を生じるには準備が必要で，まったく活動電位を発生できない期間を有効（絶対）不応期 *effective (absolute) refractory period*，不完全な活動電位しか発生できない時期を相対不応期 *relative refractory period* と呼ぶ。

不応期を理解するためには，イオンチャネルの不活性化という現象を理解する必要がある。ちょうど良い機会なので，電位依存性チャネルの動態について説明しよう。電位依存性チャネルの多くは，閉鎖状態 *closed state* (C)，開口状態 *open state* (O)，不活性化状態 *inactivated state* (I)，の3つの状態をとる（図 I-12）。

電位依存性チャネルのゲートには，活性化ゲートと不活性化ゲートがあり，閉鎖状態では活性化ゲートが閉じ，不活性化ゲートは開いている（図 I-12 左）。脱分極が起こると，活性化ゲートが開き，両方のゲートが開いた状態になるので，イオンが通過し電流が流れる（図 I-12 中）。脱分極が持続すると，活性化ゲートは開いたままであるが不活性化ゲートが閉じるので，イオンの移動が停止する（図 I-12 右）。再分極すると，不活性化ゲートが開き活性化ゲートが閉じて，不活性化状態から閉鎖状態にリセットされる（図 I-12 右→左）。

多くの不活性化ゲートは「ball and chain」モデルで説明される。イオンチャネルのアミノ末端にけん玉のようなチェーンでつながったボール構造が存在し（図 I-12），ボールの表面にはプラスに荷電した塩基性アミノ酸が数多く存在する。脱分極して細胞内がプラスに帯電すると，表面がプラスに荷電したボールは反発して細

胞外に出ようとする。ところがチャネルの直径がボールの直径より小さいので，ボールはチャネルの穴にはまってしまい，イオンが透過できない状態，すなわち「不活性化状態」となる。

そもそもイオンチャネルは，なぜ2つのゲート（活性化ゲートと不活性化ゲート）をもつという複雑な仕組みになっているのだろうか？ $Ca^{2+}$ などが脱分極の間ずっと細胞内に流入し続けると，容易に $Ca^{2+}$ 過負荷となり細胞に重大なストレスがかかる。名医も当直続きではストレスで医療ミスのリスクが高くなるので休養が必要なように，心筋細胞もこのストレスを回避するため，活動電位持続中であってもチャネルを閉鎖する仕組みが必要となる。活動電位で変化する因子は「電位」と「時間」なので，この2つの因子をうまく使ってチャネルの開閉を行う必要があるが，これを1つのゲートで行うことには無理があるようである。浅い膜電位で速い時間経過で開くゲート（活性化ゲート）と，これよりは若干深い膜電位で遅い時間経過で閉じるゲート（不活性化ゲート）の2つを用意すると，無理なく活動電位の初期だけに電流を流すことが可能となる。このため2つのゲートが存在するのだろう。

＊　　　＊　　　＊

前置きが少々長くなったが，いよいよ不応期の説明に入りたい。脱分極が持続している活動電位中は，活動電位発生に関わるイオンチャネル（結節細胞ではL型 $Ca^{2+}$ チャネル，それ以外では電位依存性 $Na^+$ チャネル）は不活性化状態にあるので，外から刺激が加わっても活動電位を発生することはできない。すなわち，脱分極（活動電位）の持続中は不応期となる。また，再分極した後も不活性化状態を脱して元の閉鎖状態，すなわち再度活性化できる状態に戻るまで（不活性化からの回復）に一定の時間がかかる。不活性化からの回復にかかる間も不応期となる。つまり，不応期は活動電位の持続時間と不活性化からの回復時間の2つを足した時間を指すことになる（図Ⅰ-13）。言い換えると，活動電位持続時間を延長する薬物（Ⅲ群抗不整脈薬）も，活動電位第0相を担うチャネルを抑制する薬物（Ⅰ群抗不整脈薬）も，ともに不応期を延長することになる。

> ●ポイント●
> 不応期＝活動電位持続時間＋イオンチャネルの不活性化からの回復時間

## 2) 伝　導

電気信号の伝導は，主に下記の2つの要因で規定される。
①細胞間の伝導
②細胞内の伝導

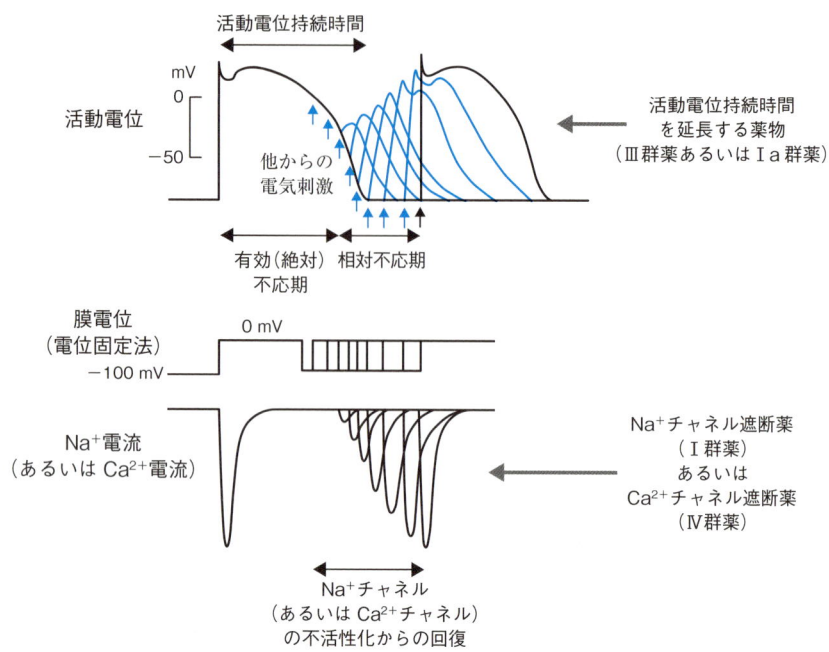

図Ⅰ-13 不応期と電位依存性Na⁺チャネルの不活性化からの回復（倉智嘉久．心筋細胞イオンチャネル—心臓のリズムと興奮の分子メカニズム．文光堂，東京，2000，p.75より許可を得て改変）

## ■ 細胞間の伝導

　長軸方向の細胞−細胞間（介在板）には，ギャップ結合チャネルが存在する．ギャップ結合チャネルは，それぞれの細胞表面にあるコネキシン *connexin* が6個集まってできたコネキソン *connexon*（半チャネル *half channel* とも呼ばれる）が2つ合わさって形成される．ギャップ結合チャネルは通常状態では開きっぱなしであるので，一方の細胞が脱分極して細胞内がプラスになると，まだ分極中の細胞に向かって，ギャップ結合を通してプラス電荷のイオンが移動し，脱分極を引き起こす（図Ⅰ-14）．

　心筋細胞で発現するコネキシンとしては，Cx40，Cx43，Cx45（数字は蛋白の分子量，すなわち40 kD，43 kD，45 kDを意味する）の3つを押さえておきたい．コネキシンを通して流れる電流の大きさは，Cx40 ＞ Cx43 ＞ Cx45の順になっている（数字と電流の大きさが反比例すると覚えておくとよい）．これと心臓の各部位の伝導速度は，密接な関係にある．伝導速度の最も速いHis-Purkinje系には最も大きな電流を流すCx40，伝導速度が中等度の心室にはCx43，伝導速度が最も遅い結節（洞結節，房室結節）にはCx45が発現している．心房には心房筋と不完全な刺激伝導系細胞が混在することを説明したが，心房の伝導速度はHis-Purkinje系と心室

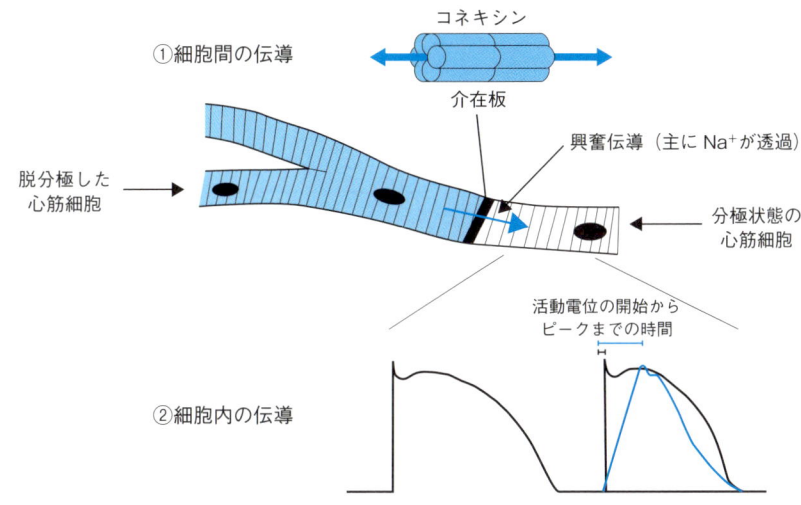

図I-14 細胞間伝導と細胞内伝導

筋の中間にあたり，コネキシンもCx40とCx43の両方が発現している．

## ■ 細胞内の伝導

　ギャップ結合を介して脱分極が隣の細胞から伝わり，これにより活動電位0相を形成するイオンチャネル（洞結節細胞・房室結節細胞ではL型$Ca^{2+}$チャネル，それ以外では電位依存性$Na^+$チャネル）が一定量活性化されると，活動電位を発生する．活性化可能なL型$Ca^{2+}$チャネルあるいは電位依存性$Na^+$チャネルの量が減少していると，活動電位を生じる閾膜電位に達するまでに時間がかかる．また，活動電位を発生しても，活動電位が不完全な形であるとピークに達するまでに時間がかかる（図I-14右下青いライン）．すなわち，活性化可能なL型$Ca^{2+}$チャネルあるいは電位依存性$Na^+$チャネルの量が減少していると細胞内での伝導時間が遅くなる．このようなケースは，$Ca^{2+}$チャネル遮断薬あるいは$Na^+$チャネル遮断薬が投与されているとき，虚血などで脱分極が起こり一定の割合のL型$Ca^{2+}$チャネルあるいは電位依存性$Na^+$チャネルが不活性状態にあるとき，などでみられる．すなわち，抗不整脈薬投与時や虚血時に伝導が遅延し，催不整脈作用を示す理由の一部はこのためである．

　ギャップ結合チャネルを抑制する薬物は，今のところ市販されていない．ギャップ結合チャネルは，虚血時のアシドーシスや細胞内$Ca^{2+}$過負荷などで抑制され，このような病態下での伝導遅延に関与している．これは，1つの細胞が$Ca^{2+}$過負荷やアシドーシスになったとき，ギャップ結合チャネルを閉鎖して有害な状態を隣の細胞に伝えないようにするための，心筋細胞の自己犠牲精神と考えられる．

> ●ポイント●
> 伝導時間に関わる2因子
> ・細胞間伝導…………ギャップ結合チャネル
> ・細胞内伝導…………第0相のイオンチャネル活性

## 5. 不整脈と関係の深い細胞内カルシウムハンドリング

　電気生理の基礎の最後に，本来は心筋収縮に関連する「カルシウムハンドリング」について解説する。心筋細胞では，細胞の収縮に細胞内$Ca^{2+}$が極めて重要であり，細胞内$Ca^{2+}$調節機構のことをカルシウムハンドリングと呼ぶ。近年，カルシウムハンドリングは本業の心筋収縮ばかりでなく，洞結節の自動能をはじめ，様々な心筋電気現象に関連することが明らかになってきた。特に各論で取り扱う心不全・ジギタリス中毒時の不整脈，カテコラミン誘発性多形性心室頻拍，Purkinje不整脈などtriggered activityを基盤とする種々の不整脈の発生と極めて深い関連がある。カルシウムハンドリングは，固有心筋，Purkinje線維，洞結節で明らかな違いがあるので，これらを分けて説明する。

### 1) 固有心筋（主に心室筋）のカルシウムハンドリング

　心筋細胞は効率的な収縮を行うために，細胞深部の筋原線維に$Ca^{2+}$を供給する必要があり，横行小管（T管）と呼ばれる細胞深部への細胞膜陥入構造を有する。横行小管と細胞内$Ca^{2+}$貯蔵庫である筋小胞体 *sarcoplasmic reticulum*（SR）は約20 nmの間隙を介して隣接し，dyad（diad）と呼ばれる。このため，横行小管のL型$Ca^{2+}$チャネルと筋小胞体の$Ca^{2+}$放出チャネルのリアノジン受容体（RYR）は機能的に連関する。

---

### メモ3：受攻期とは？

　不整脈発生に関連して，しばしば「受攻期 *vulnerable period*」という言葉が使われる。受攻期とは，期外収縮などを生じると心室頻拍や心室細動など持続性の不整脈に発展する時期を指す。それでは，基礎電気生理からみると受攻期とは何を反映しているのだろう？　これは相対不応期に相当する。相対不応期に期外収縮が発生すると，その活動電位は不完全であるため細胞内伝導が遅延し，遅い伝導が出現する。遅い伝導はPart I-C「不整脈の発生メカニズム」で説明するリエントリーの成立条件であり，このため期外収縮が心室頻拍や心室細動などの持続性不整脈へと発展するのである。

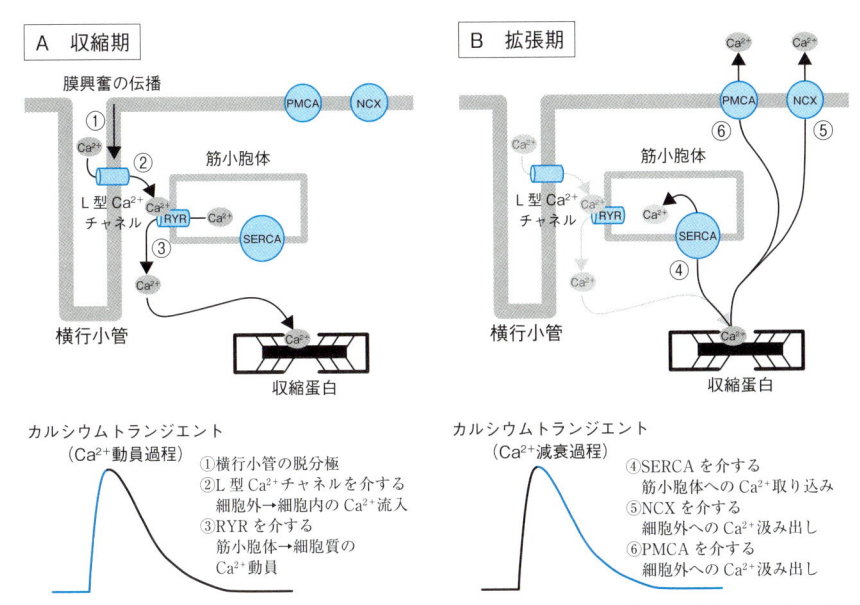

図I-15 心室筋細胞のカルシウムハンドリング。A：収縮期の$Ca^{2+}$動員機構，B：拡張期の$Ca^{2+}$排出機構。NCX：$Na^+/Ca^{2+}$交換系，PMCA：細胞膜$Ca^{2+}$ポンプ，RYR：リアノジン受容体，SERCA：筋小胞体$Ca^{2+}$ポンプ。

　上記のようなカルシウムハンドリングによる一過性の細胞内$Ca^{2+}$濃度上昇を「カルシウムトランジェント *calcium transient*」と呼ぶ。カルシウムトランジェントの上行脚では，下記の3つが①から③の順に起こる。
　①電気的興奮により横行小管が脱分極する（図I-15A-①）。
　②横行小管のL型$Ca^{2+}$チャネルが開口し，$Ca^{2+}$が細胞内に流入する（図I-15A-②）。
　③流入した$Ca^{2+}$が筋小胞体上のRYRに結合して同チャネルを開口することで，大量の$Ca^{2+}$が細胞質内に放出される（図I-15A-③）。
この過程を$Ca^{2+}$誘発性$Ca^{2+}$放出 *$Ca^{2+}$-induced $Ca^{2+}$ release*（CICR）と呼び，これにより放出された$Ca^{2+}$が心筋細胞の収縮を引き起こす。
　カルシウムトランジェントの下行脚（減衰過程）では，下記の④〜⑥が一斉に行われる。
　④筋小胞体から放出された分の$Ca^{2+}$は筋小胞体の$Ca^{2+}$ポンプ *sarco-endoplasmic reticulum $Ca^{2+}$ ATPase*（SERCA）を介して筋小胞体内に取り込まれる（図I-15B-④）。
　⑤L型$Ca^{2+}$チャネルを介して細胞外から流入した分の$Ca^{2+}$の大部分は，$Na^+/Ca^{2+}$交換系（NCX）を介して細胞外に排出される（図I-15B-⑤）。

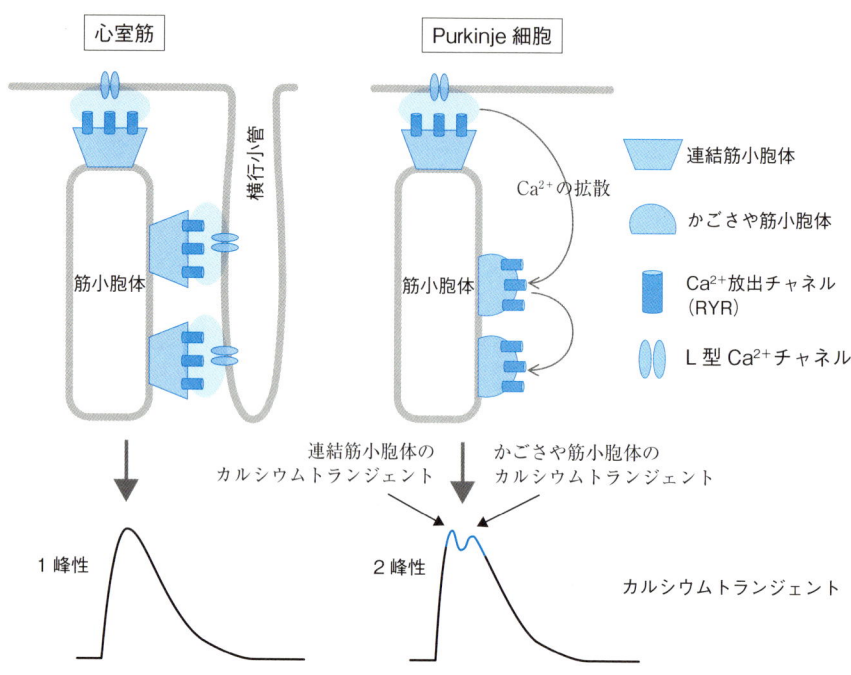

図I-16 Purkinje線維のカルシウムトランジェント

⑥ L型$Ca^{2+}$チャネルを介して細胞外から流入した分の$Ca^{2+}$の一部は，細胞膜$Ca^{2+}$ポンプ *plasma membrane $Ca^{2+}$ ATPase*（PMCA）を介して細胞外に排出される（図I-15B-⑥）。

このカルシウムハンドリングの異常は，Part I-C「不整脈の発生メカニズム」で説明する遅延後脱分極，およびそれにより惹起される triggered activity 型不整脈の発生に関連する。

## 2) Purkinje線維のカルシウムハンドリング

近年，Purkinje線維を起源とする不整脈「Purkinje不整脈」が注目されている［➡ Part II-I「Purkinje不整脈」参照］。これには，Purkinje線維の特徴的な細胞内カルシウムハンドリング機構が関係する。

Purkinje線維は電気信号を伝播するのが主な機能なので，筋原線維は細胞表面近くに少量存在するだけである。このため横行小管は存在せず，細胞膜のL型$Ca^{2+}$チャネルと筋小胞体のRYRのカップリングは細胞表面直下でしか行われない（図I-16）。この筋小胞体のことを「連結筋小胞体 *junctional SR*」と呼ぶ。細胞深部の筋小胞体のRYRはL型$Ca^{2+}$チャネルとはカップリングしておらず，「かごさや筋小胞体

*corbular SR*」と呼ばれる（図I-16）。電気的興奮により細胞表面膜が脱分極すると，連結筋小胞体のRYRからCICR機構によりCa$^{2+}$が放出され，カルシウムトランジェントを発生する。放出されたCa$^{2+}$は細胞質内を拡散し，細胞深部のかごやや筋小胞体のRYRに結合し，少し遅れたCICRを引き起こす。このため，Purkinje線維のカルシウムトランジェントは2峰性を示す（図I-16）。

## 3) 洞結節のカルシウムハンドリング：カルシウムクロックのメカニズム

洞結節細胞も電気的シグナルの発生・伝播が主な作用である。そのため，固有心筋のような横行小管を中心とする特殊構造をもたず，カルシウムハンドリングのほとんどの過程が細胞質内で行われる。洞結節細胞特有のカルシウムハンドリングにより細胞内のCa$^{2+}$濃度は自律的に振動し，洞結節細胞の特徴である自動能に関与する。このCa$^{2+}$濃度の振動のことを「カルシウムクロック」と呼ぶ。

カルシウムクロックの形成には，洞結節特異的なアデニル酸シクラーゼ *adenylate cyclase*（AC）が関与する。アデニル酸シクラーゼはATPからcAMPを産生する酵素であるが，固有心筋に最も豊富に発現する6型アデニル酸シクラーゼは細胞膜に局在し，交感神経β受容体刺激により活性化される。これに対して，洞結節細胞で主に発現するアデニル酸シクラーゼは，細胞質に局在しCa$^{2+}$により活性化される特殊なタイプの1型アデニル酸シクラーゼである。アデニル酸シクラーゼ下流シグナルのプロテインキナーゼA（PKA）は多くのカルシウムハンドリング関連蛋白を標的とするが，なかでも筋小胞体Ca$^{2+}$ポンプ（SERCA）の調節因子であるホスホランバン *phospholamban* がPKAによりリン酸化されると，SERCAを介するCa$^{2+}$取り込みが活性化される。これがカルシウムクロックの基盤となる。Ca$^{2+}$濃度が高い状態をスタートポイントとして考えると，

Ca$^{2+}$濃度上昇→1型アデニル酸シクラーゼ活性上昇→SERCAポンプ活性上昇→Ca$^{2+}$濃度低下→1型アデニル酸シクラーゼ活性低下→SERCAポンプ活性低下→Ca$^{2+}$濃度上昇

という一連のCa$^{2+}$濃度振動が起こることになる（図I-17）。これが洞結節特有の「カルシウムクロック」の基盤となる。

ここで，心室筋，Purkinje細胞，洞結節細胞のカルシウムハンドリングの特徴を対比して整理したい（図I-18）。

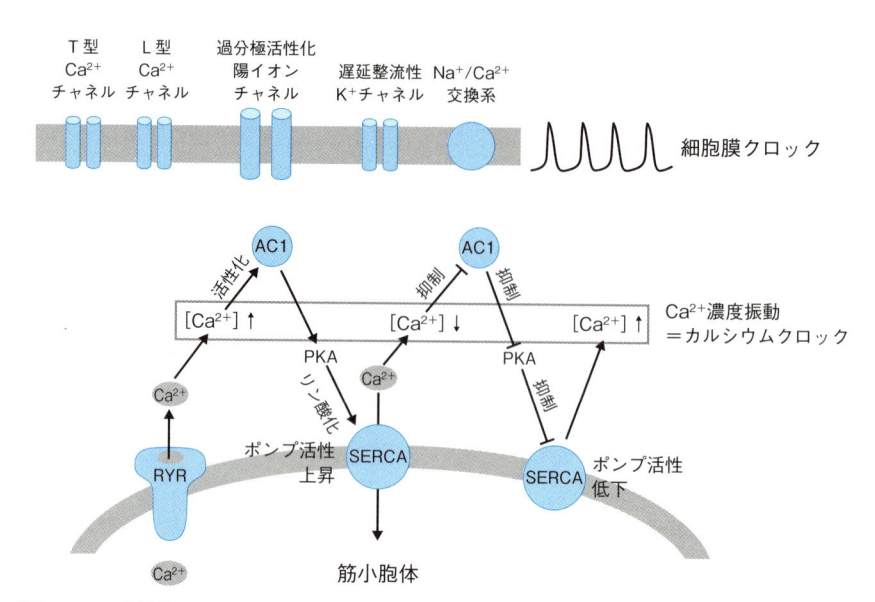

図Ⅰ-17 洞結節のカルシウムハンドリング。AC：アデニル酸シクラーゼ，RYR：リアノジン受容体，SERCA：筋小胞体 $Ca^{2+}$ ポンプ。

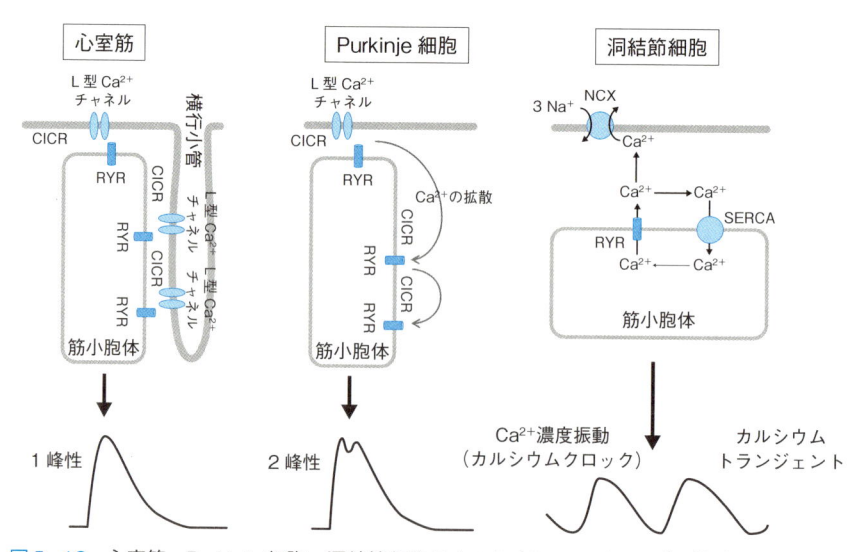

図Ⅰ-18 心室筋・Purkinje 細胞・洞結節細胞のカルシウムハンドリングの比較

◉ポイント◉

カルシウムハンドリング
・心室筋……L型$Ca^{2+}$チャネルとRYRが密接にカップリングしたCICR
　　→ カルシウムトランジェントは1峰性
・Purkinje細胞……連結小胞体におけるCICRと，これに続く細胞内$Ca^{2+}$によるかごさや小胞体におけるCICR
　　→ カルシウムトランジェントは2峰性
・洞結節……小胞体からの自動的$Ca^{2+}$放出によるカルシウムクロック

## メモ4：自動能は細胞膜クロック？　それともカルシウムクロック？

洞結節などの刺激伝導系はそれぞれの細胞独自のリズムで自動発火を続けるので，これを時計に見立てて「クロック」と呼んでいる。クロックの成因には，細胞膜における過分極活性化陽イオン電流 $I_f$ による自動的脱分極（細胞膜クロック *membrane clock*）と細胞内 $Ca^{2+}$ 振動（カルシウムクロック）の関与が指摘されている。$I_f$ は過分極により活性化される内向き電流であり，拡張期脱分極を形成する。これが L 型 $Ca^{2+}$ チャネルの活性化閾値に達すると，活動電位が発生する。このように，細胞膜だけで起こる膜電位の振動のことを細胞膜クロックと呼ぶ。

洞結節細胞では，筋小胞体から RYR を介して自律的に $Ca^{2+}$ が放出される。放出された $Ca^{2+}$ は細胞膜に存在する $Na^+/Ca^{2+}$ 交換系を介して細胞外に排出される。$Na^+/Ca^{2+}$ 交換系は，3個の $Na^+$ と1個の $Ca^{2+}$ の交換を行うイオン交換系で，細胞外への $Ca^{2+}$ 放出と細胞内への $Ca^{2+}$ 取り込みの両方向の回転が可能である。$Na^+/Ca^{2+}$ 交換系はもともと $Ca^{2+}$ を排出するシステムとして見つかったので，前者を順方向回転 *forward mode*，後者を逆方向回転 *reverse mode* と呼ぶ（図Ⅰ-19）。

細胞内 $Ca^{2+}$ 放出により forward mode が働くと，3個の $Na^+$ を取り込み1個の $Ca^{2+}$ を放出するので，正味1個のプラス電荷が細胞内に移動することになり，内向き電流が生じる。これがカルシウムクロックによる拡張期脱分極のメカニズムである。

心臓の自動能の本体が細胞膜クロックであるのか，カルシウムクロックであるのかは，長年の白熱した議論の的となっており，いまだに決着がついていない。

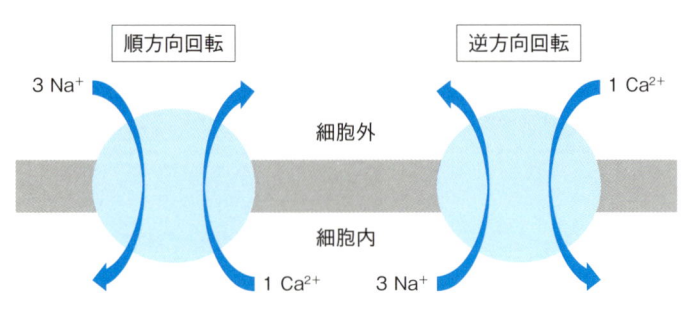

図Ⅰ-19　$Na^+/Ca^{2+}$ 交換系の順方向回転と逆方向回転

# B 不整脈の理解に必要なシグナル伝達系

　心筋細胞のイオン輸送系は，極めて多彩な受容体を介する調節を受けている。特に心臓は自律神経による調節を受ける臓器なので，自律神経受容体シグナル，およびこれに類似するアデノシン $A_1$ 受容体と Ang Ⅱ 1 型受容体（$AT_1$ 受容体）シグナルなどの影響が大きい。ここでは，特に不整脈との関連が深いシグナル伝達系に絞って解説する。

## 1. 交感神経 $\beta$ 受容体

　自律神経交感神経受容体には $\alpha_1$ 受容体と $\beta$ 受容体がある。$\beta$ 受容体には $\beta_1$・$\beta_2$・$\beta_3$ 受容体があるが，心臓で重要となるのは $\beta_1$・$\beta_2$ 受容体である（図Ⅰ-20）。

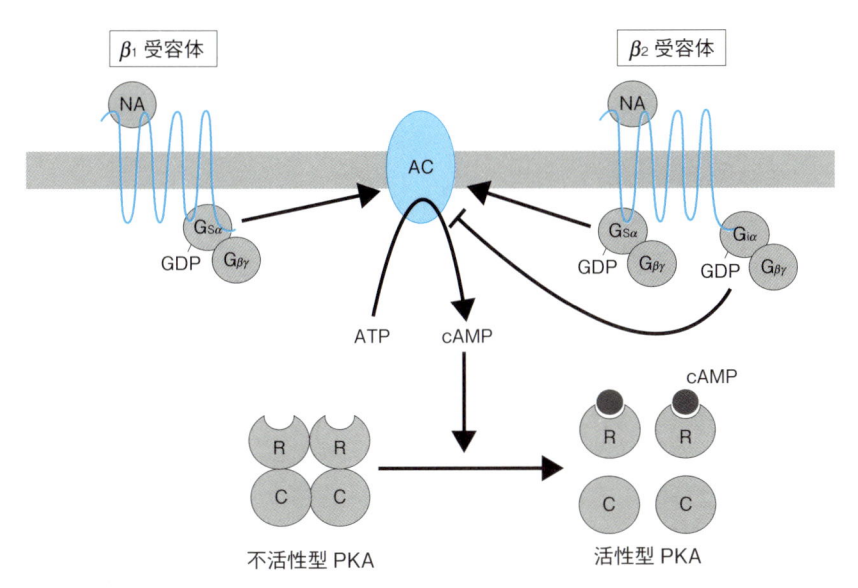

図Ⅰ-20　交感神経 $\beta_1$・$\beta_2$ 受容体のシグナル伝達。AC：アデニル酸シクラーゼ，C：触媒サブユニット，NA：ノルアドレナリン，PKA：プロテインキナーゼ A，R：調節サブユニット。

表 I-6　G 蛋白共役型受容体と共役する G 蛋白，標的分子

| G 蛋白共役型受容体 | 共役する G 蛋白 | 標的分子 |
| --- | --- | --- |
| 交感神経 β 受容体 | | |
| 　β$_1$ 受容体 | G$_s$ | アデニル酸シクラーゼ |
| 　β$_2$ 受容体 | G$_s$ と G$_i$ | アデニル酸シクラーゼ |
| 交感神経 α$_1$ 受容体 | G$_q$ | ホスホリパーゼ C |
| 副交感神経 M$_2$ 受容体 | G$_i$ およびアセチルコリン感受性 K$^+$ チャネル | アデニル酸シクラーゼ |
| アデノシン A$_1$ 受容体 | G$_i$ およびアセチルコリン感受性 K$^+$ チャネル | アデニル酸シクラーゼ |
| AT$_1$ 受容体 | G$_q$ | ホスホリパーゼ C |

　交感神経 β$_1$・β$_2$ 受容体は 7 回膜貫通型の G 蛋白共役型受容体である。G 蛋白には，三量体型 G 蛋白と低分子量（単量体）G 蛋白があり，受容体と共役するのは三量体型 G 蛋白である。三量体型 G 蛋白は α・β・γ サブユニットからなるが，β および γ サブユニットは常に行動をともにするので βγ サブユニットと一緒に呼ばれることが多い。α サブユニットは触媒サブユニットで，βγ サブユニットが調節サブユニットである。

　G 蛋白共役型受容体のシグナルを考える場合，「共役する G 蛋白の種類」と「G 蛋白の標的分子」の 2 つを把握する必要がある（表 I-6）。G$_s$ は標的であるアデニル酸シクラーゼ（AC）を活性化し（stimulatory），ATP から cAMP を産生する。一方，G$_i$ はアデニル酸シクラーゼを抑制する（inhibitory）。交感神経 β$_1$ 受容体は G$_s$ 蛋白とだけ共役する。β$_2$ 受容体は G$_s$ 蛋白とも G$_i$ 蛋白とも共役し，通常は G$_s$ 蛋白との共役のほうが強く β$_1$ 受容体とほぼ同様の作用をするが，心不全などでは逆に G$_i$ 蛋白との共役が優位となり，心機能の悪化などに関係する ［➡ Part II-C「3. なぜ心臓再同期療法が有効なのか？」参照］。

　G$_s$ 蛋白／アデニル酸シクラーゼ下流シグナル cAMP の主な標的はプロテインキナーゼ A *protein kinase A*（*PKA*）である。PKA は通常，2 つの触媒サブユニットと 2 つの調節サブユニットが四量体を形成し，不活性状態にある。アデニル酸シクラーゼにより産生された cAMP が PKA 調節サブユニットに結合すると，調節サブユニットは触媒サブユニットから解離し，PKA が活性化される（図 I-20）。PKA は種々の蛋白をリン酸化し，これらの機能を修飾する。不整脈に関係の深い分子では，L 型 Ca$^{2+}$ チャネル，筋小胞体の RYR，SERCA の調節因子ホスホランバンなどが標的となる。また，洞結節で自動能に関わる過分極活性化陽イオンチャネルは，PKA を介さず cAMP により直接的に活性化される（図 I-21）。これらのシグナル伝達は，QT 延長症候群における運動時の失神発作に対して β 遮断薬，Brugada 症候群における VT/VF ストームに対して β 刺激薬のイソプロテレノー

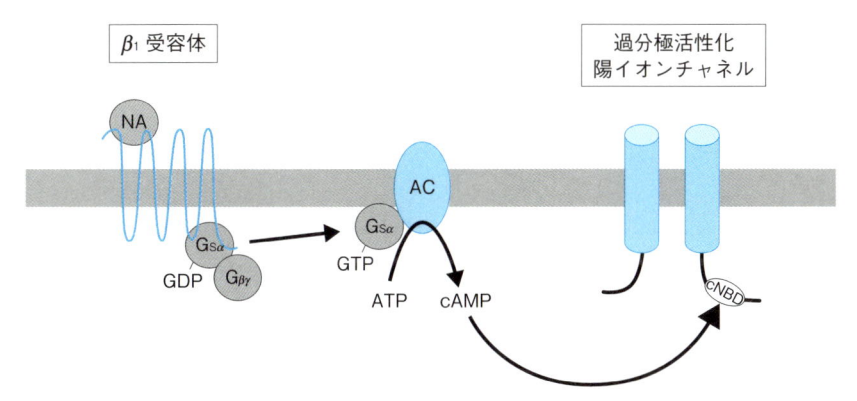

**図 I-21** 交感神経刺激による過分極活性化陽イオンチャネルの活性化メカニズム。AC：アデニル酸シクラーゼ，cNBD：サイクリックヌクレオチド結合ドメイン，NA：ノルアドレナリン。

ルが有効であること，などに関係する［➡詳細は Part II-E「Brugada 症候群」，Part II-F「QT 延長症候群」参照］。

●ポイント●
交感神経 $\beta_1$ 受容体 → $G_s$ と共役 → アデニル酸シクラーゼ（AC）を活性化
　→ PKA を活性化
交感神経 $\beta_2$ 受容体 → $G_s$・$G_i$ の両者と共役
　正常時………$G_s$ と共役 → AC を活性化 → PKA を活性化
　心不全時……$G_i$ と共役 → AC を抑制　→ PKA 活性を抑制

ここでシグナル伝達の原則としてぜひ理解してほしいのが，コントロール状態では何らかの仕組みで不活性状態が維持されており，刺激を受けて不活性化の仕組みがはずれることにより活性化される，というパターンを取ることである。例えば，G 蛋白では触媒サブユニット $G_\alpha$ に調節サブユニット $G_{\beta\gamma}$ が結合することで，また PKA では触媒サブユニットに調節サブユニットが結合することで，機能を抑制している。

## 2. 副交感神経ムスカリン $M_2$ 受容体

副交感神経伝達物質であるアセチルコリンの受容体には，イオンチャネル型受容体のニコチン性アセチルコリン受容体と，G 蛋白共役型受容体のムスカリン受容体があり，心臓で重要となるのはムスカリン受容体の $M_2$ 受容体である（図 I-22）。$M_2$ 受容体と共役する G 蛋白は $G_i$ 蛋白で，交感神経 $\beta_2$ 受容体で説明したように $G_s$

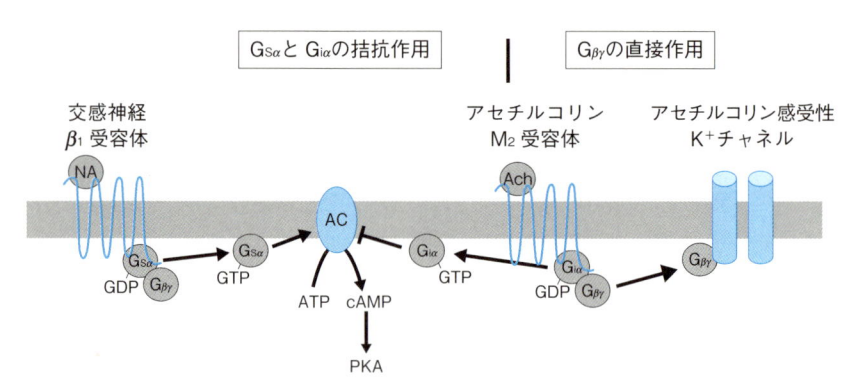

図 I-22 アセチルコリン $M_2$ 受容体のシグナル伝達。ムスカリン $M_2$ 受容体は，$G_{i\alpha}$ を介して $G_{s\alpha}$ の作用に拮抗し，$G_{\beta\gamma}$ を介して ACh 感受性 $K^+$ チャネルを直接的に活性化する。AC：アデニル酸シクラーゼ，ACh：アセチルコリン，NA：ノルアドレナリン，PKA：プロテインキナーゼ A。

蛋白により活性化されたアデニル酸シクラーゼを抑制する。このため，副交感神経刺激は交感神経刺激に対して拮抗的な作用を示す。

G 蛋白は，基本的には $G_\alpha$ が触媒サブユニットとして機能を発揮し，$G_{\beta\gamma}$ は調節サブユニットとして $G_\alpha$ の触媒機能を抑制する。ところが，例外的に $G_{\beta\gamma}$ が作用を示す場合がある。$G_{\beta\gamma}$ が主要な働きをする代表例は，洞結節や房室結節に豊富に存在するアセチルコリン感受性 $K^+$ チャネルに対する制御であるが，この制御系を明らかにしたのは大阪大学薬理学の倉智嘉久先生[1]である。$G_{\beta\gamma}$ がアセチルコリン感受性 $K^+$ チャネルに結合すると，チャネル活性が上昇し膜電位を過分極する（図 I-22 右）。副交感神経刺激によって洞結節由来の心拍数が減少し房室伝導が抑制されるのはこのためである。

## 3. アデノシン $A_1$ 受容体

アデノシン受容体も G 蛋白共役型受容体である。心臓では主に $A_1$ 受容体が，洞結節と房室結節に豊富に発現する。$A_1$ 受容体も $G_i$ 蛋白と共役するため，その $G_{\beta\gamma}$ がアセチルコリン感受性 $K^+$ チャネルを活性化し，心拍数の減少，房室結節の伝導抑制をもたらす（図 I-23）。発作性上室頻拍 *paroxysmal supra-ventricular tachycardia*（*PSVT*）に ATP が第 1 選択薬として用いられるのは，ATP の分解により産生されるアデノシンが $A_1$ 受容体を刺激してアセチルコリン感受性 $K^+$ チャネルを活性化することを利用したものである。この概念の確立にも，倉智嘉久先生が大きな役割を果たした[2]。

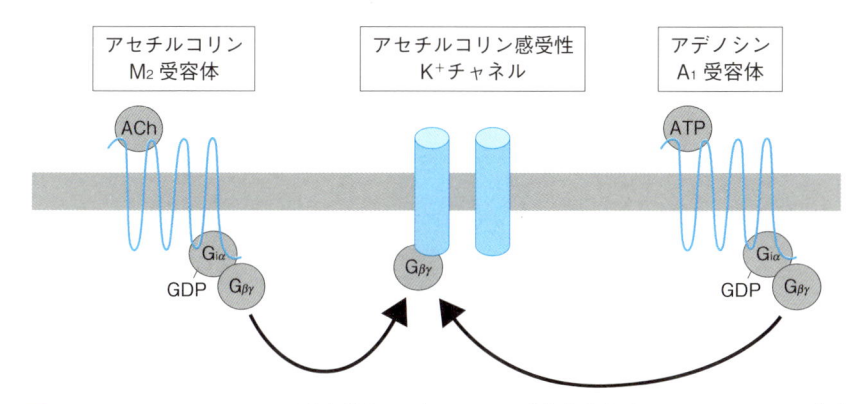

図 I-23　アセチルコリン M₂ 受容体とアデノシン A₁ 受容体を介するアセチルコリン感受性 K⁺ チャネルの制御

## 4. 交感神経 $α_1$ 受容体，アンジオテンシン II 受容体

　交感神経 $α_1$ 受容体とアンジオテンシン II *angiotensin II*（Ang II）受容体は，ほぼ同じシグナル伝達経路で作用する。いずれも血管収縮作用が主な作用であるが，心筋細胞にもそれぞれの受容体が存在し，シグナル伝達が行われる。

　心臓における交感神経 $α_1$ 受容体シグナル伝達は，遠藤政夫先生らにより詳細に検討されている。Ang II 受容体は，心臓には $AT_1$ 受容体と $AT_2$ 受容体があるが，主に作用するのは $AT_1$ 受容体である（図 I-24）。$α_1$ 受容体・$AT_1$ 受容体とも G 蛋白共役型受容体で，$G_q$ 蛋白と共役する。$G_q$ の標的分子はホスホリパーゼ C である。ホスホリパーゼ C はホスファチジルイノシトール二リン酸（$PIP_2$）を分解して，脂溶性のジアシルグリセロール（DAG）と水溶性のイノシトール 1,4,5-三リン酸（$IP_3$）を産生する。脂溶性の DAG は細胞膜に局在し続け，プロテインキナーゼ C（PKC）と結合し，細胞膜に動員することにより PKC を活性化する。$IP_3$ は，小胞体膜・核膜などの細胞内小器官の $IP_3$ 受容体に結合し，$Ca^{2+}$ 遊離を引き起こす。

　$α_1$ 受容体と $AT_1$ 受容体は，イオンチャネルに対する直接作用はほとんどないが，$Ca^{2+}$ 動員によって遺伝子転写を制御する。これは心不全時の致死性不整脈発生などに関係する［➡ Part II-C-1「2) Ang II による自発的 $Ca^{2+}$ 放出」参照］。

　$AT_1$ 受容体は心臓線維芽細胞にも存在し，心房細動時の心房リモデリングに深く関係する［➡ Part II-A「1. 心房細動の維持機構：構造的リモデリングと電気的リモデリング」参照］。

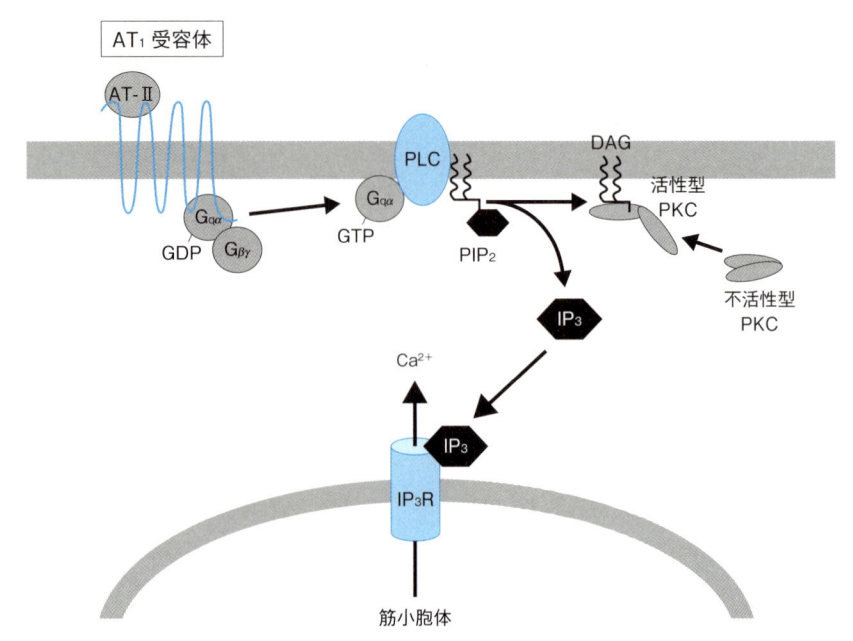

図I-24 アンジオテンシンⅡ1型（AT₁）受容体のシグナル伝達。ATⅡ：アンジオテンシンⅡ，DAG：ジアシルグリセロール，IP₃：イノシトール（1,4,5）三リン酸，IP₃R：IP₃受容体，PIP₂：ホスファチジルイノシトール二リン酸，PKC：プロテインキナーゼC，PLC：ホスホリパーゼC。

## 文 献

1. Logothetis DE, Kurachi Y, Galper J, et al. The $\beta\gamma$ subunits of GTP-binding proteins activate the muscarinic $K^+$ channel in heart. Nature 1987 ; 325 : 321-6.
2. Kurachi Y, Nakajima T, Sugimoto T. On the mechanism of activation of muscarinic $K^+$ channels by adenosine in isolated atrial cells : involvement of GTP-binding proteins. Pflugers Arch 1986 ; 407 : 264-74.

# C 不整脈の発生メカニズム

頻脈性不整脈の発現機構には，
①異常自動能 *abnormal automaticity*
② triggered activity
③リエントリー *reentry*
の3つがある。

## 1. 異常自動能：自動能のヒエラルキーの破綻

　刺激伝導系にヒエラルキーがあることは説明したが，このヒエラルキーが崩れることはないのだろうか？　世の中の常として，ヒエラルキーが崩れるときには2つのパターンのいずれかをとる。トップの力が弱くなったとき，あるいは下の力が強くなったときである（図Ⅰ-25）。同様に，上位の洞結節がダメになると房室接合部から，さらに房室接合部がダメになるとHis-Purkinje系から自動能が生じて，心臓が完全に止まることはない。このような異所性の興奮を補充収縮 *escape beat*，補充調律 *escape rhythm* と呼ぶ。

　これとは別に，洞結節は正常なのに，それ以上に下位の自動能が速くなることがある。これが異常自動能 *abnormal automaticity* と呼ばれる不整脈の発現メカニズムである。

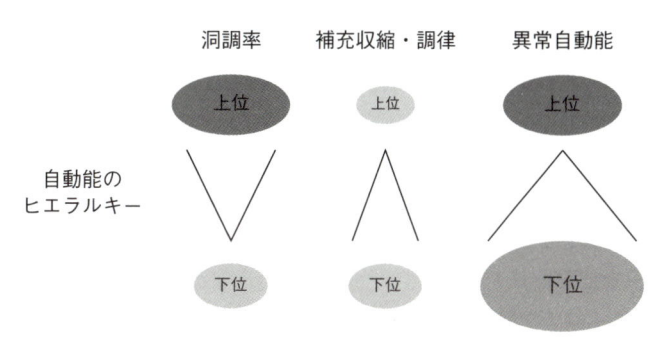

図Ⅰ-25　自動能のヒエラルキーと洞不全症候群・異常自動能

活動電位第0相は，洞結節・房室結節ではL型$Ca^{2+}$チャネル，それ以外の下位の刺激伝導系では電位依存性$Na^+$チャネルによりもたらされる．その閾膜電位は電位依存性$Na^+$チャネルのほうが深く，潜在的には下位刺激伝導系の自動能が洞結節を凌駕する可能性を秘めていることはすでに説明した．正常では，下位の刺激伝導系はゲートをもたない開きっぱなしの$K^+$チャネル（内向き整流性$K^+$チャネル）の発現密度が高いため，最大拡張期電位が深くなっており，洞結節に比べて活動電位発火頻度が低くなることでヒエラルキーが保たれている．

しかし何らかの理由で最大拡張期電位が浅くなると，下位の自動能が亢進する．例えば，虚血や心筋梗塞などで壊死した細胞から$K^+$が流出し，細胞外$K^+$濃度が高くなった状態を考えてみよう．心筋梗塞のときには細胞外$K^+$濃度は15 mMくらいまで上昇するといわれている．そのときの$K^+$の平衡電位をNernstの式で計算してみると，

$$\begin{aligned}
E_K &= (RT/zF) \times \ln([K^+]_{out}/[K^+]_{in}) \\
&= 2.303 \times (RT/zF) \times \log10([K^+]_{out}/[K^+]_{in}) \\
&= 61.54 \times \log10([K^+]_{out}/[K^+]_{in}) \\
&= 61.54 \times \log10(15/150) \\
&= -62 \text{ mV}
\end{aligned}$$

となる．つまり，最大拡張期電位の上位刺激伝導系と下位刺激伝導系との差が小さくなる，あるいは逆転する．すると閾膜電位が深いという下位刺激伝導系が有する潜在的能力が表面化して，それに依存した収縮，すなわち異常自動能が現れる．心筋梗塞でみられる促進性心室固有調律 *accelerated idioventricular ryhthm* は異常自動能の代表で，梗塞部近くのPurkinje線維から起こると考えられている．

## 2. triggered activity：期外収縮の主要因

triggered activityは多くの期外収縮の原因となるが，右室流出路起源の単形性心室頻拍など一部の持続性不整脈の原因にもなっている［➡ Part Ⅱ-H「4. 右室流出路起源単形性心室頻拍とは？」参照］．triggered activityは，後脱分極 *after-depolarization* が活動電位の閾値に達すると発生する．

後脱分極とは，活動電位第0相の脱分極と次の活動電位第0相の間に発生する不完全な脱分極を指す．活動電位が完全に再分極する前に起こる早期後脱分極 *early after-depolarization*（EAD），完全に再分極した後に起こる遅延後脱分極 *delayed after-depolarization*（DAD）の2型がある（図Ⅰ-26）．この2型はまったく異なったメカニズムで発生する．

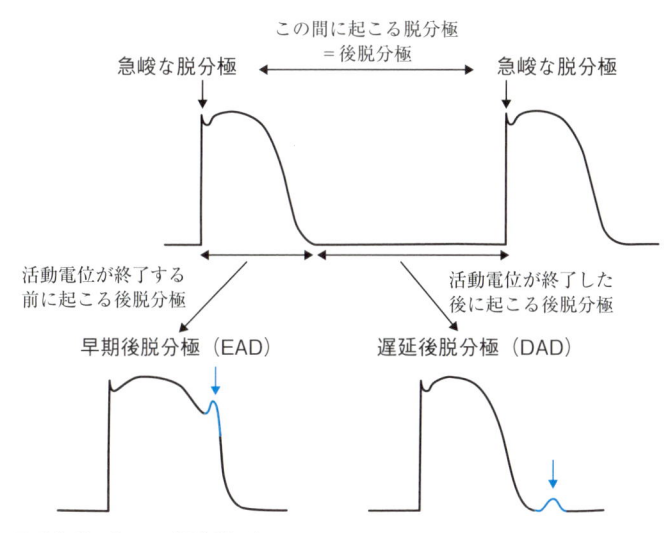

図I-26 遅延後脱分極と早期後脱分極

## 1）遅延後脱分極

遅延後脱分極の基盤には細胞内 $Ca^{2+}$ 過負荷が存在する．細胞内 $Ca^{2+}$ 濃度が高くなると，筋小胞体内に貯蔵される $Ca^{2+}$ も増加し，また筋小胞体の $Ca^{2+}$ 放出チャネルである RYR の感受性も高くなる．そのため，活動電位に伴う筋小胞体からの $Ca^{2+}$ 放出（カルシウムトランジェント）の後に，再度小さな $Ca^{2+}$ 放出（カルシウムスパーク）が起こることがある．これに伴い細胞膜に存在する $Na^+/Ca^{2+}$ 交換系の順方向回転が起こり，1つの $Ca^{2+}$ 汲み出しに伴って3つの $Na^+$ が取り込まれる．これにより，内向き電流が発生する．また，$Ca^{2+}$ によって活性化される内向きチャネルが複数存在する．これらの内向き電流による脱分極が総合して，遅延後脱分極を生じると考えられている（図I-27）．遅延後脱分極は，心不全やジギタリス中毒などで細胞内 $Ca^{2+}$ 過負荷状態となったときにしばしば発生する．

## 2）早期後脱分極

QT延長症候群や心肥大のように活動電位持続時間（APD）が延長すると，早期後脱分極を起こしやすくなる．活動電位持続時間の延長は，内向き電流の増大あるいは外向き電流の減少によってもたらされる［➡ Part II-F「1. 内向き電流の増加あるいは外向き電流の減少」図II-32 参照］．活動持続時間が長くなると早期後脱分極が発症する仕組みにも，内向き電流を流す電位依存性 $Na^+$ チャネルとL型 $Ca^{2+}$ チャネル，外向き電流を流す内向き整流性 $K^+$ チャネルが関係する．

電位依存性 $Na^+$ チャネルとL型 $Ca^{2+}$ チャネルの不活性化および不活性化からの

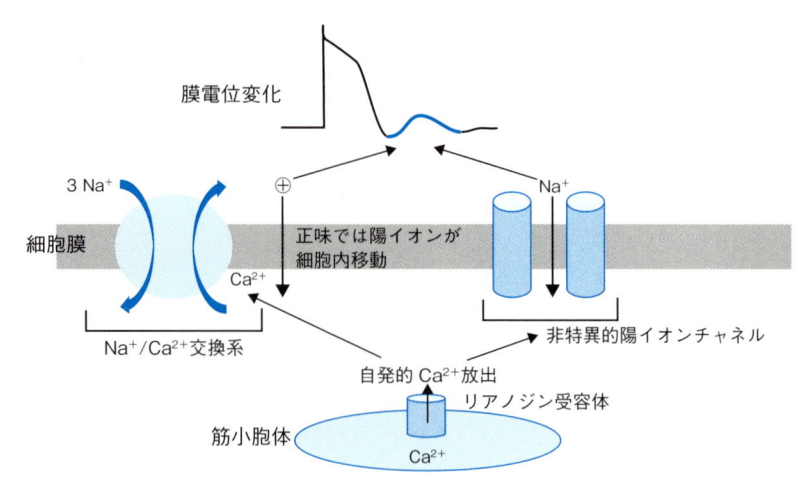

図 I-27　遅延後脱分極のイオン動態

　回復は，電位依存性であるとともに時間依存性である．活動電位持続時間が長くなると，同じ膜電位でも不活性化から回復するチャネルの割合が増え，内向き電流が大きくなる（図 I-28）．ここまでは比較的理解しやすいが，内向き整流性 $K^+$ チャネルに関してはちょっと複雑である．

　内向き整流性 $K^+$ チャネルはゲートがないのに内向き整流性を示すが，これは脱分極により生じる細胞内プラス電荷に $Mg^{2+}$ あるいはポリアミンが反発して細胞外方向に移動し，チャネル孔にはまり込んで $K^+$ の透過を妨害するためであった [➡ Part I-A-1 のメモ 1「内向き整流性 $K^+$ チャネルは外向き電流（$I_{K1}$）を流す」参照]．ポリアミンとは，第一級アミノ基（$-NH_3^+$）が 2 つ以上結合した直鎖脂肪族炭化水素の総称である．$Mg^{2+}$ とポリアミンはいずれも内向き整流性 $K^+$ チャネルをブロックするが，その性質には違いがある．$Mg^{2+}$ のほうが内向き整流性 $K^+$ チャネルに対する結合・解離の速度が速いのだが，結合の親和性は逆に低い．また，$Mg^{2+}$ は分子サイズが小さいので，内向き整流性 $K^+$ チャネルにはまり込んでも隙間が残り，少しは $K^+$ を通す．これに対してポリアミンは，内向き整流性 $K^+$ チャネルをほぼ完全にふさいでしまうので，$K^+$ をほとんど通さない（表 I-7）．

　活動電位持続時間が短いときには結合・解離速度の速い $Mg^{2+}$ によるブロックが主体であるが，活動電位持続時間が長くなると結合・解離速度は遅いが結合親和性の高いポリアミンによるブロックへとスイッチする（図 I-28）[1]．ポリアミンブロックではほとんど $K^+$ を通さないので，活動電位持続時間が長くなると外向き電流が小さくなる．総合すると，活動電位持続時間が長くなると不活性化から回復した内向き電流チャネルにより内向き電流が大きくなり，内向き整流性 $K^+$ チャネルのポリアミンブ

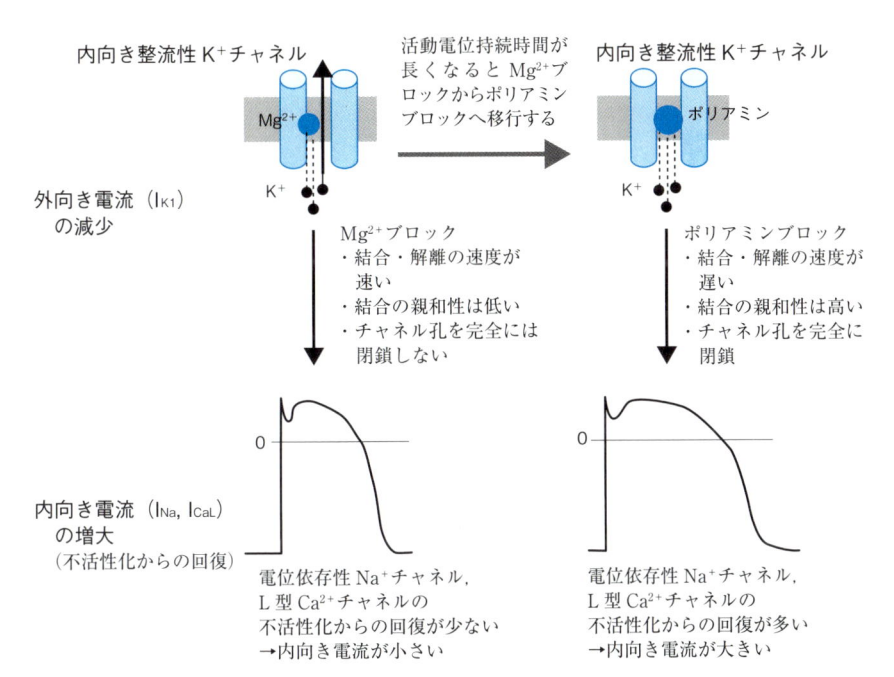

図Ⅰ-28 早期後脱分極のイオン動態。内向きチャネル（電位依存性 $Na^+$ チャネル，L型 $Ca^{2+}$ チャネル）は，活動電位持続時間が長くなると不活性化から回復したチャネルの割合が増える。内向き整流性 $K^+$ チャネルは，活動電位持続時間が短いときには $Mg^{2+}$（左），活動電位持続時間が長いときはポリアミン（右）によりブロックされる。

表Ⅰ-7 マグネシウムブロックとポリアミンブロックの比較

|  | 結合・解離 | 親和性 | ブロック |
| --- | --- | --- | --- |
| マグネシウムブロック | 速 | 低 | 部分的 |
| ポリアミンブロック | 遅 | 高 | 完全 |

ロックにより外向き電流が小さくなるため，脱分極（早期後脱分極）を生じやすくなる。

●ポイント●
早期後脱分極……活動電位持続時間延長と関係
　　→ QT延長症候群，Ⅲ群薬，心肥大で起こる
遅延後脱分極……細胞内 $Ca^{2+}$ 過負荷と関係
　　→ 心不全，ジギタリス中毒で起こる

## 3. リエントリー：最も頻度の高い不整脈発生機序

　リエントリー reentry は不整脈発現機構のなかで最も頻度が高いと考えられている。一度興奮した伝達経路に再度興奮が侵入することにより，旋回するような不整脈を起こす。リエントリーの成立には，「不応期の違い」と「伝導速度の違い」の2つが関与する（不応期と伝導は不整脈の両輪！）。リエントリーには，解剖学的リエントリー回路がある場合（マクロリエントリー）と，ない場合（機能的リエントリー，すなわちミクロリエントリー）がある。

### メモ5：ジギタリス中毒

　ジギタリス中毒時に多彩な不整脈がみられることは，よく知られている。それでは，ジギタリスはどのような機序で不整脈を引き起こすのだろう？

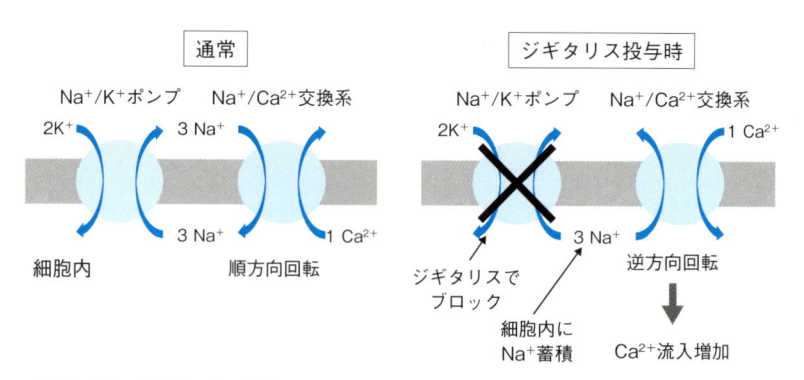

　ジギタリスの直接の標的は$Na^+/K^+$ポンプである。$Na^+/K^+$ポンプは，$Na^+/Ca^{2+}$交換系と機能的に共役しており，$Na^+/Ca^{2+}$交換系の順方向回転で$Ca^{2+}$排出に伴って3つの$Na^+$が流入すると，$Na^+/K^+$ポンプにより3つの$Na^+$が細胞外に排出され，代わりに2つの$K^+$が細胞内に取り込まれる（図Ⅰ-29左）。ジギタリスによって$Na^+/K^+$ポンプがブロックされると，$Na^+/K^+$ポンプによる$Na^+$排出がストップするので細胞内に$Na^+$が蓄積し，このため$Na^+/Ca^{2+}$交換系の逆方向回転が駆動されて細胞内に$Ca^{2+}$が取り込まれる（図Ⅰ-29右）。この$Ca^{2+}$がジギタリスの強心作用をもたらすのであるが，それが過剰になるとカルシウムスパークが惹起され，遅延後脱分極による triggered activity が起こることになる。これがジギタリス中毒時の多彩な不整脈の原因となる。

図Ⅰ-29　ジギタリス作用

## 1) 解剖学的リエントリー（マクロリエントリー）

　解剖学的リエントリー *anatomical reentry*（マクロリエントリー *macro-reentry*, オーダードリエントリー *ordered reentry* とも呼ぶ）は確固たるリエントリー回路が解剖学的に存在し，そこを使ってリエントリー型の不整脈が生じるものを指す。発作性上室頻拍 *paroxysmal supra-ventricular tachycardia*（PSVT）の多くが解剖学的リエントリーを発生機序とする。なかでも，房室結節リエントリー性頻拍 *AV nodal reentrant tachycardia*（AVNRT）がその発生機序を考えるうえでわかりやすいので，これを用いて説明しよう。

　房室結節には，速伝導路 *fast pathway* と遅伝導路 *slow pathway* の2つの経路がある。速伝導路は伝導速度は速いが不応期は長く，遅伝導路は伝導速度は遅いが不応期は短い。すなわち，伝導速度と不応期が異なる2つの経路が存在することになる。通常の洞調律では，速伝導路を通った興奮がHis束－脚－Purkinje線維に伝達され，遅伝導路を通った興奮は速伝導路を通り遅伝導路を逆行性に上行する興奮と衝突してブロックされてしまう（図I-30左）。

　では，心房期外収縮などにより早期の興奮が房室結節に侵入したときはどうなるだろう？　不応期の長い速伝導路は不応期にあたり興奮伝導がブロックされてしまい，興奮は不応期の短い遅伝導路を通って伝搬する。心房期外収縮などの早期興奮

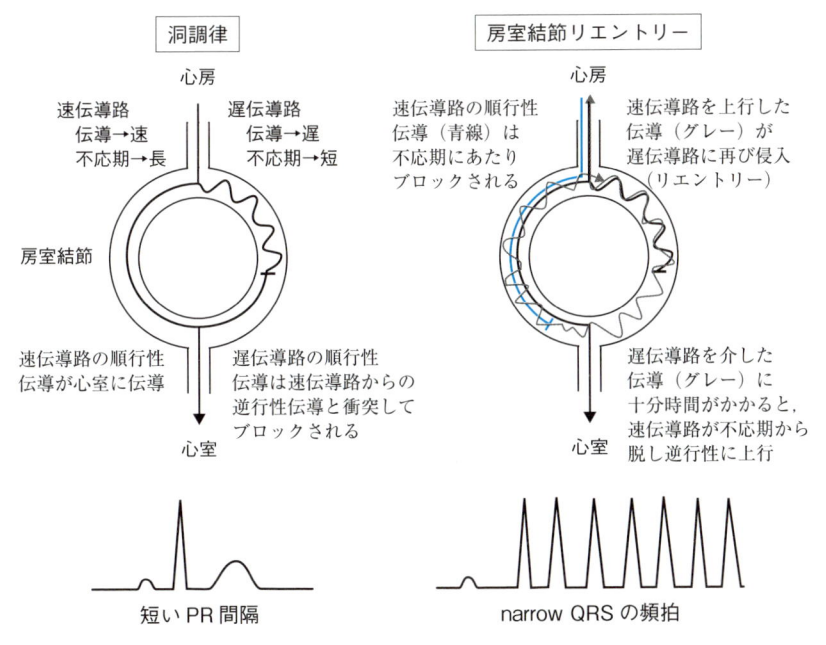

図I-30　洞調律時とリエントリー時の房室結節速伝導路・遅伝導路の伝導

が起こるタイミングによっては遅伝導路が相対不応期にあたり，伝導遅延のため十分に時間をかけて順行性に下行することになる．すると，遅伝導路を抜けるころには速伝導路が不応期から脱しており，興奮が速伝導路を逆行性に上行することができる．逆行するとき，速伝導路も相対不応期のタイミングにあたると，やはり十分時間をかけて興奮が上行することになる．すると，速伝導路を抜けるまでに遅伝導路が不応期を脱しており，再度興奮が順行性に下行するという回路（リエントリー）が成立する（図I-30右）．

解剖学的リエントリーにはこのほか，房室結節以外の房室間副伝導路（Kent束）を有し，房室結節を下行性に，Kent束を上行性に伝播する房室回帰性頻拍 *AV reciprocating tachycardia*（*AVRT*）［➡ Part II-B「WPW症候群」参照］や，脚の中で起こる脚枝間リエントリー，右房内で三尖弁の周囲を（多くは反時計方向に）旋回する心房粗動 *atrial flutter*［➡ Part II-A「3. 心房細動と心房粗動の類似点と相違点」参照］などがある．

## 2）機能的リエントリー（ミクロリエントリー）

解剖学的リエントリー回路が存在しなくてもリエントリーが起こる場合があり，これを機能的リエントリー *functional reentry*（ミクロリエントリー *micro-reentry*，あるいはランダムリエントリー *random reentry*）と呼ぶ．実は機能的リエントリーのほうが解剖学的リエントリーに比べて頻度が高い．機能的リエントリーのメカニズムは，最近では「スパイラルリエントリー *spiral reentry*」によって説明されることが多い．これはカオス理論に基づくものであり，不整脈研究を生業とする筆者（古川）にも理解が難しい．本書では細かいことはすべて省いてざっくりと説明するが，それでも最も難解な項目の1つである．読者の方なりに，イメージだけでもつかんでいただければ幸いである．

### ■ スパイラルリエントリーの発生

心室筋では，通常興奮は心内膜から心外膜に向かって面状に広がる．ところが，期外収縮は心臓の1点から起こり，興奮が放射状に広がる．このとき，連結期 *coupling interval* の短い期外収縮では，期外収縮による興奮波は再分極が不完全で不応期にある細胞に衝突し，伝導ブロックが起こる．伝導ブロックの周辺では活動電位の動的不安定性および空間的不均一性が生じる．これだけであれば，すなわち正常の心臓であればなかなかスパイラルリエントリーは持続しないが，線維化などにより興奮波長（伝導速度と不応期の積）や解剖学的な不均一性があると図I-31のような渦巻き型の旋回興奮が発生し，持続することになる．

スパイラルリエントリーでは，中心部分に心筋興奮のすべての位相（興奮，再分極，部分的再分極など）が集中するポイント「位相特異点」がある．位相特異点は

位相特異点の軌跡
（この内側は興奮しない）

再分極波前面

位相特異点
（the phase singularity）
→活動電位のすべての
　位相が集中するポイント

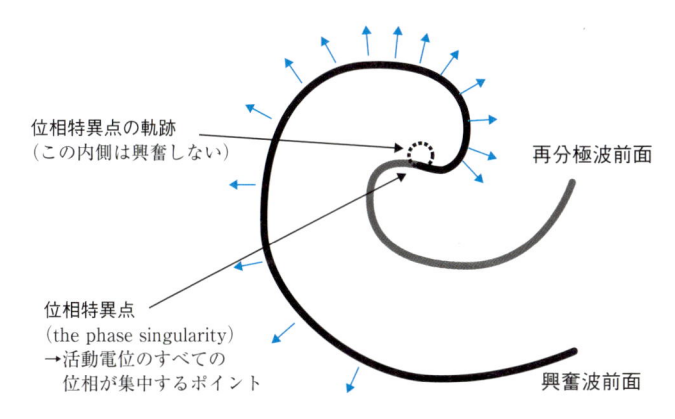

興奮波前面

図Ⅰ-31　スパイラルリエントリー

小さな円軌道を描き（図Ⅰ-31 点線），スパイラルリエントリーが継続する．この軌道の内部は興奮可能であるが，スパイラルリエントリーが生じている間は興奮しない「台風の目」状態となる．

■ スパイラルリエントリーの不安定化：なぜ細動が起こるのか？

　位相特異点が台風の目の周りを旋回しているかぎり，スパイラルリエントリーは安定している．これは臨床上では，単形性心室頻拍 monomorphic ventricular tachycardia（VT）に相当する．位相特異点が不安定となり，移動するものを「さまよいスパイラルリエントリー meandering spiral reentry」と呼ぶ．また，スパイラルリエントリーが分裂すると元の渦巻き（これを「母ローター mother rotor」と呼ぶ）の周囲に複数の小さな渦巻き（これを「娘ローター daughter rotor」と呼ぶ）が出現するようになる．これらは，臨床不整脈では多形性心室頻拍 polymorphic VT や心室細動 ventricular fibrillation（VF）などに相当する．

　臨床家にとって「何がスパイラルリエントリーの安定性を決めているのか」，言い換えると「心室頻拍から心室細動への移行を規定する因子は何か」は重大な関心事だろう．スパイラルリエントリーの不安定化に関与する因子は，興奮波長（伝導速度と不応期の積）と解剖学的不連続性といわれている．臨床家にはイメージしにくいと思われるので少し身近な例でみていくと，以下の3つような因子が関係する．

①短い直前の RR 間隔（coupling interval）
② $K^+$ 電流の減少
③活動電位後半に流れる内向き電流の増加

　連結期が短い期外収縮（例えば，R on T 型期外収縮）が危険な理由は，スパイラルリエントリーの安定性が崩れることに一因があるようである．また，QT 延長症

候群を引き起こす$K^+$チャネルの機能喪失変異 *loss-of-function mutation* は上記②, 早期後脱分極あるいはLQT3型でみられる遅延$Na^+$電流などの活動電位後半の内向き電流は上記③に相当し, スパイラルリエントリーの不安定性を増して多形性心室頻拍や心室細動に移行しやすくなる［➡ Part Ⅱ-F「QT延長症候群」参照］。

文　献
1. Yan DH, Ishihara K. Two Kir2.1 channel populations with different sensitivities to $Mg^{2+}$ and polyamine block : a model for the cardiac strong inward rectifier $K^+$ channel. J Physiol 2005 ; 563 : 725-44.

## メモ6：異常自動能，triggered activity，リエントリーは体表面心電図で区別できるのか？

　異常自動能，triggered activity，リエントリーの起こる機序は理解できただろうか？　これらの発生機序は異なるので，治療薬も異なってくる．発現機序がわかっても，これら3つを体表面心電図から鑑別できなければ臨床家にとってはあまり意味がない．例えば，心室期外収縮を見たとき，これらのどの機序によるのかを体表面心電図から鑑別できるのだろうか？　残念ながら100％の鑑別はできないというほかない．ただし，手がかりを得ることはできる．これには，前のQRS波から期外収縮までの時間「連結期 *coupling interval*」が重要なヒントとなる．

・異常自動能……連結期はバラバラとなるが，期外収縮同士のRR間隔は一定となることが多い．正常洞調律の幅の狭いQRS波と期外収縮の幅の広いQRS波が融合した波形として見られることも特徴の1つである（図Ⅰ-32上段）．
・triggered activity……直前のRR間隔と連結期が正相関する．つまり直前のRR間隔が短いと連結期は短く，RR間隔が長いと連結期も長くなる（図Ⅰ-32中段）．
・リエントリー……triggered activityの逆で，直前のRR間隔と連結期は逆相関の関係にある（図Ⅰ-32下段）．

　これらを参考に，100％ではないが機序を推測して治療に生かすことになる．

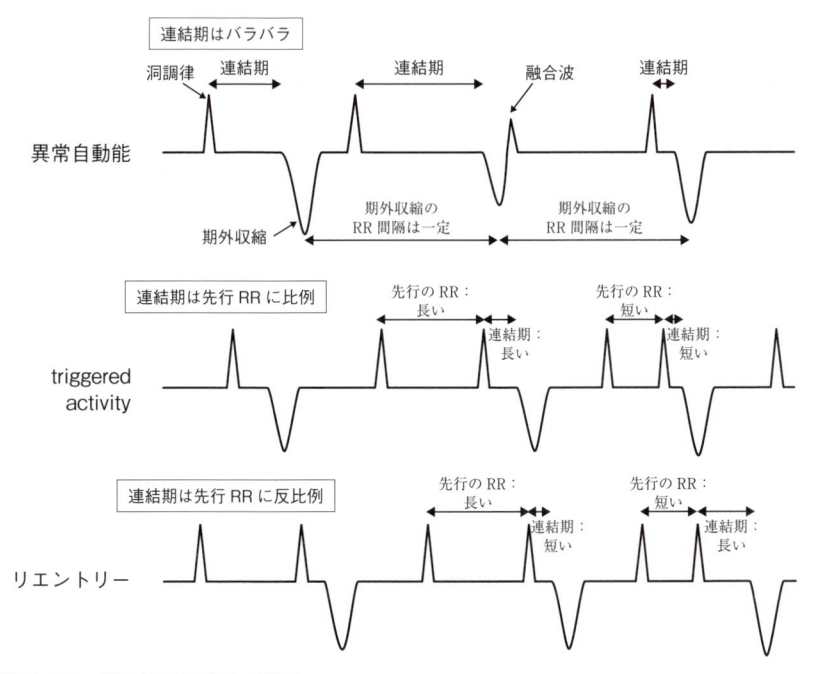

図Ⅰ-32　期外収縮の機序の鑑別

# D 抗不整脈薬

## 1. 抗不整脈薬による治療の変遷

　ここでは抗不整脈薬について概略を述べるが，その歴史的な流れを眺めてみると，非薬物療法に比べて旗色が悪いことは否めない。なお，抗不整脈薬は Vaughan Williams 分類でⅠ～Ⅳ群に分類されているが，ここでは不整脈の停止を目標に使用されるⅠ群とⅢ群を中心に論じることとする。

　たまたま心房細動患者がマラリア感染の予防のためにキニーネが投与され，不整脈が軽減したという偶然から，キニーネの異性体であるキニジンが不整脈治療に用いられるようになったといわれている。それ以来，キニジンが抗不整脈薬の代表として長年用いられてきたが，当時から「キニジン失神 *quinidine syncope*」と呼ばれる，おそらく torsades de pointes によると思われる副作用がかなりの頻度で認められることが報告されていた。その後，より副作用の少ない $Na^+$ チャネル遮断作用をもつ抗不整脈薬が次々に開発された。しかしながら，心筋梗塞に伴う心室不整脈に対する抗不整脈薬の使用は必ずしも生命予後の改善につながらないばかりか，むしろ死亡率を高めることが CAST study の報告[1]で示され，$Na^+$ チャネル遮断作用をもつⅠ群抗不整脈薬に対する情熱は一気に冷めることとなった。

　Ⅰ群薬に代わって，生命予後改善の可能性のあるものとして，活動電位持続時間 *action potential duration*（*APD*）延長作用をもつⅢ群薬が注目されるようになった。ESVEM[2]という臨床試験において，心室不整脈に対してⅢ群薬の d,l-ソタロールがⅠ群薬に比べて明らかに高い予後改善効果を示したためである。この時期に多くの新たなⅢ群薬が国内外で開発され，一部の薬物が臨床で使用できるようになった。しかし，その後 β 遮断作用をもたないピュアなⅢ群薬とされる d-ソタロールが重症心室不整脈の予後をむしろ悪化させるという結果が SWORD 試験[3]で示され，純粋なⅢ群薬に対する期待は一気に萎んだ。

　そうしたなかで，心室不整脈の治療薬として唯一予後改善が証明されているのがアミオダロンであり，心室不整脈を有する心不全患者の生命予後を改善したという報告[4]も存在する。しかし，そのアミオダロンの効果も植込み型除細動器（ICD）による予後改善には劣るという臨床報告[5]もあり，やはり抗不整脈薬によって心室不整脈を抑制し予後改善を図ることには限界があると言わざるを得ない。

一方，心房細動の薬物治療に関して，心房細動を停止させて洞調律を維持する「リズムコントロール」とリズム不整を許容しつつ心室興奮頻度を適正化する「レートコントロール」について，欧米のみならず日本においても大規模臨床試験による評価が行われた。AFFIRM を代表とする欧米の多くの臨床試験[6~8]では，リズムコントロールはレートコントロールに勝ることはなく，むしろ生命予後の点で若干劣る傾向となることが示された。また，ワルファリンに代わる新たな抗凝固薬として直接トロンビン阻害薬のダビガトラン[9]，Xa 因子阻害薬のリバーロキサバン[10]やアピキサバン[11]などが次々と開発され，従来の薬物に比べて副作用が少なく使用しやすいため抗凝固療法が比較的手軽に行える状況となったことから，今後はレートコントロールが選択される場面が多くなると予想される。

日本で行われた大規模臨床研究である J-RHYTHM[12]では，2つのことが明らかになった。第1に，欧米と日本の間では日常診療で遭遇する心房細動のタイプに若干の違いがあり，日本では発作性心房細動（PAF）が比較的多いということである。もちろん，持続性心房細動もある程度認められたが，この臨床研究に参加した患者の約8割を占める発作性心房細動を対象に，リズムコントロールとレートコントロールの比較が行われた。抗凝固療法が行われたため，両群とも生命予後は良好で差がなく，脳梗塞・心不全発症率，死亡率などにも差が認められなかった。第2に，唯一忍容性（QOL）という点でリズムコントロールがレートコントロールを上回る結果となり，発作性心房細動に対しては抗凝固療法とともに抗不整脈薬を注意深く使用すれば満足できる治療効果が期待できることも明らかとなった。持続性心房細動に対しては AFFIRM で得られた結果と同様であり，リズムコントロールを行う必要がないことが改めて確認された。

\*　　　\*　　　\*

このように，大部分の抗不整脈薬の治療では改善が認められないという報告が多いが，それでは抗不整脈薬は不要になるのだろうか？　答えは No である。すべての患者の不整脈がカテーテルアブレーションや ICD の適応となるものではない。患者の希望で抗不整脈薬投与が行われることも多く，非薬物治療を行っても再発防止目的に抗不整脈薬の投与が行われることが多い。このような考え方に立って，今後も臨床において必要となる抗不整脈薬の知識について，ポイントを絞って述べてみたい。

## 2. 抗不整脈薬の分類

まず，簡便さが評価され，古くから日常的に用いられている Vaughan Williams の分類について述べた後，Vaughan Williams 分類の見直しのため CAST 以後に提唱された Sicilian Gambit の分類について述べる。Sicilian Gambit の分類にはあま

### メモ7：CAST study

　CAST study とは Cardiac Arrhythmia Suppression Trial study のことで，1989年から米国で行われた。心筋梗塞後の突然死を，$Na^+$ チャネル遮断作用の強いIc群のフレカイニドとエンカイニドによる心室期外収縮の抑制から予測しようという試みであった。筆者は CAST study が行われていた当時マイアミ心臓研究所に留学しており，エンカイニドのデータ収集を担当することになった。

　まずはパイロット研究として CCU の患者10人に投与してモニターしたが，驚いたことに10人中2人が投与翌日にはインセサント型心室頻拍になってしまい，残りの8人も臨床電気生理検査で心室頻拍/心室細動の誘発率が全例で上昇した。ボスが大慌てでこの研究から早々に撤退することを決めたが，その後，薬物投与群の死亡率が有意に高いことがわかり，CAST study 自体が途中で打ち切られた。今では CAST study は，surrogate maker（CAST では心室期外収縮）での評価とイベント（CAST では死亡率）の成績がまったく一致しない代表例として語られている。

　このときのトラウマがあるからか，筆者は今でも抗不整脈薬を極力使わない。不整脈の専門家ということで一般医からコンサルテーションを受けることもしばしばあるが，「薬物は不要」と返事することが多く，コンサルトした側は拍子抜けするようである。［古川］

＊　　　　＊　　　　＊

　CAST study の結果を解釈するとき，もう1つの臨床薬理学的な因子を考慮しなければならない。フレカイニド，エンカイニドといった抗不整脈薬はどちらも主にチトクロム P450（CYP）2D6 によって代謝される薬物であるが，CYP2D6 の活性には人種差・個人差が非常に大きいことが知られている。CYP2D6 の遺伝子多型により，通常の代謝能をもつ人（extensive metabolizer：EM）と，ほとんど代謝能をもたない人（poor metabolizer：PM）がおり，日本人を含む東洋人にはPMが非常に少なく1%未満とされているのに対し，白人ではPMが7～10%存在する。このことから，米国ではフレカイニドとエンカイニドが投与されて血中濃度が異常に上昇した患者が10%未満ではあるが存在した可能性がある。CAST study におけるフレカイニドの投与量は 200 mg/日あるいは 300 mg/日と，日本の投与量 100～200 mg/日よりも多く，比較的多くの患者でI群薬の作用が非常に強く出たとも考えられる。

　しかし，この解釈は日本において心室不整脈に対する積極的なI群薬使用を推奨することには必ずしもつながらない。例えば，心室期外収縮が頻発する患者にI群抗不整脈薬を投与し，たとえ心室期外収縮の発生数が減少しても，生命予後改善には結びつかない。多くの場合，器質的心疾患を伴わない単発性心室期外収縮は「無害」であり，不整脈死につながらない。むしろI群薬を投与することで新

たな不整脈を誘発するほうが危険である．心室期外収縮によって胸がドキンと感じる，脈が抜けるというような心症状が強く，無害であると説明しても納得せずに投薬を希望する患者では，Ⅰ群薬を短期間投与して症状を軽減させ，その後早い段階で中止するという使い方が必要であろう．しかしその場合でも，QT 延長などの副作用の発現には細心の注意が必要である．もちろん，心不全や陳旧性心筋梗塞をもつ患者では，Ⅰ群薬の投与は生命予後を悪化させる可能性があるので，Ⅲ群薬などの使用を考慮すべきである．

市民講座で循環器疾患の治療について講演を頼まれることもある．そのようなとき，不整脈がある場合には，抗不整脈薬で治療することの妥当性をしっかり判断できる循環器専門医の受診を勧めている．抗不整脈薬について医学生に講義する際にも，その危険性を十分説明したうえで，最後に臨床薬理学の教科書に記載されている "Benign arrhythmias should not be treated with malignant drugs" という Melmon & Morerelli の言葉を伝えて講義を終えることにしている．[中谷]

りに多くの情報が盛られており，現実的には表を見るだけでその複雑さに頭が痛くなり，諦めてしまうかもしれない．ここでは専門家ではなくても不整脈患者の治療にも携わっておられる方々が臨床現場でこれらの分類をどのように活用したらよいかについて，そのコツを含めて述べてみたい．

### 1) Vaughan Williams の分類

1970 年代に Vaughan Williams は電気生理学的作用に基づき，抗不整脈薬を 4 つのグループに分類した[13]．すなわち，Ⅰ群は $Na^+$ チャネル遮断薬，Ⅱ群は $\beta$ 遮断薬，Ⅲ群は $K^+$ チャネル遮断薬，Ⅳ群は $Ca^{2+}$ チャネル遮断薬とする分類である（表Ⅰ-8）．この分類にはチャネル遮断作用と受容体遮断作用に基づく分類が混在しており，整合性に乏しいという批判がある．また，アミオダロンのようにⅠ～Ⅳ群の抗不整脈薬としての薬理作用をすべて併せもつが，長期投与による活動電位持続時間延長作用が注目されて便宜的にⅢ群に分類されているなど，対応不能な抗不整脈薬も出てきている．しかしながら，その簡便さからこの分類は現在も臨床的に用いられており，筆者（中谷）も臨床現場ではこれで十分であろうと考えている．

### 2) Sicilian Gambit の分類

CAST の報告は，それまで行われてきた不整脈の減少や消失を主眼とした経験則に基づく抗不整脈薬の使用について，医療者に大きな反省を強いることとなった．このような背景から，近年の新たな知識に基づいて不整脈の発生機構と薬物の電気生理学的作用を勘案し，合理的な治療薬選択を行うために提唱された抗不整脈薬分類の枠組みが Sicilian Gambit[14] である．その論理過程は，

表 I-8 Vaughan Williams の分類

| I群薬 | | II群薬 | III群薬 | IV群薬 |
|---|---|---|---|---|
| I a | キニジン<br>プロカインアミド<br>ジソピラミド<br>アジマリン<br>シベンゾリン<br>ピルメノール | プロプラノロール<br>ナドロール | アミオダロン<br>ソタロール<br>ニフェカラント | ベラパミル<br>ジルチアゼム<br>ベプリジル |
| I b | リドカイン<br>メキシレチン<br>アプリンジン | | | |
| I c | プロパフェノン<br>フレカイニド<br>ピルジカイニド | | | |

①不整脈発生機序の決定
②治療に最も反応する電気生理学的指標である受攻性因子の同定
③標的分子（チャネルや受容体）の決定
④薬物の選択

というものである．Sicilian Gambit の表にはスプレッドシート方式で，すべての薬物のチャネルや受容体への作用の詳細とともに，臨床的に有用な心電図所見，左室機能に対する作用なども記載されている．

　Sicilian Gambit の会議は世界の著名な心臓電気生理学の専門家を集め，1990～2000 年にかけて 4 回開催された．日本の代表もその一部に参加したが，わが国でのみ使用されている抗不整脈薬も存在することから，Sicilian Gambit の日本版も作成された（表 I-9）[15]．

　Sicilian Gambit の会議で取り上げられたもう 1 つの重要な提案は，アップストリームアプローチ（上流療法）による電気的リモデリングの抑制と不整脈の発生予防であり，従来のイオンチャネル作用薬による直接的な不整脈治療を，その対極のダウンストリームアプローチ（下流療法）と位置づけている．例えば，心不全や心肥大などの病態下ではイオンチャネルの密度などの変化に伴って不整脈発生の基盤となる電気生理学的変化が生じるが，それを神経体液性因子の調節によって抑制することはアップストリームアプローチである．具体的には，ACE 阻害薬・ARB やβ遮断薬を用いて原疾患の治療を行い，それによって重症心室不整脈の発生も未然に防ごうとするものである．詳細は Part II-A「心房細動」に述べるが，一度心房細動を生じると再発しやすくなる．これは電気的リモデリングが起こるためと考えられており，それを防ぐのもアップストリームアプローチである[16]．

　では，臨床現場でこの Sicilian Gambit 分類をどのように使用することができる

表 I-9　Sicilian Gambit 分類（日本版）

| 薬剤 | イオンチャネル ||||||  受容体 |||| ポンプ | 臨床効果 ||| 心電図所見 |||
|---|---|---|---|---|---|---|---|---|---|---|---|---|---|---|---|---|---|
| | Na ||| Ca | K | I_f | α | β | M_2 | A_1 | Na-K ATPase | 左室機能 | 洞調律 | 心外性 | PR | QRS | JT |
| | Fast | Med | Slow | | | | | | | | | | | | | | |
| リドカイン | ○ | | | | | | | | | | | → | → | ● | | | ↓ |
| メキシレチン | ○ | | | | | | | | | | | → | → | ● | | | ↓ |
| プロカインアミド | | A | | | ● | | | | | | | ↓ | → | ● | ↑ | ↑ | ↑ |
| ジソピラミド | | | A | | ● | | | | ○ | | | ↓ | → | ● | ↑↓ | ↑ | ↑ |
| キニジン | | A | | | ● | | ○ | | ○ | | | ↓ | ↑ | ● | ↑↓ | ↑ | ↑ |
| プロパフェノン | | A | | | | | | ● | | | | ↓ | ↓ | ○ | | ↑ | ↑ |
| アプリンジン | | I | | ○ | ○ | ○ | | | | | | ↓ | ↓ | ○ | ↑ | ↑ | → |
| シベンゾリン | | A | | ○ | ● | | | | ○ | | | ↓ | ↓ | ○ | ↑ | ↑ | → |
| ピルメノール | | A | | | ● | | | | ○ | | | ↓ | ↑ | ○ | ↑ | ↑ | ↑→ |
| フレカイニド | | A | | | ○ | | | | | | | ↓ | ↓ | ○ | ↑ | ↑ | |
| ピルジカイニド | | A | | | | | | | | | | ↑→ | → | ○ | ↑ | ↑ | |
| ベプリジル | ○ | | | ● | ● | | | | | | | ? | ↓ | ○ | | | ↑ |
| ベラパミル | ○ | | | ● | | | ● | | | | | ↓ | ↓ | ○ | | | |
| ジルチアゼム | | | | ● | | | | | | | | ↓ | ↓ | ○ | | | |
| ソタロール | | | | | ● | | | ● | | | | ↓ | ↓ | ○ | | | ↑ |
| アミオダロン | ○ | | | ○ | ● | | ● | ● | | | | → | ↓ | ● | ↑ | | ↑ |
| ニフェカラント | | | | | ● | | | | | | | → | → | ○ | | | ↑ |
| ナドロール | | | | | | | | ● | | | | ↓ | ↓ | ○ | | | |
| プロプラノロール | ○ | | | | | | | ● | | | | ↓ | ↓ | ○ | ↑ | | |
| アトロピン | | | | | | | | | ● | | | → | ↑ | ● | ↓ | | |
| アデノシン | | | | | | | | | | □ | | ? | ↓ | ○ | | | |
| ジゴキシン | | | | | | | | | | □ | ● | ↑ | ↓ | ● | ↑ | | ↓ |

遮断作用の相対的強さ：○低　●中等　●高，□＝作動薬，A＝活性化チャネルブロッカー，I＝不活性化チャネルブロッカー（抗不整脈薬ガイドライン委員会 編．抗不整脈薬ガイドライン──CD-ROM 版ガイドラインの解説とシシリアンガンビットの概念．ライフメディコム，東京，2000 より許可を得て転載）

だろうか？このスプレッドシートはあまりにも複雑であり，すべてを記憶することは不整脈を専門とする医師でもとうてい無理と思われる。したがって，実際にはVaughan Williams 分類によって抗不整脈薬を選択し，頻繁に処方する薬物については機会があるたびに Sicilian Gambit のスプレッドシートで詳細な電気生理学的プロファイルを確認しながら，他の抗不整脈薬と比較しておくというのが現実的な対応であろう。このような方法は臨床家の電気生理学的応用力を高めることになるので，ぜひ試みていただきたい作業である。

●ポイント●
- Vaughan Williams 分類……臨床的な抗不整脈薬選択に有用
- Sicilian Gambit の分類……臨床的な治療薬選択の裏付けとなる各薬物の詳細な作用を知るのに有用

## 3. I 群薬とIII群薬の特性

### 1) I 群抗不整脈薬
#### ■ I 群薬のサブタイプ

I 群薬は，付随する活動電位持続時間に対する作用によってさらに細かく分類されている[17]（図 I-33）。すなわち，Ia 群は活動電位持続時間を延長，Ib 群は短縮，Ic 群は活動電位持続時間を変えない薬物である。これはこれら $Na^+$ チャネル遮断薬に付随する $K^+$ チャネル遮断作用の強さの違いに起因するものである。純粋に $Na^+$ チャネル遮断作用を示す薬物は，活動電位プラトー相でわずかに流れる内向き $Na^+$ 電流である window 電流を減少させるので，活動電位持続時間を短縮させる（Ib 群薬が相当する）。その短縮作用に拮抗する程度の外向き $K^+$ 電流を抑制するのが Ic 群であり，さらに強力に外向き $K^+$ 電流を抑制するのが Ia 群といえる。また，活性化状態の $Na^+$ チャネルに高い親和性を示し結合するものを open channel blocker と呼び，不活性化した $Na^+$ チャネルに高い親和性を示すものを inactivated channel blocker と呼ぶ。

また，通常 I 群薬は使用依存性に $Na^+$ チャネルに結合し，静止状態では解離するが，その解離が速いリドカインなどを fast drug と呼び，キニジンのようにやや解離が遅いものを intermediate drug，解離が非常に遅いフレカイニドなどを slow drug と細分類することもある[17]（図 I-33）。

## I群抗不整脈薬

**Ia**
キニジン
プロカインアミド
ジソピラミド
シベンゾリン
ピルメノール

**Ib**
リドカイン
メキシレチン
アプリンジン

**Ic**
プロパフェノン
フレカイニド
ピルジカイニド

| open channel blocker | inactivated channel blocker | fast drug | intermediate drug | slow drug |
|---|---|---|---|---|
| ・キニジン<br>・ジソピラミド<br>・ピルメノール<br>・フレカイニド<br>・プロカインアミド | ・リドカイン<br>・メキシレチン<br>・アプリンジン | ・リドカイン<br>・メキシレチン | ・キニジン<br>・プロカインアミド<br>・アプリンジン<br>・プロパフェノン | ・フレカイニド<br>・ピルジカイニド<br>・ジソピラミド<br>・ピルメノール<br>・シベンゾリン |

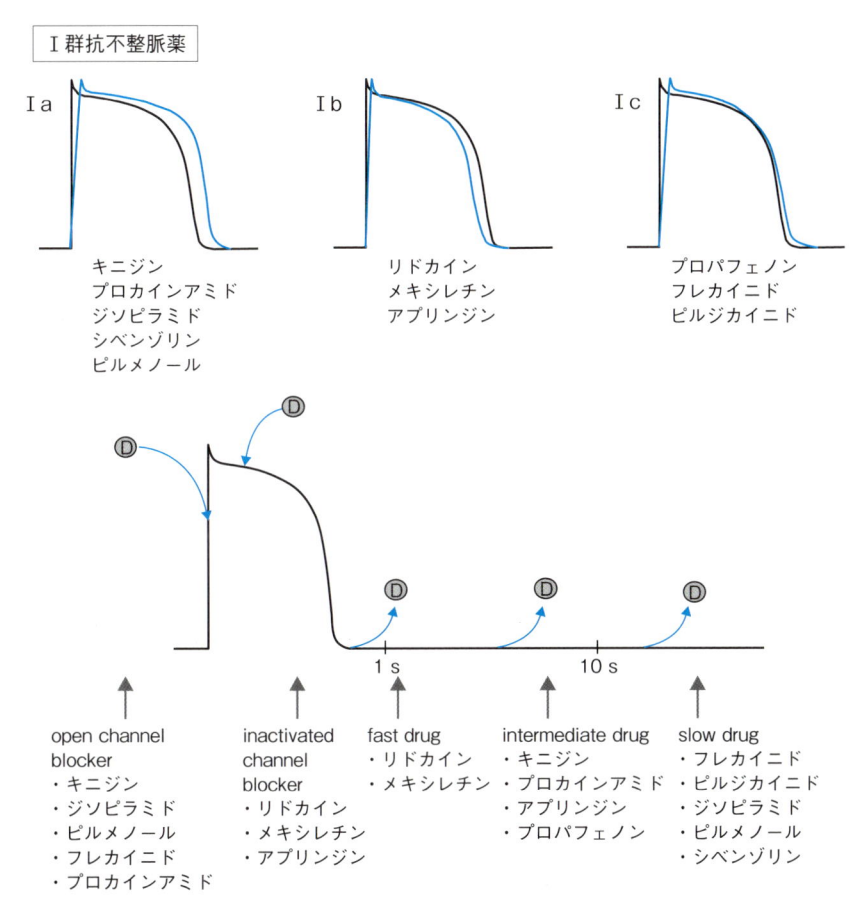

図 I-33　I群抗不整脈薬の心筋細胞活動電位持続時間に対する作用（Vaughan Williams EM. A classification of antiarrhythmic action reassessed after a decade of new drugs. J Clin Pharmacol 1984；24：129-147 の概念をもとに作成）

---

●ポイント●

I群抗不整脈薬の各サブタイプの特徴を決める因子
- $K^+$チャネル遮断作用の強さ
- 親和性を示す $Na^+$チャネルの状態
　……open channel blocker か，inactivated channel blocker か
- $Na^+$チャネルからの解離の速さ
　……fast drug か，intermediate drug か，あるいは slow drug か

●Ⅰ群薬の細分類は臨床的にどのような意味をもつのだろうか？

　K⁺チャネル抑制作用をもつⅠa群薬が最もQT間隔を延長させ，torsades de pointesを誘発しやすいが，Ⅰc群薬もある程度K⁺チャネル遮断作用をもつので，低カリウム血症などの条件が重なればQT間隔の延長やtorsades de pointesの発生もあり得る。Ⅰb群薬に分類されるアプリンジンも遅延整流性K⁺電流の速い成分（$I_{Kr}$）を抑制することが明らかとなっている[18]。Ⅰ群薬はすべてNa⁺チャネル抑制作用をもつので，共通して有効不応期を延長させる（Ⅰa群とⅠc群はⅠb群に比べその度合いが強い）。大きな違いはK⁺チャネル抑制作用の強さであり，Ⅰa群薬が最もQT間隔延長をきたしやすく，Ⅰc群薬がそれに続く。

●open channel blockerとinactivated channel blockerの使い分けはどのようにすればよいのだろうか？

　一般的に虚血心筋のような病的組織では膜電位が脱分極しており，inactivated channel blockerのほうがopen channel blockerよりも効果的に作用を発揮するとされる。これは事実ではあるが，より重要なのは，リドカインやメキシレチンなどのinactivated channel blockerは活動電位のプラトー相でNa⁺チャネルに結合して遮断作用を発揮するということである。このことが，これらの薬物が上室性の不整脈に使用されず，活動電位持続時間が比較的長い心室組織由来の不整脈に用いられる所以である。

●解離速度の違いは臨床にどのように影響するのだろうか？

　Na⁺チャネルからの解離が素早く（1秒以内に）起きるリドカインやメキシレチンといったfast drugは，洞調律のような興奮頻度ではNa⁺チャネル遮断作用を発揮せず，心室早期期外収縮や心室頻拍のような速い連結期の不整脈に選択的に効果を示す。これに対して，Na⁺チャネルからの解離に1～10秒程度の時間が必要なintermediate drugや10秒以上の時間が必要なslow drugは，洞調律のような興奮頻度でもNa⁺チャネル遮断作用を発揮する。そのためQRS幅の延長，インセサント型心室頻拍の誘発といった催不整脈作用や心収縮力抑制作用を発揮して副作用を生じる可能性がある。臨床的にはintermediate drugとslow drugの作用にあまり差はなく，slow drugのほうが少し強いNa⁺チャネル遮断作用を発揮するだけである。

### ■ Ⅰ群抗不整脈薬の副作用

　すでに述べたように，K⁺（hERG）チャネル抑制作用をもつⅠa群およびⅠc群の抗不整脈薬は，$I_{Kr}$を抑制して活動電位持続時間を延長し，心電図のQT間隔を延長し，早期後脱分極（EAD）を起こしてtorsades de pointesを誘発する可能性がある。

　Na⁺チャネル遮断作用は，患者がすでに心臓内興奮伝導障害（脚ブロックなど）を有すると，それを悪化させる可能性がある。さらに，洞房伝導に対しても抑制作

用を示す．以前，未熟な医師によるリドカインの過量投与という医療過誤がよくあったが，このときに観察される洞停止は洞房伝導ブロックによると考えられている．

また当然のことながら，$Na^+$チャネル遮断作用は興奮伝導速度を低下させるので，リエントリー性不整脈が生じやすくなる．副作用として認められるインセサント型心室頻拍は，このような原因によると考えられている．

Ⅰ群薬が心筋細胞に対して$Na^+$チャネル遮断作用を発揮すると，細胞内に流入する$Na^+$が減少する．細胞内$Na^+$濃度の低下は$Na^+/Ca^{2+}$交換系（NCX）を介して細胞内$Ca^{2+}$濃度を減少させ，間接的に心収縮力の低下をもたらす．心不全に伴う不整脈に対してⅠ群薬を用いると心不全の悪化をまねき，さらに不整脈を重症化させる可能性があるのは，このためである．

●ポイント●
$Na^+$チャネル遮断薬の副作用　・催不整脈作用
　　　　　　　　　　　　　　　・心収縮力の低下

## 2）Ⅲ群抗不整脈薬：マルチチャネル遮断作用をもつ薬物

Ⅲ群薬には，ピュアな$K^+$チャネル遮断薬と，他の群の作用を併せもち分類不能の薬物がある．臨床で使用されている薬物のうち，前者の代表はニフェカラントとd,l-ソタロールであり，後者の代表がアミオダロンである．非薬物療法との比較で良好なエビデンスが示されている抗不整脈薬はこのアミオダロンのみである．ここでは，アミオダロンとともに，Ⅳ群に分類されてはいるがやはり他の群の作用ももつベプリジルについて述べる．様々なイオンチャネルに作用することから，これらのマルチチャネル遮断薬はダーティドラッグとも呼ばれている．

### ■アミオダロン：ミステリアスでミラクルな抗不整脈薬

Vaughan-Williamsの分類でⅢ群薬に分類されているアミオダロンは，唯一生命予後の改善が証明されている抗不整脈薬である[4]．アミオダロンは，その電気生理学的作用としてⅠ～Ⅳ群の抗不整脈薬のすべての作用を併せもつ．さらに複雑なことに，その作用には主に投与後急性期から発現するものと，慢性投与で発現してくるものがある[19,20]（図Ⅰ-34）．

アミオダロンの急性投与では活動電位持続時間（APD）の延長は観察されず，慢性投与された動物の活動電位持続時間が延長することから，その作用は通常の抗不整脈薬とは異なるということが古くから指摘されてきた．最近の電気生理学的研究によって，アミオダロンは急性投与でも比較的多くの膜電流，すなわち$Na^+$電流（$I_{Na}$），L型$Ca^{2+}$電流（$I_{CaL}$），遅延整流性$K^+$電流の速い成分（$I_{Kr}$），内向き整流性$K^+$電流（$I_{K1}$），過分極活性化内向き電流（$I_f$），アセチルコリン感受性$K^+$電流（$I_{KACh}$），

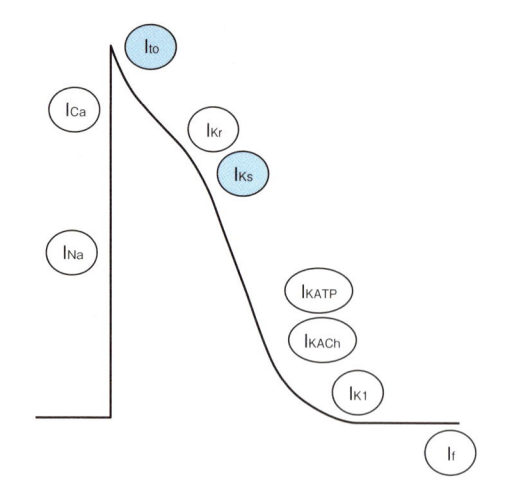

図Ⅰ-34 アミオダロンが抑制作用を示す心筋細胞膜電流。アミオダロンは図に示す多くの膜電流系に対して抑制作用を示す。青で示す膜電流は慢性作用として抑制される膜電流であり，白で示す膜電流は急性作用として抑制されるものである。

ATP感受性$K^+$電流（$I_{KATP}$）に対する抑制作用を示すことがわかった[19, 20]。急性効果としてはさらに，$Na^+/K^+$ ATPaseや$Na^+/Ca^{2+}$交換系といったトランスポーターに対して抑制作用をもつ。

慢性投与では，遅延整流性$K^+$電流の遅い成分（$I_{Ks}$）と一過性外向き電流（$I_{to}$）の電流密度を低下させて抑制的に働く。急性期で$K^+$電流の一部が抑制されるにもかかわらず活動電位持続時間がほとんど変化しないのは，外向き$K^+$電流系と内向きの$Na^+$および$Ca^{2+}$電流の抑制作用が相殺しあっているためと考えられる。慢性期においてこれらの$K^+$電流がどのような機序で減少するかについては，十分に明らかにされているわけではない。また，アミオダロンは$\beta$受容体遮断効果ももつが，慢性投与では受容体密度も低下することが知られている。これらの，慢性効果はアミオダロンのヨード基を含む化学構造に起因し，その甲状腺に対する作用によって生じるという説もある。

アミオダロンには経口薬と静注薬が存在する。静注薬を注射すると，急性作用のみが発現すると考えてよい。すなわち，図Ⅰ-34に示す多くの電流（$I_{Na}$，$I_{Ca}$，$I_{Kr}$，$I_{KATP}$，$I_{KACh}$，$I_{K1}$，$I_f$）に対する抑制作用が発現する。経口薬を投与開始した際も，これらの電流に対する抑制作用はすぐに発現する。その後，経口薬の投与を繰り返していくうちに，慢性作用としての電流抑制（$I_{Ks}$および$I_{to}$に対する抑制）が明らかとなり，通常は数週間程度経過した時点で活動電位幅が延長する。慢性投与においても，経口薬服薬直後は，この慢性作用に急性作用が加わった形で電気生理学的作用が発現することになる。アミオダロンについては，経口薬と静注薬でかなり印象が異なるといわれるが，このようなことが背景にある。

アミオダロンはこれらの電気生理学的作用以外にも抗酸化作用[21]や抗炎症作

用[22,23]をもつ。炎症は心不全や心房細動の発生や悪化に密接に関わることが知られており，アミオダロンはその抗炎症効果から，心房細動のリズムコントロールにおいて最も高い有効性を示し，心不全に伴う心室不整脈の治療においても生命予後を改善する。

アミオダロンは，ニフェカラントやd,l-ソタロールといった$I_{Kr}$抑制作用を主作用とするピュアなIII群薬とは異なり，心室各部位の活動電位持続時間の不均一性を助長することがない。したがって，torsades de pointesの誘発もはるかに少ない。問題となるのは，肺線維症と甲状腺機能異常化などの心外性の副作用である。特に，間質性肺炎や肺線維症は重篤な転帰に至る可能性があるので，肺拡散能（$DL_{CO}$）や血清マーカーのKL-6に十分に注意し，経過を観察する必要がある[20]。

> ●ポイント●
> アミオダロンの使用にあたっては，急性投与と慢性投与による作用の違いを念頭に置く必要がある。

ドロネダロン（わが国では未承認）は，アミオダロンの化学構造に非常に近いがヨード基を含まない抗不整脈薬として，同じ製薬会社によって開発された。電気生理学的作用はほとんどアミオダロンと同じであるが，臨床における有効性はアミオダロンに及ばない点が多い。心機能低下を伴わない発作性・持続性の心房細動患者を対象としたATHENA試験[24]では死亡や入院の確率を減少させると報告されたが，ANDROMEDA試験[25]では心不全患者への投与で死亡率を高めることが示され，アミオダロンとは似て非なる抗不整脈薬であることが明らかとなった。そのため，わが国では臨床開発は行われなくなった。

このようにアミオダロンは，抗不整脈薬のなかで最も有効性が高いが，多彩な電気生理学的作用のみならず，それ以外の多面的作用をもつ薬物である。すでに述べたように，アミオダロンのどの作用が決め手になって不整脈に高い有効性を示すかは，完全に明らかではない。それだけ，薬理学者にとっては非常に魅力的な薬物といえる。おそらく，様々な作用がバランスよく働き，高い有効性につながっていると思われるが，最初は抗狭心症薬として開発されたアミオダロンが全世界で最も使用される抗不整脈薬となったことは，奇跡ともいえる。

### ■ ベプリジル：マルチチャネル遮断薬の光と影

IV群薬に分類されるベプリジルも海外において狭心症治療薬として開発・臨床使用されていた薬物である。1980年代に抗狭心症作用ばかりでなく抗不整脈作用が着目され，日本での臨床研究が開始された。狭心症に限らず他の抗不整脈薬に抵抗性の心室不整脈に対して有効であることが明らかとなり，1992年にこれらが治療

対象として承認された。その後さらに，心房細動に対する高い有効性（除細動効果）が着目され，医師主導研究であるJ-BAF試験[26]により持続性心房細動への有効性が証明され，2008年に適応追加が承認された。海外では狭心症治療薬としてしか用いられていなかったベプリジルを抗不整脈薬として開発し，心房細動にも適応を拡大させたことは，日本の多くの優れた不整脈臨床医の努力の賜物と思われる（抗不整脈薬として承認されているのは日本だけである）。

　ベプリジルは，Vaughan Williams分類ではⅣ群薬に分類されているが，実質的にはアミオダロンと同様にⅢ群薬としてよく，多くのイオンチャネルに対して抑制作用を示すマルチチャネル遮断薬である[27]。$Na^+$電流（$I_{Na}$），L型$Ca^{2+}$電流（$I_{CaL}$），遅延整流性$K^+$電流の速い成分（$I_{Kr}$）と遅い成分（$I_{Ks}$），非常に速い活性化過程を示す遅延整流性$K^+$電流（$I_{Kur}$），一過性外向き電流（$I_{to}$），内向き整流性$K^+$電流（$I_{K1}$），アセチルコリン感受性$K^+$電流（$I_{KACh}$），ATP感受性$K^+$電流（$I_{KATP}$），過分極活性化内向き電流（$I_f$）を抑制する。アミオダロンと異なる点は，急性作用として$I_{to}$や$I_{Kur}$，$I_{Ks}$を抑制することであり，$I_{Kur}$と$I_{to}$は$I_{KACh}$とともに心房筋細胞の再分極に大きな役割を果たすことから，この抑制作用は心房細動治療効果に寄与していると思われる。

　しかし，この薬物がどのような機序で心房細動に対して高い除細動効果を示すかは，十分明らかとなっていない。通常の抗不整脈薬とは異なり，ベプリジルが心房細動に有効性を示すのは投与開始後2週間以上たってからのことが多い。なぜこのような治療期間が必要なのだろうか？　現段階では，この疑問に答えることのできる明確な電気生理学的機序は示されていない。ベプリジルはアミオダロンよりも多くのイオンチャネルに対して抑制作用を示す。しかし，そのような抑制作用は実験的に急性効果として観察されるものであり，なぜ除細動効果発現に数週間を要するのかは不明である。今後，この疑問に答えるような研究が必要と思われる。

　ベプリジルの特異的な作用として，ミトコンドリアのATP感受性$K^+$チャネルを活性化し，心筋保護作用を示す。細胞膜表面に存在するATP感受性$K^+$チャネルに対してはアミオダロンと同様に抑制作用を示すが，ベプリジルはミトコンドリア内膜に存在するATP感受性$K^+$チャネルを逆に活性化するのである[28,29]。この$K^+$チャネルの分子実体は明らかにされておらず，現段階では仮想のチャネルであるが，プレコンディショニングなどの心筋保護機構に密接に関わっているとされるものである。通常，心房細動が長期間持続すると，除細動後も心房の収縮が低下する「心房スタンニングatrial stunning」という現象が心エコーで観察される。しかしながら，ベプリジルの長期投与で除細動した場合は，洞調律復帰後すぐに心房の収縮機能（atrial kick）が回復することが知られている。ベプリジルで「心房が元気になる」背景には，この作用が関与するのかもしれない。

　こう書いてくると，慢性心房細動に対する治療には積極的にベプリジルを用いる

べきだと考えるかもしれないが,決してそうではない。ベプリジルの torsades de pointes 発生頻度は 1〜3% と想定され,Ⅰa 群薬による発生率（1% 未満）よりも高く,Ⅲ群薬による発生率に近いと考えられる[27]。上記の J-BAF においても,ベプリジル 200 mg/日投与群 29 例中 1 例に心室頻拍によると思われる死亡例が認められた。アミオダロンの活動電位持続時間延長作用はそのばらつきを助長しないが,他のⅢ群薬やベプリジルは活動電位持続時間のばらつきを増強し,そのことが torsades de pointes 発生頻度をアミオダロンより高いものとする原因と考えられている。いずれにしても多くの臨床研究から明らかなように,抗不整脈薬による心房細動のリズムコントロールには限界があり生命予後を改善することができないので,通常は積極的にベプリジルを用いて治療することは推奨されない。QOL の観点から患者自身の希望で投薬する場合はあると思われるが,その場合でも QT 間隔のモニターを頻回に行う。日常生活においても低カリウム血症など QT 延長を助長する状況にならないように注意し,少しでも torsades de pointes の発生を思わせるような症状が出現した場合には直ちに受診するように勧め,悲劇的な転帰を未然に防ぐ必要がある。アミオダロンほど頻度は高くないが,ベプリジルも致死的な間質性肺炎の副作用をきたす恐れがある [➡ PartⅡ-J-3「2) 慢性心房細動に対する薬物治療とのハイブリッドアプローチ」参照]。

●ポイント●

ベプリジルの特性（アミオダロンとの比較）
・アミオダロン以上に多くのチャネルを抑制し,実質的にはⅢ群薬と呼んでもよい。
・心房細動に有効であり,除細動後早期に心房の収縮機能を回復させる一方,その除細動効果発現には時間を要する。
・アミオダロンよりも torsades de pointes を生じやすい。

### メモ8：除細動閾値と抗不整脈薬

電気的除細動では，心筋細胞の形質膜だけでなく筋小胞体膜にも穴があくので，低い出力，少ない回数で除細動することが極めて重要となる。さらに最近ではICDやAEDが普及してきたので，除細動閾値に与える抗不整脈薬の影響は重要な問題となっている。$Na^+$チャネル遮断薬は除細動閾値を上げ，$K^+$チャネル遮断薬は除細動閾値を下げる。心筋梗塞急性期における$Na^+$チャネル遮断薬のリドカインの投与がかえって危険であり，$K^+$チャネル遮断薬のニフェカラントが望ましいとされる理由の1つは，この除細動閾値に対する影響である。

それでは，除細動閾値が$Na^+$チャネル遮断薬で上がり，$K^+$チャネル遮断薬で下がるのはなぜだろう？ これを理解するためには，除細動の失敗の原因を知ることが重要となる。除細動の失敗には，①細動が止まらない，②細動は止まるがすぐに再開する，の2つのケースが考えられるが，実際はほとんどのケースが②を原因とする。

直流通電は通常，右室側がプラス極，左室側がマイナス極で行われる。左室自由壁を見ていくと，通電直後は心内膜側が脱分極，心外膜側が過分極となる（図Ⅰ-35左）。心外膜の過分極はなかなか戻らず不応期が持続するが，通電200 ms後くらいから脱分極と過分極が接した場所（これを仮想電極 virtual electrode と呼ぶ）から心筋層内を平行に興奮が伝搬することが可能となり，これをトンネル伝搬 tunnel propagation という（図Ⅰ-35中）。トンネル伝搬が心外膜の不応期を脱した場所に達すると，興奮が心外膜に顔を出し心室細動が再発することとなる。

$K^+$チャネル遮断薬は不応期を延長するので，トンネル伝搬の心外膜への出現を困難にする（図Ⅰ-35右上）。つまり，除細動閾値を下げる作用がある。一方，$Na^+$チャネル遮断薬はトンネル伝搬速度を遅延させるので，心外膜が不応期から脱し興奮可能となった後にトンネル伝搬が伝わる可能性が高くなり，心外膜面への出現，すなわち細動の再発が起こりやすくなると考えられている（図Ⅰ-35右下）。

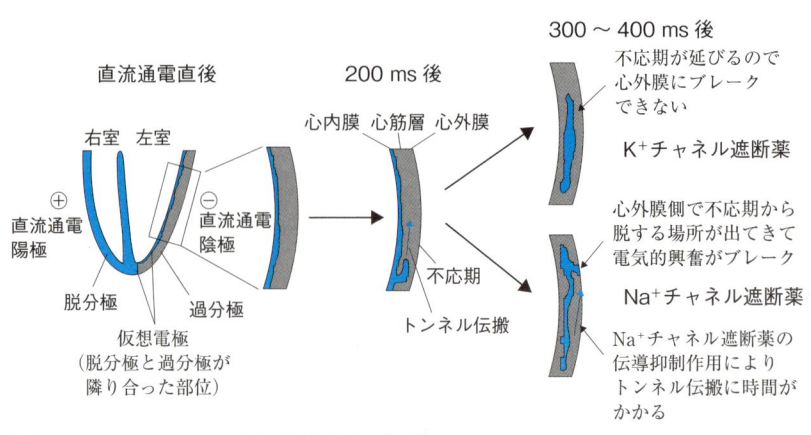

図Ⅰ-35　イオンチャネル遮断薬と除細動閾値

文　献

1. The Cardiac Arrhythmia Suppression Trial(CAST) Investigators. Preliminary report : Effect of encainide and flecainide on mortality in a randomized trial of arrhythmia suppression after myocardial infarction. N Engl J Med 1989 ; 321 : 406-12.
2. Mason JW, for The Electrophysiologic Study versus Electrocardiografic Monitoring Investigators. A comparison of electrophysiologic testing with Holter monitoring to predict antiarhhythmic-drug efficacy for ventricular tachyarrhythmias. N Engl J Med 1993 ; 329 : 445-51.
3. Waldo AL, Camm AJ, deRuyter H, et al. Effects of d-sotalol on mortality in patients with left ventricular dysfunction after recent and remote myocardial infarction. Lancet 1996 ; 348 : 7-12.
4. Doval HC, Nul DR, Grancelli HO, et al. Randomised trial of low-dose amiodarone in severe congestive heart failure. Gropo de Estudio de la Sobrevida en la Insuficiencia Cardiaca en Argentina(GESICA). Lancet 1994 ; 344 : 489-90.
5. The Antiarrhythmics versus Implantable Defibrillators(AVID) Investigators. A comparison of antiarrhythmic-drug therapy with implantable defibrillators in patients resuscitated from near-fatal ventricular arrhythmias. N Engl J Med 1997 ; 337 : 1576-83.
6. The Atrial Fibrillation Follow-up Investigation of Rhythm Management(AFFIRM) Investigators. A comparison of rate control and rhythm control in patients with atrial fibrillation. N Engl J Med 2002 ; 347 : 1825-33.
7. Van Gelder IC, Hagens VE, Bosker HA, et al. for The Rate Control versus Electrical Cardioversion for Persistent Atrial Fibrillation Study Group. A comparison of rate control and rhythm control in patients with recurrent persistent atrial fibrillation. N Engl J Med 2002 ; 347 : 1834-40.
8. Carlsson J, Miketic S, Windeler J, et al. for the STAF Investigators. Randomized trial of rate-control versus rhythm-control in persistent atrial fibrillation : the Strategies of Treatment of Atrial Fibrillation(STAF) study. J Am Coll Cardiol 2003 ; 41 : 1690-6.
9. Connolly SJ, Ezekowitz MD, Yusuf S, et al. for RE-LY Steering Committee and Investigators. Dabigatran versus warfarin in patients with atrial fibrillation. N Engl J Med 2009 ; 361 : 1139-51.
10. Patel MR, Mahaffey KW, Garg J, et al. for the ROCKET AF Investigators. Rivaroxaban versus warfarin in nonvalvular atrial fibrillation. N Engl J Med 2011 ; 365 : 883-91.
11. Granger CB, Alexander JH, McMurray JJV, et al. for the ARISTOTLE Committees and Investigators. Apixaban versus warfarin in patients with atrial fibrillation. N Engl J Med 2011 ; 365 : 981-92.
12. Ogawa S, Yamashita T, Yamazaki T, et al. for the J-RHYTHM Investigators. Optimal treatment strategy for patients with paroxysmal atrial fibrillation : J-RHYTHM study. Circ J 2009 ; 73 : 242-8.
13. Vaughan Williams EM : Classification of antiarrhythmic drugs. In : Dandoe E, Flensted-Jensen E, Olsen K, ed. Cardiac Arrhythmias. Astra, Sodertalje, 1970, p.783-9.
14. Task force of the working group on arrhythmias of European Society of Cardiology. The Sicilian Gambit : A new approach to the classification of antiarrhythmic drugs based on their actions on arrhythmogenic mechanisms. Circulation 1991 ; 84 : 1831-51.

15. 抗不整脈薬ガイドライン委員会 編．抗不整脈薬ガイドライン—CD-ROM版ガイドラインの解説とシシリアンガンビットの概念．ライフメディコム，東京，2000．
16. Members of the Sicilian Gambit. New approaches to antiarrhythmic therapy, Part I : Emerging therapeutic applications of the cell biology of cardiac arrhythmias. Circulation 2001 ; 104 : 2865-73.
17. Vaughan Williams EM. A classification of antiarrhythmic action reassessed after a decade of new drugs. J Clin Pharmacol 1984 ; 24 : 129-47.
18. Ohmoto-Sekine Y, Uemura H, Tamagawa M, et al. Inhibitory effects of aprindine on the delayed rectifier $K^+$ current and the muscarinic acetylcholine receptor-operated $K^+$ current in guinea-pig atrial cells. Br J Pharmacol 1999 ; 126 : 751-61.
19. Kodama I, Kamiya K, Toyama J : Cellular electropharmacology of amiodarone. Cardiovasc Res 1997 ; 35 : 13-29.
20. 日本心電学会学術諮問委員会 編．循環器薬物治療実践シリーズI—不整脈にアミオダロンをどう使うか：新たなエビデンスを加えて．ライフメディコム，東京，2010．
21. Ide T, Tsutsui H, Kinugawa S, et al. Amiodarone protects cardiac myocytes against oxidative injury by its free radical scavenging action. Circulation 1999 ; 100 : 690-2.
22. Matsumori A, Ono K, Nishio R, et al. Amiodarone inhibits production of tumor necrosis factor-$\alpha$ by human mononuclear cells : a possible mechanism for its effect in heart failure. Circulation 1997 ; 96 : 1386-9.
23. Hirasawa Y, Nakagomi A, Kobayashi Y, et al. Short-term amiodarone treatment attenuates the production of monocyte cytokines and chemokines by C-reactive protein and improves cardiac function in patients with idiopathic dilated cardiomyopathy and ventricular tachycardia. Circ J 2009 ; 73 : 639-46.
24. Hohnloser SH, Crijns HJ, van Eickels M, et al. Effect of dronedarone on cardiovascular events in atrial fibrillation. N Engl J Med 2009 ; 360 : 668-78.
25. Køber L, Torp-Pedersen C, McMurray JJ, et al. Increased mortality after dronedarone therapy for severe heart failure. N Engl J Med 2008 ; 358 : 2678-87.
26. Yamashita T, Ogawa S, Sayo T, et al. for J-BAF Investigators. Dose-response effects of bepridil in patients with persistent atrial fibrillation monitored with transtelephonic electrograms : a multicenter, randomized, placebo-controlled, double-blind study (J-BAF). Circ J 2009 ; 73 : 1020-7.
27. 日本心電学会学術諮問委員会 編．循環器薬物治療実践シリーズVI—ベプリジルの基礎と臨床．ライフメディコム，東京，2007．
28. Sato T, Takizawa T, Saito T, et al. Amiodarone inhibits sarcolemmal but not mitochondrial $K_{ATP}$ channels in guinea pig ventricular cells. J Pharmacol Exp Ther 2003 ; 307 : 955-60.
29. Sato T, Costa ADT, Saito T, et al. Bepridil, an antiarrhythmic drug, opens mitochondrial $K_{ATP}$ channels, blocks sarcolemmal $K_{ATP}$ channels, and confers cardioprotection. J Pharmacol Exp Ther 2006 ; 316 : 182-8.

## メモ9：細胞のイオンチャネルやイオン電流を理解することは，臨床上どのような意義があるか？

　基礎編の最後になってしまうが，臨床家にとってイオンチャネルやイオン電流について学習することにどのような意義があるのか，という根本的疑問について考えてみたい。

　臨床家が不整脈の薬物治療を行う場合，日本循環器学会が出しているガイドラインを参考にして，不整脈のタイプは期外収縮，心電図の形は右脚ブロック型左軸偏位だから……などとフローチャートに沿って考え，第1選択はベラパミルかジルチアゼム，第2選択はβ遮断薬，と判断するのではないだろうか？　これを何十種類もの不整脈に対して記憶しなくてはいけないのだから，気が遠くなるような話である。ベラパミルやジルチアゼムが$Ca^{2+}$チャネル拮抗薬であることさえ知らずに使っている人もいるのではないか？　もし患者が洞不全症候群を合併していたら，ベラパミルの使用によりあっという間に失神発作を起こす危険性もある。だから「不整脈は難しい。専門家にお任せしよう」となるのも合点がいく。

　基礎的知識がある臨床家は，右脚ブロック型左軸偏位は右室流出路から出ており，メカニズムは triggered activity が疑われるので，$Ca^{2+}$チャネル拮抗薬あるいはβ遮断薬……という思考過程で治療薬を選択する。洞結節の活動電位が$Ca^{2+}$チャネル依存性であることも知っているので，$Ca^{2+}$チャネル拮抗薬の使用は十分注意を払って行う。実は不整脈治療のために記憶しておくべきイオンチャネルは意外に少なく，表I-1に挙げた11個だけなのである。Sicilian Gambit 分類から最近の抗不整脈薬がわかるように，抗不整脈薬の種類が増えたので標的とするチャネルで整理しようと試みている。これは，ワンランク上の不整脈治療をするためには，イオンチャネルの理解が不可欠であることを暗に示している。

　しかしながら，Sicilian Gambit 分類は専門家でも使いこなすのが難しく，また，「覚える数は少なくても1つ1つが厄介だ」と感じている人も多いだろう。本書の基礎編では思い切って単純化し，1つ1つが厄介でないよう，できるだけ専門家でない読者にも理解できる内容とすることを目指した。

# Part II

# 各　論
―臨床トピックスの一歩先をいく不整脈の基礎：
臨床の基盤になる分子・細胞生理学―

PartⅡでは，最近臨床的なトピックスとなっている不整脈について，臨床家に知ってほしい遺伝子・分子・細胞レベルでの生理学・薬理学的な基礎を中心に解説する．「不整脈について少し興味が湧いてきたので，もうちょっと知りたい！」という人に最適の内容となっている．アドバンスな内容といえるが，どのような病態か，その治療がなぜ有効なのかなど，背景にあるメカニズムを知ることは，診断・治療など臨床の場におおいに役立つはずである．内容を大きく分けると，(1) 比較的コモンな不整脈，およびコモンな基礎疾患に関連する不整脈についての最近の知見と考え方，(2) 近年注目されるようになった，頻度は高くないが基礎疾患を伴わずに発症し，遺伝的背景も関与する不整脈への理解と対応，(3) カテーテルアブレーションやデバイス治療が近年著しく進歩し普及しているなかで，各病態の理解を踏まえ，非薬物治療のポイントに加えて薬物治療をどのように考慮するか……というものである．

　不整脈の研究が大きく進歩した現在でも，詳細は不明，という部分がかなり多く残されている．特に，従来のイオンチャネル，イオン電流や活動電位だけでは理解できず，心臓の病態でカギを握るシグナル伝達の理解が必要となる不整脈が加わってきた．すなわち，不整脈も心臓全体の病態の一環として捉える大局的な見方が必要となってきている．そのうえ，心電図の解釈や薬物への反応に基づく診断では追いつかない，遺伝子異常が原因の不整脈も加わってきた．それらの治療は，現在のところ対症療法しか手がない．近い将来，遺伝子研究やゲノム解読を経て知見が蓄積されることで，より適切な治療法が開発されることだろうが，読者諸氏にとっても学会などで耳にすることが多くなったこれらの不整脈について，ここで述べるようなことを知っておくと，さらに理解が深まることと思う．

　解説にあたっては，臨床医の方々が関心をもっていると思われるテーマを中心に取りあげている．したがってこのPartⅡも，一般的な教科書に書かれている内容とは異なる部分が多い．また，PartⅠで詳しく解説した不整脈のメカニズムと治療の基礎となる電気生理学・薬理学の内容は，レベルが上がったこのPartⅡにも通じるものである．もしもここで理解に行き詰まったら，PartⅠの関連項目を再度読み返していただくと，理解が飛躍的に向上すると思う．PartⅠのどの箇所に相当するかをできるだけ示すようにしたので，参考にしていただきたい．

# A 心房細動

　不整脈には様々な種類があり，その分類にもいくつかの方法がある。まず頻脈性不整脈と徐脈性不整脈に分けられ，頻脈性不整脈はさらに脈拍数によって，
　①頻拍（100～240/min）
　②粗動（240～350/min）
　③細動（＞350/min）
の3つに分類される。また，発生する部位により，
　Ⓐ心房（あるいは上室）
　Ⓑ心室
の2つに分類される。頻脈性不整脈はこの2つの分類法の組み合わせにより，大まかに3×2＝6種類の不整脈に分類される（図Ⅱ-1）。

　最初に，③とⒶの組み合わせの心房細動について説明する。心房細動は持続性不整脈全体の約1/3を占める最も頻度の高い不整脈であり，最近では，心不全の増悪因子，あるいは心原性血栓の形成を介して脳梗塞の原因疾患として大きくクローズアップされている。さらに，高齢化社会に突入して患者数がどんどん増加している。そうした背景から，この10年の間に心房細動の病態に関する数多くの研究が行われてきたし，現在も最も多くの研究が進行中の不整脈の1つである。

　不整脈はトリガー機構と維持機構に分けて考えるとよい。心房細動のトリガー機構は肺静脈内の異常興奮であり，維持機構は心房で無数に生じる機能的リエントリー（ミクロリエントリー）である（図Ⅱ-2）。

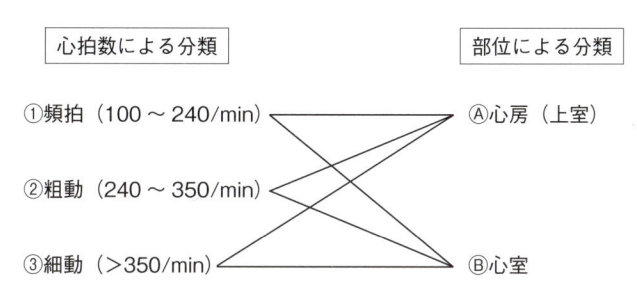

図Ⅱ-1　頻脈性不整脈の分類

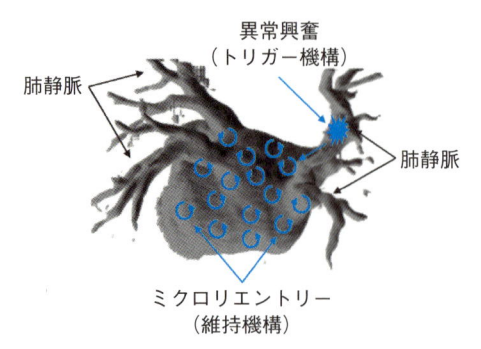

図Ⅱ-2 心房細動のトリガー機構と維持機構(Ernst S, Broemel T, Krumsdorf U, Hachiya H, et al. Three-dimensional reconstruction of pulmonary veins and left atrium. Implications for catheter ablation of atrial fibrillation. Herz 2003 ; 28 : 559-65 より許可を得て転載)

●ポイント●
心房細動において,
・トリガー機構……肺静脈内異常興奮
・維持機構…………心房リモデリング

　順序が逆になるが,まず心房細動の維持機構に関連する心房リモデリングから解説する[➡関連する治療については Part Ⅱ-J-2「4)心房細動」参照]。

## 1. 心房細動の維持機構：構造的リモデリングと電気的リモデリング

### 1) 構造的リモデリング

　心房のリモデリング remodeling には「構造的リモデリング」と「電気的リモデリング」がある。まずは構造的リモデリングから解説する。構造的リモデリングは炎症・線維化を基盤に発生するが,それらの発現メカニズムは複雑である。心房リモデリングを標的としたアップストリーム治療が大きな成果につながっていないのは,このことが原因の1つかもしれない。
　そこで理解しやすいように,登場人物と,それらがもっている飛び道具を整理することから始めたい。主な登場人物は,心筋細胞,線維芽細胞,免疫細胞(Tリンパ球,マクロファージなど)である。ちなみに,心臓で数が最も多い細胞は心筋細胞だと思っている方が多いのではないだろうか？ かく言う筆者(古川)も当然のようにそう思っていたのだが,実は線維芽細胞が最も多い。線維芽細胞は通常は非活性型であり,組織の強度を維持するのに重要であるが,病的状態では活性型の「筋

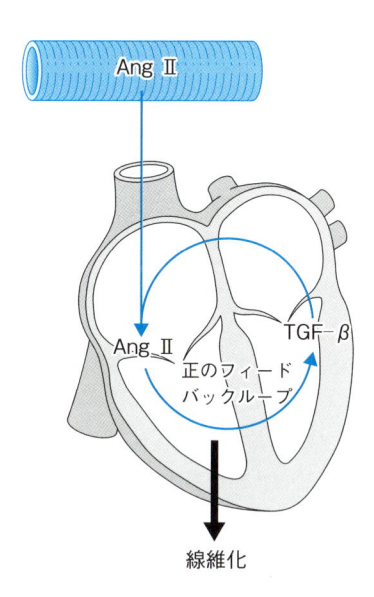

図Ⅱ-3 Ang ⅡとTGF-βのフィードバック機構

線維芽細胞」に変換され，線維化を引き起こす．筋線維芽細胞への変換には炎症が関与するが，これについては後に解説する．

飛び道具のほうはさらに種類が多いが，すべて知っておく必要はない．重要なものとして，アンジオテンシンⅡ angiotensin Ⅱ（Ang Ⅱ），形質転換増殖因子β transforming growth factor-β（TGF-β），腫瘍壊死因子α tumor necrotic factor-α（TNF-α）の3因子といくつかのサイトカインは押さえておきたい．Ang Ⅱは，心房細動発症に関連する高血圧や心不全などの病態下で血中濃度が上昇する．心臓では心筋細胞と活性型の筋線維芽細胞の両者に作用して，TGF-βの発現増加をもたらす．TGF-βは，Ang Ⅱ1型（$AT_1$）受容体の発現を増加させ，Ang Ⅱの作用を増強する．つまり，Ang ⅡとTGF-βは正のフィードバックループを形成し，これが線維化を誘導する（図Ⅱ-3）．

## ■ 心房細動には非古典的な炎症が関与

心房細動患者の血中で高感度CRPや炎症性サイトカインのIL-1β・IL-6が上昇していることなどから，心房細動の発症に炎症の関与が示唆されている．炎症は，図Ⅱ-3のAng Ⅱ-TGF-βフィードバックと線維化の連絡に重要な役割を果たす．炎症というと，筆者（古川）の学生時代は「発赤，発熱，腫脹，疼痛，機能障害」というVirchowの5主徴からなる急性炎症として，病理の試験に必ず出題された．しかし今でも，学会などで「心房細動には炎症が関与する」と説明すると，病理学の大先生から「近頃の若い者は（決して若くないのだが……）炎症の基本がわかっ

とらん！」とお叱りを受けることがある。心房細動でみられる炎症は Virchow の5主徴を示さず，どうも古典的な急性炎症とは様相が異なるようである。

炎症の最終効果細胞は，循環血液中では単球，組織中ではマクロファージ，の2つの貪食細胞である。心房細動は心臓という組織で発生するので，後者のマクロファージが重要となる。

マクロファージは実は均一ではなく，M1（古典的活性化 classically activated）とM2（代替活性化 alternatively activated）の2タイプに分類される（最近ではもっと細かい分類もあるが，ここではシンプルにこの2分類を用いる）。この2つの分化の方向性を決めているのは，ヘルパーT細胞である。Th1細胞から放出されるインターフェロンγ（INF-γ）が単球に作用するとM1マクロファージに分化し，Th2細胞から分泌されるIL-4やIL-13が作用するとM2マクロファージに分化する。M1マクロファージからは炎症誘発性サイトカインのTNF-α，IL-1β，IL-8が分泌され，M2マクロファージからは抗炎症性サイトカインのIL-10が分泌される。通常の細胞性免疫では，マクロファージが提示する抗原によりTh1細胞とTh2細胞への分化が制御される。しかし心房細動では，どのような刺激がTh1細胞・Th2細胞の分化をもたらしているかの詳細は不明である。

> ●ポイント●
> マクロファージの分化
> ・Th1 細胞 → IFN-γ 放出　　　→ M1 マクロファージ
> ・Th2 細胞 → IL-4・IL-13 放出 → M2 マクロファージ

### ■ 炎症と心房組織の線維化：心房細動では軽度・持続的な線維化が関与

上記の炎症は，心房組織の線維化にどのように関わるのだろう？ 線維芽細胞が線維化を引き起こすためには，①活性型の筋線維芽細胞 myofibroblast に分化すること，②筋線維芽細胞がさらに増殖すること，の2つが必要となる。

> ●ポイント●
> 炎症 → 線維化に必須のプロセス
> ・線維芽細胞の筋線維芽細胞への分化
> ・筋線維芽細胞の増殖

筋線維芽細胞への分化 differentiation は，AngⅡとTGF-βの両者により促進される（図Ⅱ-4）。一方，筋線維芽細胞の増殖 proliferation に対しては，AngⅡは促進，TGF-βは抑制と拮抗的に作用する。そこで第3の因子となるマクロファージから分泌されるサイトカインがカギを握ることになる。M1マクロファージから分泌さ

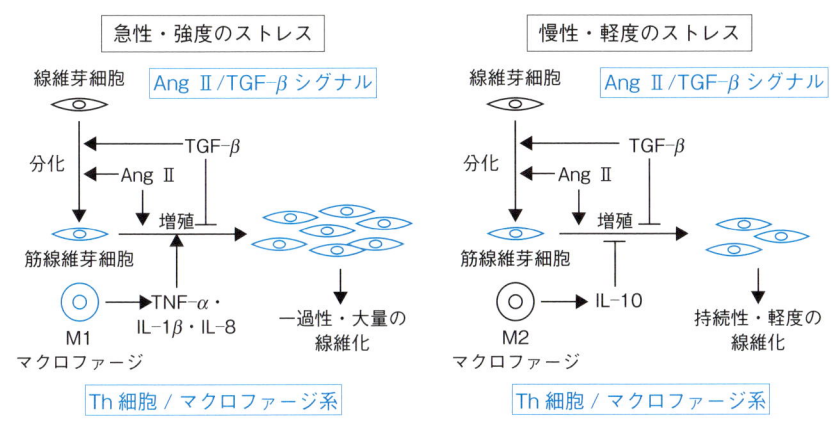

図Ⅱ-4 マクロファージと生理的・病的線維化

れる TNF-α，IL-1β，IL-8 は筋線維芽細胞の増殖を刺激し，M2 マクロファージから分泌される IL-10 はこれを抑制する。

　線維化には，一過性で大量の線維化と，持続性で軽度の線維化がある。例えば，怪我をしたときに傷を修復するためには，一過性に大量の線維化が起こる必要がある。一方，肝線維症や腎線維症，肺線維症などの慢性疾患では，軽度ではあるが持続的な線維化が必要となる。心臓における例を挙げると，急性で強度のストレスがかかったとき，例えば心筋梗塞が起きたときなどは，M1 マクロファージが動員され，分泌される TNF-α・IL-1β・IL-8 などの炎症性サイトカインが筋線維芽細胞の増殖を刺激し，一過性であるが大量の線維化を引き起こして組織の修復を図る（図Ⅱ-4 左）。一方，高血圧や慢性心不全，メタボリックシンドロームのように慢性で軽度のストレスがかかり続けると，M2 マクロファージが動員され，それらが分泌する抗炎症性サイトカインの IL-10 が筋線維芽細胞の過剰な増殖を抑制して，持続的で軽度の線維化を引き起こす（図Ⅱ-4 右）。M2 マクロファージも IL-10 も「抗炎症性」といわれているので紛らわしいのだが，急性・強度の炎症は起こさないものの，軽度・持続性の炎症は逆に促進する。

●ポイント●
一過性・大量の線維化と持続性・軽度の線維化
・M1 マクロファージ → TNF-α・IL-1β・IL-8 分泌 → 筋線維芽細胞の増殖促進
　⇨ 大量・一過性の線維化
・M2 マクロファージ → IL-10 分泌 → 筋線維芽細胞の増殖抑制
　⇨ 軽度・持続性の線維化

このようしてもたらされた線維化は，リエントリー成立に必須の伝導遅延をもたらす。実際，心筋細胞と線維芽細胞を共培養するとスパイラルリエントリーが誘発されやすくなる。また，コンピュータモデル実験では，線維芽細胞が豊富な部位から記録した双極心内心電図で complex fractionated atrial electrogram（CFAE）が記録されること，CFAE 周辺部位の複数のアブレーションで心房細動が停止すること，が示された。

## 2) 電気的リモデリング：電気的リモデリングが心房細動早期に関与

　リモデリングには，構造的リモデリングに加えて電気的リモデリングがある。これは，高血圧・心不全・加齢などの心房細動発症に関連する刺激により心房筋のイオンチャネル発現量およびその特性が変化し，心房細動が発症しやすくなる状態を指す。電気的リモデリングは，主に動物モデルで頻回刺激によるイオンチャネルの発現・機能変化として調べられている。実験条件・動物種により結果は様々である。これらを逐一把握することは到底不可能であり，臨床家にとってそれほど意味があるとは思えない。そのなかで一致をみている3点について理解しよう。

①活動電位持続時間，すなわち不応期の不均一性（特に短縮）
　これは，主にL型 $Ca^{2+}$ チャネルの減少，内向き整流性 $K^+$ チャネルの増加，およびアセチルコリン感受性 $K^+$ チャネルのアセチルコリン刺激がない状態での恒常的活性化，の3つによって活動電位持続時間・不応期の短縮がもたらされる。

②伝導異常
　電位依存性 $Na^+$ チャネルの減少と，ギャップ結合チャネルを構成するコネキシンのギャップ結合から細胞側面への局在変化 *lateralization* が関与する。

③カルシウムハンドリング異常
　カルシウムハンドリングに関わる筋小胞体 $Ca^{2+}$ ポンプ（SERCA）などの発現変化が関与する。なかでも最近注目されているのが，カルモジュリンキナーゼⅡ *calmodulin kinase* Ⅱ（CaMK Ⅱ）によるリアノジン受容体のリン酸化と，これによる $Ca^{2+}$ の自発的放出（カルシウムスパーク）である。

　①・②によりミクロリエントリーの基質が形成され，③によってトリガーが増える。Part Ⅰ-C「3. リエントリー」で解説したように，不整脈，特にリエントリー性不整脈は，不応期のばらつき（①）と伝導遅延（②）があると起こりやすくなる。心室筋では活動電位持続時間の延長，心房筋ではその短縮が，なぜか不整脈発現と関連が強い。この説明として，もともと活動電位持続時間が心室筋では長く心房筋では短いため，などいくつかの可能性が想定されるが，正確な理由はまだわかっていない。

　これらの電気的リモデリングは，頻回刺激を経験することにより心房が少ない代

謝エネルギーで頻回に興奮することを可能にする方向に適応したものと考えられる。ところが，この現象がアダとなって心房細動をより起こしやすくしてしまうのである。

これらのイオンチャネルの発現の変化には，最近話題のマイクロRNAと呼ばれる小さなRNAが関与する。

### メモ10：マイクロRNA

　マイクロRNAといわれても，臨床家にはなじみが少ないと思う。医学部生時代には，RNAにはmRNA, rRNA, tRNAの3種類があり，セントラルドグマ（DNA → RNA →蛋白）によりRNAは蛋白に翻訳されるものと教わったと思う。ところがヒトゲノム計画が完了して，その様相が大きく変化した。RNAには蛋白に翻訳されないRNA（非コードRNA）が数多くあり，驚いたことに遺伝子転写シグナルのほとんどが実は非コードRNAを転写するために使われるのである。なぜこのような面倒なことをするのだろう？

　それだけでも十分に複雑な転写／翻訳調節が，マイクロRNAがあることにより飛躍的に多彩なものとなる。ゲノムを下等動物から高等動物へと眺めていくと，遺伝子の数はほとんど変わらないのに非コードRNAの数は高等動物になるにつれて飛躍的に増加している。このことから，非コードRNAは高等動物が高次の機能を獲得するうえで，例えばヒトが火を使えたり記憶・学習に優れるというように進化するうえで，重要な役割を果たしたと考えられる。

　このような非コードRNAの代表選手が，22〜25塩基からなる小さなマイクロRNAである。22〜25塩基のRNAの存在は以前から知られていたが，不完全な転写によって生じたゴミとして片づけられていた。しかしその後,様々な生理学的・病理学的現象に関与する重要なシグナルであることが明らかとなった。マイクロRNAは，mRNAの3'非コード領域に結合し，そのmRNAの蛋白への翻訳を抑制する。1つのマイクロRNAが複数のmRNAを標的としており，シグナルを経路全体にわたって制御する。最近では，癌をはじめとする多くの疾患が1分子の異常ではなく一群のシグナルの異常として捉えられる傾向にある。マイクロRNAはまさに一群のシグナル経路を制御することによりこれらの発症に関わること，またマイクロRNAを抑制するantago-miRやマイクロRNA発現を増加させる前駆体pre-miRの疾患治療への応用などが，次世代の医療として大きな注目と期待を集めている。

●ポイント●
心房リモデリング
・構造的リモデリング
　Ang ⅡとTGF-βの正のフィードバック機構
　Th1 細胞 → 大量で一過性の線維化
　Th2 細胞 → 軽度で持続性の線維化
・電気的リモデリング
　活動電位持続時間，すなわち不応期の不均一性
　伝導異常
　カルシウムハンドリング異常

## 2. 心房細動のトリガー機構：心筋袖の異常興奮

　ここまで心房細動の維持機構に関係するリモデリングの説明をしてきたが，次にトリガー機構について説明する。1998 年に Haïssaguerre が心房細動 69 例の起源を心内マッピングにより検討したところ，実にそのうちの 65 例が肺静脈内を起源としたという画期的な発表を行った[1]。これ以後，心房細動の多くは肺静脈内の心筋袖 myocardial sleeve の異常興奮を起源とするという概念が確立し，カテーテルによる肺静脈隔離術がスタンダードな治療法となった。

### ■ 心筋袖の生い立ち：心筋袖は本当に肺静脈に迷入した心房筋か？

　心筋袖は肺静脈壁内にある心筋細胞で，心房側から肺側に向かって袖のように伸びている。その生い立ちに関して，「心筋袖は心房筋が肺静脈に迷入したもの」という曖昧な説明がされているが，本当にそうなのだろうか？ これに対して，2010年に Mommersteeg らがノックアウトマウスを使った実験から，下のようなエレガントな説明を行った[2]。

　発生段階で，肺静脈内の心筋袖は心房・心室などの心筋細胞に比べて遅れて出現する。心房・心室ができても，肺静脈自身はまだできておらず，左房後壁から肺静脈原基としてわずかに突出している。この周囲に，間葉系細胞が存在する。間葉系細胞とは「未分化な中胚葉細胞」であり，適切な刺激により中胚葉由来の骨・軟骨細胞，脂肪細胞，血球系細胞，線維芽細胞，血管平滑筋・内皮細胞，筋細胞，心筋細胞などに分化することが可能である。肺静脈原基周囲の間葉系細胞も，将来的には肺静脈の血管平滑筋や血管内皮細胞になるが，その一部は心筋細胞にも分化することができ，これが肺静脈内の心筋袖となる。受精後 10.5 ～ 11.5 日に Pitx2c と呼ばれる転写因子が発現すると，間葉系細胞から心筋細胞への分化が誘導される（図Ⅱ-5）。Pitx2c に加えて受精 12.5 日以降で心臓特異的な転写因子 Nkx2.5 が発現し

受精 10.5 日　　　　　　　受精 11.5 日　　　　　　受精 12.5 日以降

　　　　　　　　　　　　Pitx2c 発現　　　　　　　　Pitx2c 発現継続
　　　　　　　　　　　　　　　　　　　　　　　　　　Nkx2.5 発現
　　　肺静脈原基　　　　　　　　肺静脈

左房

　肺静脈原基周囲の　　　　心筋細胞への分化　　　　　心筋袖の伸長
　　間葉系組織

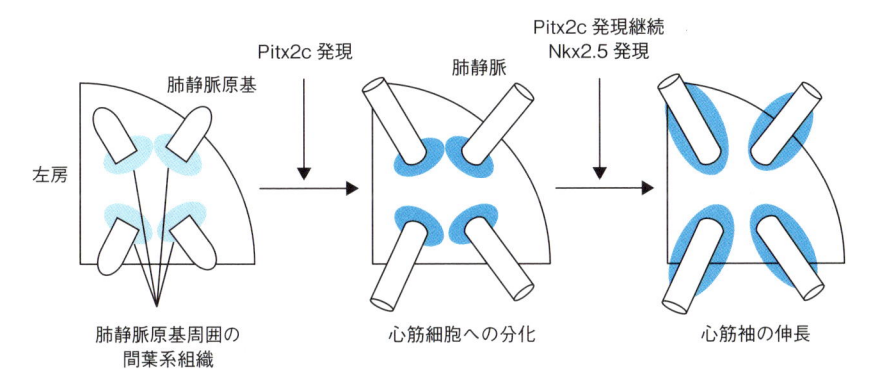

図Ⅱ-5　肺静脈心筋袖の発生と転写因子 Pitx2c。Pitx2c は，肺静脈原基周囲間葉系細胞の心筋細胞への分化（中央）と，肺静脈に沿った心筋細胞の増殖（右）の両方に関与する。

てくると，これら 2 つの転写因子が協調的に作用して心筋細胞の増殖を誘導する。これによって，間葉系細胞から分化した心筋細胞が肺静脈壁に沿って肺側へ増殖し，袖状の心筋細胞の集団（心筋袖）が形成される。

### メモ 11：Pitx2c は心臓の左右形成のカギも握る

　ヒトの外観は左右対称に見えるが，肝臓は右，脾臓は左にあるように，内臓は左右非対称となっている。そのため内臓逆位なる疾患（Kartagener 症候群など）も存在する。この内臓の非対称性が最初に現れるのが心臓であり，発生研究者は心臓の左右形成のメカニズムを精力的に研究してきた。そのカギを握っていたのが，肺静脈心筋袖の発生にも関係する転写因子 Pitx2c である。

　Pitx2c は心臓の左側にしか発現せず，心臓のループ形成や洞結節が右房側だけに存在することに関与する。では，Pitx2c はどのような機序で左側だけで発現するのだろう？ Pitx2c が左側だけに発現することには，発生初期にノーダル・ピット *nordal pit* と呼ばれる領域に存在する線毛が回転し，同部位の羊水が右から左に流れるノード流 *nordal flow* が関係する。これにより，左側だけでシグナル伝達が起こり，Pitx2c が発現するようになる。ちなみに，このノーダル・ピットの線毛の異常が Kartagener 症候群の原因であり，線毛異常症という呼び方もある。漫画「北斗の拳」で，サウザーが内臓逆位であるため北斗の攻撃がことごとく効かなかったことが思い出される。東京理科大学の松野健治先生は，内臓逆位を起こす遺伝子を発見した際に，これをサウザー遺伝子と名づけている。

このように，心筋袖を形成する心筋細胞は心房筋とまったく異なる起源を有する。そのため電気生理学的特性も異なり，異常興奮を発生しやすいと考えられている。肺静脈内心筋は，心房筋とは異なり様々なタイプの自動能を有することが明らかとなっており，この自動能にはカルシウムクロックとこれに続く $Na^+/Ca^{2+}$ 交換系の順方向回転による脱分極が関与する。このカルシウムクロックには，洞結節などのリアノジン受容体を介する筋小胞体からの $Ca^{2+}$ 放出ではなく，$IP_3$ 受容体を介した $Ca^{2+}$ 放出が関与する。肺静脈心筋の異常興奮の詳細は，今後さらに明らかにされてくるものと思われる。

●ポイント●
心筋袖の発生
・肺静脈原基周囲の間葉系細胞の心筋細胞への分化
　　→ Pitx2c により誘導
・肺静脈周囲の心筋細胞の増殖
　　→ Pitx2c と Nkx2.5 が協調的に誘導

## 3. 心房細動と心房粗動の類似点と相違点

　心房細動と類縁の不整脈に心房粗動がある。心房粗動は，三尖弁周囲をリエントリー回路とする解剖学的リエントリー（マクロリエントリー）不整脈である。三尖弁輪では，下大静脈との間が最も狭い「峡部 *isthmus*」となっている。リエントリー形成には不応期と伝導速度の異なる回路の存在が必要であることは Part I-C「不整脈の発生メカニズム」で説明したが，三尖弁輪の峡部と他部位の不応期・伝導速度の違いが心房粗動のリエントリー形成の基盤と考えられる。カテーテルアブレーションでも峡部の線状焼灼が用いられる。

　心房粗動では，三尖弁輪を反時計方向に回るものが多く，通常型 *common type* と呼ばれる。心房粗動の心電図は，P 波がなく，代わりに基線が鋸歯状の F 波を示す。通常型では F 波が陰性を示すのに対して，三尖弁輪を時計方向に回る心房粗動を逆方向性通常型心房粗動と呼び，F 波は陽性となる。三尖弁輪以外の部位に頻拍回路を有するものを非通常型心房粗動と呼ぶ。

　何をもって陽性・陰性というのか，またなぜそうなるのか，疑問に思う人も多いだろう。鋸の歯には傾斜のきついほうと緩いほうがあり，鋸を引くときには傾斜のきついほうを使い，鋸を戻すときには傾斜の緩いほうを使う。鋸歯状波といわれる F 波にもこれらがあるが，鋸の歯とは順番が逆で，傾斜が緩いほうを前半部分，きついほうを後半部分と考える。すなわち，図Ⅱ-6 の左のように傾斜が緩いほうが下に向かう F 波は陰性，図Ⅱ-6 の右のように傾斜が緩いほうが上に向かう F 波は

| | 通常型 | 逆方向性通常型 |

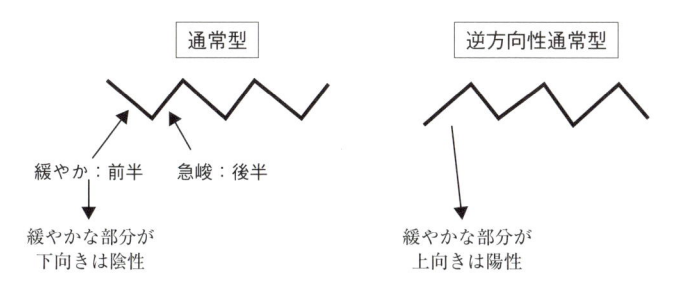

緩やか：前半　急峻：後半

緩やかな部分が
下向きは陰性

緩やかな部分が
上向きは陽性

図Ⅱ-6　陰性・陽性のF波

表Ⅱ-1　心房細動と心房粗動の比較

|  | 心房細動 | 心房粗動 |
| --- | --- | --- |
| 心房の興奮頻度 | 350/min 以上 | 240〜350/min |
| 心電図の心房興奮波 | f波 | F波 |
| 心室興奮 | 不整（RR不整） | 整（RR整）* |
| 機序 | 機能的リエントリー（ミクロリエントリー） | 解剖学的リエントリー（マクロリエントリー） |

＊通常，心房興奮（F波）が2：1〜4：1で心室に伝導するのでRR間隔は整となる。

陽性となる。

　心房細動と心房粗動にはいくつかの違いがある。これらを表Ⅱ-1に整理する。
　それでは，心房細動と心房粗動はまったく異なる不整脈でお互いに移行することはないのかというと，そんなことはなく，心房細動が心房粗動に，あるいは心房粗動が心房細動に移行するというのは，臨床でしばしば遭遇する事象である。病態として，心房に線維化などの伝導遅延があることが重要となるので，それが峡部に強く現れると心房粗動になりやすく，他の部位に強く現れると心房細動になりやすいと考えられるかもしれない。また，高頻拍であるほど心房のリモデリングを促進することから，高頻拍の心房粗動はリモデリングが進んで心房細動に移行しやすくなるのかもしれない［➡心房粗動の非薬物治療についてはPart Ⅱ-J-2「3）心房粗動」参照］。

●ポイント●
心房粗動と心房細動の病態発現の違い
・心房細動……心房全体の電気生理学的異常，特に伝導遅延
・心房粗動……三尖弁周囲の電気生理学的異常，特に伝導遅延

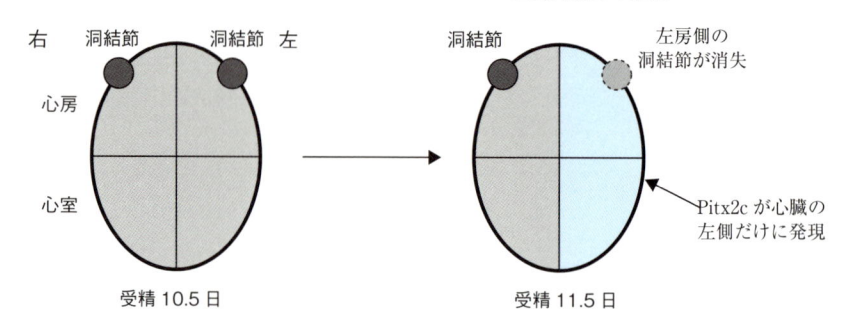

図Ⅱ-7 左洞結節の消失とPitx2c。洞結節様組織は，胎生初期（原始心筒の頃）には右房・左房の両方に生じる。その後，Pitx2cが左房にだけ発現するようになると，左房の洞結節様組織は消失する。

## 4. 心房細動にも遺伝的リスクがある！

　心房細動は，従来は心臓弁膜症・心不全・高血圧などの心血管病態の終末期に合併する不整脈と捉えられていた。ところが近年，臨床データから心房細動発生の背景には一部に遺伝的素因があることが示唆されるようになった。常染色体優性遺伝形式で発症する家族性心房細動があり，その原因としてKCNQ1，KCNH2，KCNA5などのイオンチャネル蛋白をコードする遺伝子の異常が報告されている[3]。また，非家族性心房細動でも，両親が心房細動をもたない子供に比べ，片親が心房細動をもつ子供は1.85倍，両親とも心房細動をもつ子供は3.23倍高い頻度で心房細動に罹患する[4]。そこで，心房細動の遺伝的リスクの解明を目指して，ゲノム全体で網羅的に探索する全ゲノム相関研究 genome-wide association study（GWAS）研究が数多く行われた［➡ GWASに関しては，Part Ⅱ-E-4のメモ17「ゲノムとエピゲノム」参照］。

　これまでのGWAS研究のほとんどで心房細動発症と最も強く相関していた遺伝子がPitx2cである。前述したようにPitx2cは心筋袖の発生に関与するので，これらのGWAS研究結果には説得力がある。Pitx2cと心房細動の関連はどうもこれだけではなく，左房の異常興奮の発生にも関係する可能性があるようだ。発生初期の原始心筒では，原始右房にも原始左房にも1つずつ自動能を有する洞結節様領域が出現する。しかし，受精11.5日ごろにPitx2cが左房側にだけ発現すると，左側の洞結節様領域で洞結節特異的遺伝子（自動能に関与するHCN4遺伝子など）の発現が抑制され，自動能が失われる。その結果，洞結節が右房のみに局在するようになる（図Ⅱ-7）。Pitx2cをノックアウトしたマウスでは，成体でも左右両方に洞結節様の自動能を有する組織が存在する[5]。すなわち，Pitx2cの異常があると，左房の

洞結節様自動能を有する組織が異常に発現する可能性がある．GWASで同定された Pitx2c の遺伝子多型が，左房における洞結節様自動能の存在または心筋袖発生のどちらか，あるいはその両方を制御することで心房細動の発生と相関するのかは，まだわかっていない．

> ●ポイント●
> 心房細動における Pitx2c の二重の役割
> ・肺静脈心筋袖の分化・増殖
> ・左房での洞結節様組織の発現抑制

臨床家はよくご存じのように，心房細動の治療にはカテーテルアブレーションによる肺静脈隔離術 pulmonary vein isolation（PVI）がしばしば用いられる．その成功率は術者の熟練度や取り扱う症例，例えば慢性心房細動も対象とするか否か，慢性化後の時間経過によりまちまちであるが，1回の手技では 50〜60％，複数回セッションを行うと 80〜90％ 程度といわれている．Pitx2c の遺伝子多型は，肺静脈隔離術後の心房細動の再発率にも有意に関与すること明らかになっている[6]．また，心原性脳梗塞の発症率にも関連することが報告されている．そのためこれらの遺伝

### メモ 12：家族性不整脈は単因子疾患，コモンな疾患は多因子疾患

心房細動の遺伝的リスクを考えるとき，家族性心房細動と非家族性の心房細動を混同しないことが肝要である．

家族性心房細動は，後に登場する家族性 QT 延長症候群などの遺伝性疾患と同様，遺伝子異常があると高い浸透率で発病する単因子疾患 monogenic disease であり，その遺伝様式は Mendel の法則に従う．

これに対して，現在精力的に行われている心房細動や糖尿病などの GWAS で同定される疾患関連遺伝子多型〔主に一塩基多型（SNP）〕は異なる意味合いをもつ．これらのコモンな疾患は，複数の遺伝的リスクと複数の環境要因（心房細動なら高血圧・加齢など，糖尿病なら過食・運動不足など）が重なって発症する多因子疾患である．したがって，遺伝的リスク（これも1つとは限らない）があっても必ずしも病気を発症するわけではない．もし環境因子がまったく同じであった場合，病気になる確率が一定の割合（多くの場合 20〜50％ 程度）上昇するというものである．例えば，50％ 程度の発症率上昇を示す遺伝的リスクの場合，同リスクをもつ人，もたない人を 1,000 人ずつ集めてきたら，リスクをもたない集団では 10 人が発症する場合，リスクをもつ集団では 15 人が発症するというように考える．

子多型は，将来的に治療の是非，治療法選択のガイドラインに組み込まれる可能性がある［➡非薬物治療については Part Ⅱ-J-2「4) 心房細動」参照］。

## 5. アップストリーム治療とダウンストリーム治療

心房細動の治療では，アップストリーム治療とダウンストリーム治療という呼び方が使われる。図Ⅱ-8のように，心房細動の病態プロセスを危険因子（遺伝素因，環境因子など），心房リモデリング，心房細動の3つに分けたとき，心房リモデリングより上流を標的とする治療をアップストリーム治療，下流を標的とした治療をダウンストリーム治療と呼ぶ。

### 1) アップストリーム治療

リモデリング誘導因子には，図Ⅱ-8に示すようにカテコラミン，レニン-アンジオテンシン-アルドステロン（RAA）系，酸化ストレス，炎症など多くのものがある。前述のように，RAA系のAng Ⅱと炎症シグナルのTGF-βのフィードバックが構造的リモデリングに極めて重要となる［➡ Part Ⅱ-A-1の図Ⅱ-3参照］。TGF-βを修飾する薬物は限られており，Ang Ⅱを抑制する薬物，すなわちアンジオテンシン変換酵素（ACE）阻害薬とアンジオテンシンⅡ1型受容体拮抗薬 $AT_1$ receptor blocker（ARB）がアップストリーム治療の主体となる。最近，酸化ストレスの心房細動への関与も注目されており，酸化ストレスを軽減する薬物もアップストリーム治療として用いられる。

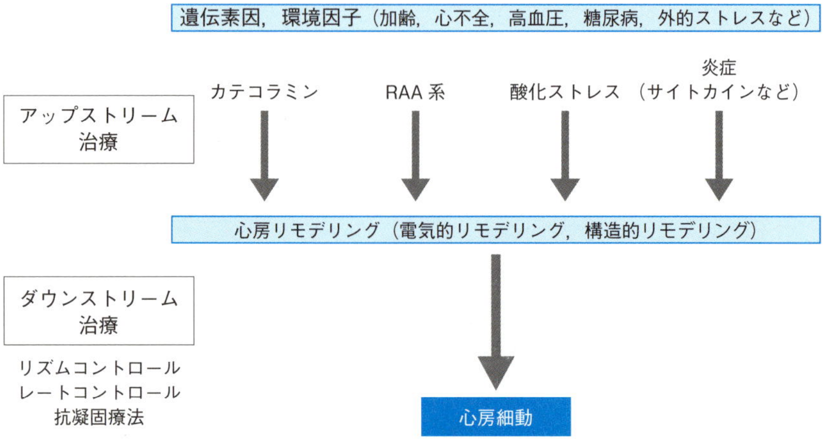

図Ⅱ-8 アップストリーム治療とダウンストリーム治療

## ■ アップストリーム治療のメインターゲット：レニン–アンジオテンシン–アルドステロン（RAA）系

最初に，RAA系について簡単に説明する。Ang Ⅱは，主に肝臓で生成されたアンジオテンシノーゲンが，腎臓傍糸球体細胞から分泌されるレニンにより分解されてアンジオテンシンⅠ（Ang Ⅰ）となり，Ang Ⅰが血管内皮細胞のアンジオテンシン変換酵素 angiotensin-converting enzyme inhibitor（ACE）により分解されて Ang Ⅱとなる。Ang Ⅱはさらに，副腎皮質からのアルドステロンの分泌を刺激する。Ang Ⅱの主な作用は血管平滑筋の Ang Ⅱ 1型（$AT_1$）受容体を介して強力な血管収縮を引き起こすことであり，アルドステロンの主な作用は腎集合管における $Na^+$ 再吸収を促進することである。

これらのよく知られた作用に加えて，Ang Ⅱは心臓や腎臓で線維芽細胞の $AT_1$ 受容体を刺激することにより，心臓のリモデリングや慢性腎疾患 chronic kidney disease（CKD）に関与する。この心臓線維芽細胞 $AT_1$ 受容体刺激が構造的リモデリングを増強し，心房細動発生と関係する。

## ■ アップストリーム治療のもう1つのターゲット：酸化ストレス

最近，酸化ストレスが細胞内カルシウムハンドリングの異常を引き起こし，心房細動の発生に関わることが注目されている。また，酸化ストレスは洞不全症候群の発生にも関係するので，徐脈頻脈症候群の原因としても注目されている。

正常の心筋細胞では細胞内カルシウムハンドリングは，活動電位に伴ってL型 $Ca^{2+}$ チャネルを介して流入する $Ca^{2+}$ が引き起こす $Ca^{2+}$ 誘発性 $Ca^{2+}$ 放出（CICR）により行われる（図Ⅱ-9左）[➡ Part Ⅰ-A「5. 不整脈と関係の深い細胞内カルシウムハンドリング」参照]。ところが，病的な心筋では活動電位が発生しなくても自発的に $Ca^{2+}$ が放出されることがあり，これを自発的 $Ca^{2+}$ 放出あるいはカルシウムスパークと呼んでいる。

筋小胞体の $Ca^{2+}$ 放出チャネルである RYR がリン酸化されると，カルシウムスパークが誘導される（図Ⅱ-9右）。RYR は，交感神経β受容体刺激により活性化される PKA とともに，カルモジュリンキナーゼⅡ calmodulin kinase Ⅱ（CaMK Ⅱ）によってもリン酸化される。最近，この CaMK Ⅱ によるリアノジン受容体のリン酸化が心房細動症に関わるとして注目されている。

Ang Ⅱにより心筋細胞に存在する $AT_1$ 受容体が刺激されると，イノシトール 1,4,5-三リン酸（$IP_3$）依存性に $Ca^{2+}$ がカルモジュリンに結合し，CaMK Ⅱ が活性化される（図Ⅱ-9）。CaMK Ⅱ にはもう1つの活性化経路があり，CaMK Ⅱ のメチオニン残基が酸化修飾を受けることでカルモジュリンが解離しても，CaMK Ⅱ の持続的な活性化が起こるようになる（図Ⅱ-9）。これは，$AT_1$ 受容体刺激がプロテインキナーゼC（PKC）を介して細胞膜の NADPH（還元型ニコチンアミドアデニン

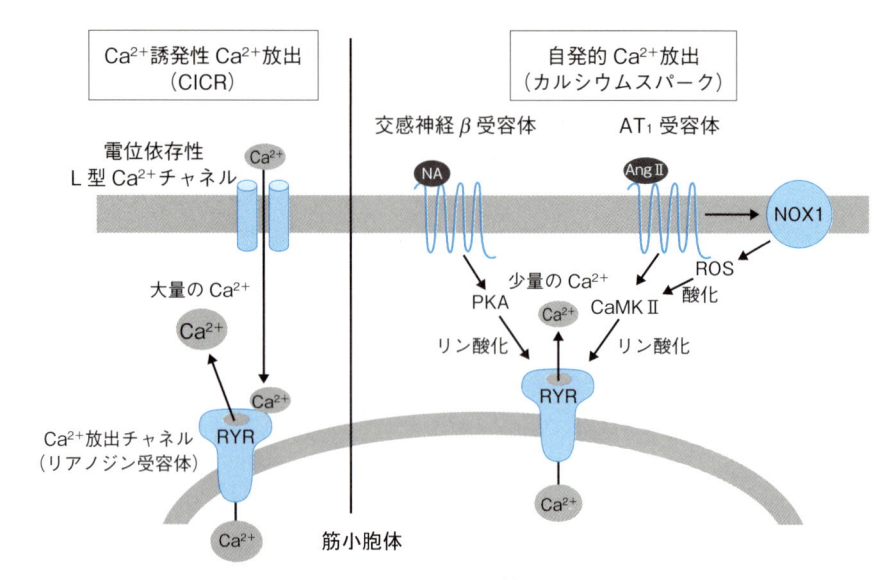

図Ⅱ-9 細胞内カルシウムハンドリング：自発的 $Ca^{2+}$ 放出（カルシウムスパーク）

ジヌクレオチドリン酸）オキシダーゼ1（NOX1）を活性化し，活性酸素種 *reactive oxygen species*（*ROS*）を産生するためである．産生されたROSはCaMKⅡのメチオニンの酸化と，それによる持続的活性化をもたらすのである．

この酸化ストレスを介する持続的なCaMKⅡによる自発的 $Ca^{2+}$ 放出が，心房細動の発生に強く関わることが示唆されている．CaMKⅡ活性化の上流にAngⅡがあることから，RAA系阻害薬はカルシウムスパークを抑制する．これとともに，スタチンの多面効果が酸化ストレス抑制を介してCaMKⅡ活性化やカルシウムスパークを抑制することから，アップストリーム治療薬として期待されている．

以下に，スタチンの抗酸化作用のメカニズムについて解説する．

● スタチン（HMG-CoA還元酵素阻害薬）

HMG-CoA還元酵素阻害薬は一般的にスタチンと呼ばれ，コレステロール合成の律速酵素であるHMG-CoA還元酵素を競合的に阻害する（図Ⅱ-10）．

血管内皮細胞膜に存在するNOX1の構成成分の1つが，AT1受容体刺激により活性化されたPKCによりリン酸化され，NOX1が活性化される．NOX1の活性化には低分子量G蛋白Rac1が細胞膜に存在することが必須であり（図Ⅱ-11 中），細胞膜にアンカーするにはRac1が脂質修飾ゲラニルゲラニル化される必要がある．このゲラニルゲラニル化の材料であるゲラニルゲラニルピロリン酸は，コレステロール生合成の中間体として産生される（図Ⅱ-10）．スタチンは，メバロン酸の産

```
アセチル CoA＋アセトアセチル CoA
        ↓
    HMG-CoA
        ↓   HMG-CoA 還元酵素 ├──── スタチン
    メバロン酸
        ↓
  5-ピロホスホメバロン酸
        ↓
┌─────────────────────────┐
│ イソペンチルピロリン酸    イソプレノイド
│       ↓
│ 3,3-ジメチルアリルピロリン酸
│       ↓
│ ゲラニルピロリン酸 ────▶ ゲラニルゲラニルピロリン酸
│       ↓
│ ファルネシルピロリン酸
│       ↓
│   スクアレン
└─────────────────────────┘
        ↓
    ラノステロール
        ↓
    コレステロール
```

図Ⅱ-10 コレステロール合成のスタチン作用

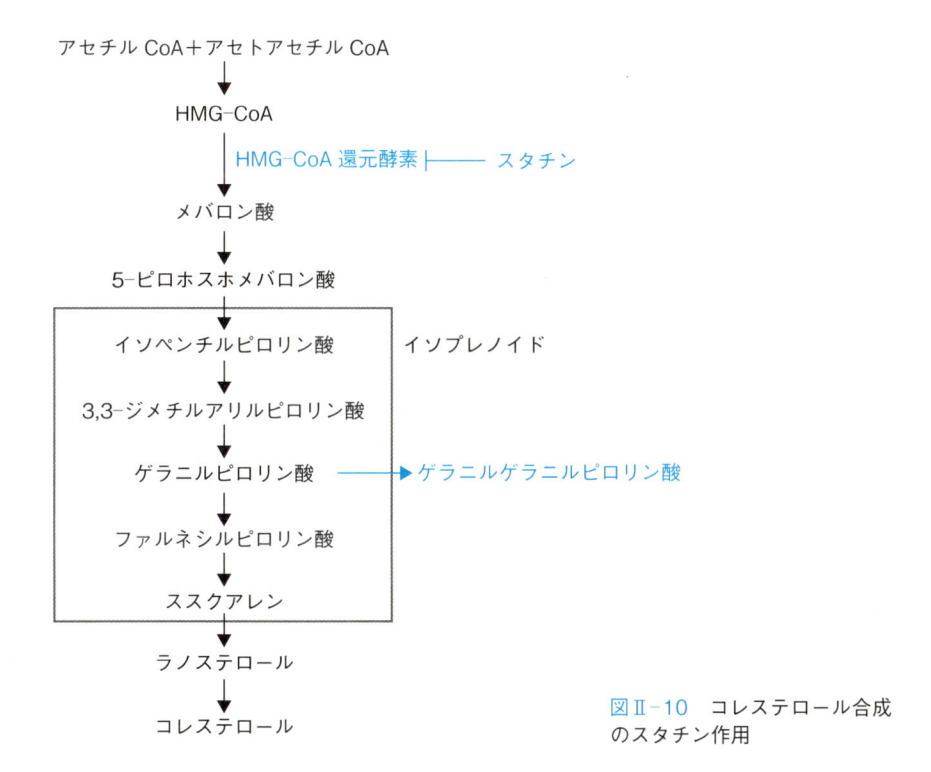

生を抑制しゲラニルゲラニルピロリン酸を枯渇させる．これによって，Rac1 の細胞膜への局在が障害され，AngⅡ刺激による NOX の活性化，すなわち活性酸素の産生が抑制される（図Ⅱ-11 右）．これが，スタチンの抗酸化作用のメカニズムと考えられる．

### ■ RAA 系阻害薬の心房細動治療のエビデンス

心房細動治療における RAA 系阻害薬の大規模臨床試験の結果がいくつか報告されている．結果は大方の予想に反して，それほど効果的とはされていない．J-RHYTHM Ⅱ試験（2010 年）では ARB とカルシウム拮抗薬による発作性心房細動の発症日数の減少に有意差がなく，GISSI-AF 試験（Gruppo Italiano per lo Studio della Sopravvivenza nell'Infarto Miocardico-Atrial Fibrillation, 2009 年）では ARB による心房細動の再発予防効果が認められなかった．ただし，ACTIVE Ⅰ試験（2009 年）では，心血管疾患のリスク因子をもつ心房細動患者で，一次エンドポイント（脳卒中，心筋梗塞，心血管死）は ARB 群とプラセボ群で効果に有意差を認めなかったものの，副次評価項目である心不全入院は ARB 群で有意に減少することが示された．したがって，心房細動予防効果は期待したほど高くないが，心房細動患者の

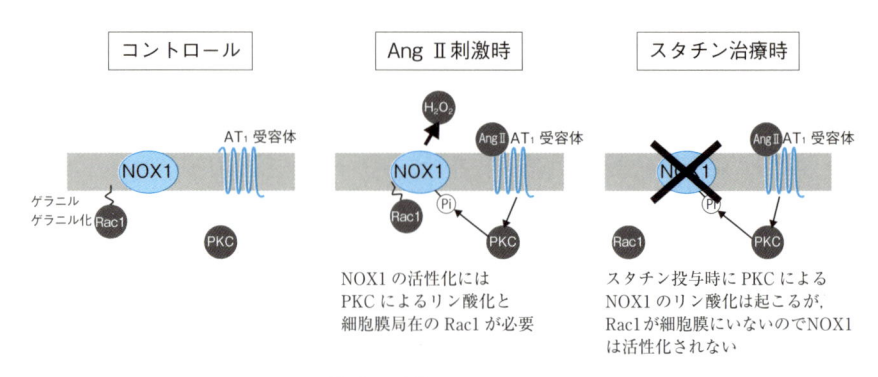

図Ⅱ-11 AngⅡによるNOX1活性化と酸化ストレス

QOL向上の観点からはRAA系阻害薬は有効と考えることもできる。

## 2）ダウンストリーム治療

　ダウンストリーム治療には，心房細動を洞調律に戻すリズムコントロールと，心房細動を洞調律には戻さず心拍数の調整を行うレートコントロールがある。アップストリーム治療とダウンストリーム治療のいずれを選択するか，またダウンストリーム治療でもリズムコントロールとレートコントロールのいずれを選択するかの決定には，心房細動のタイプが参考となる。心房細動は，
・発作性心房細動：7日以内に自然停止する
・持続性心房細動：7日以内に自然停止しない
・慢性（永続性）心房細動：1年以上持続して除細動されない
の3つに大きく分類される。

　発作性心房細動では，心房リモデリング，特に構造的リモデリングがまだ進行していないが，慢性心房細動では構造的リモデリングが進行している。慢性心房細動では，除細動できないので必然的にレートコントロールに頼らざるを得ない。発作性心房細動では，心房細動の再発を予防することを目指すので，リズムコントロールが重要となる。持続性心房細動がこの中間で，リズムコントロールかレートコントロールか迷うところである。この選択はケースバイケースであるが，北米やヨーロッパで行われた大規模試験では，大方の予想に反してレートコントロール群よりもリズムコントロール群のほうが生命予後が悪い傾向が認められた。また，日本で行われたJ-RHYTHM試験（2003年）でも両群間の生命予後に有意差を認めなかったことは治療選択の参考になる。臨床的には，心房細動によりQOLが損なわれる，あるいは血行動態が悪化する場合以外は，無理してリズムコントロールにこだわる必要はないことになる。

### ■ リズムコントロール：従来型と次世代型の治療薬

　リズムコントロールは，薬物とカテーテルアブレーションの両者によって行われる。カテーテルアブレーションに関してはPart Ⅱ-J「アブレーション，デバイス治療と抗不整脈薬」の項で詳しく述べるので，ここでは薬物治療について解説する。

　心房細動のダウンストリームの薬物治療はイオンチャネルを主な標的とするが，これは従来型の治療法と次世代型の治療法に分類したい。従来型の治療法では心房・心室両方に存在するイオンチャネルを標的とし，主にVaughan Williams分類のⅠ群薬（$Na^+$チャネル遮断薬）が用いられる。このうちⅠb群のリドカインとメキシレチンは$Na^+$チャネルに対する結合・解離が速く，活動電位持続時間の短い心房筋にはほとんど効果がないので，この2剤以外のⅠ群薬（Ⅰa群薬やⅠc群薬など）が用いられる。Ⅰb群でも，アプリンジンは$Na^+$チャネルに対する結合・解離がそれほど速くなく，心房細動にも有効である。Ⅰ群薬以外では，マルチチャネル遮断薬のアミオダロンとベプリジルも心房細動のリズムコントロールに効果的である。

　Ⅰ群薬は，心室筋に作用するとQT時間延長を伴うtorsades de pointes型の不整脈を誘発することがあり，使用がためらわれるケースも少なくない。そこで近年，心房筋特異的なチャネルを標的とした薬物の開発が進行中で，次世代型のリズムコントロール薬として期待されている。

　活動電位後半に流れる遅延整流性$K^+$チャネルには，緩徐活性化，急速活性化，超急速活性化の3タイプがある。このうち，超急速活性化遅延整流性$K^+$チャネルは心房にのみ発現するので，これを標的とした薬物が開発中である。また，心房細動のGWAS研究から小コンダクタンス$Ca^{2+}$活性化$K^+$チャネル（通称，SKチャネル）をコードするKCNN3遺伝子が関連することが明らかとなった。これを受けて，このチャネルを標的とする薬物の開発も行われている。アセチルコリン感受性$K^+$チャネルと過分極活性化陽イオンチャネルも心室筋に比べて心房筋に豊富なので，心房筋特異的抗不整脈薬の標的となる。

　心房と心室のイオンチャネル動態の違いを利用した薬物もある。心房筋は心室筋に比べて静止膜電位がわずかに浅く，そのため拡張期にも一部の$Na^+$チャネルが不活性化状態にある。新たに開発されたラノラジン（わが国では未承認）は不活性化状態の$Na^+$チャネルに高い親和性を示すことから，心房不整脈に対する効果が期待されている。

　このように，心房筋特異的作用を示す次世代型リズムコントロールへの取り組みが加速化している。

> ●ポイント●
> 従来のリズムコントロール薬
> ・リドカイン,メキシレチン以外のI群薬
> ・マルチチャネル遮断薬のアミオダロン,ベプリジル
> 次世代型リズムコントロール薬
> ・超急速活性化遅延整流性$K^+$チャネル標的薬
> ・小コンダクタンス$Ca^{2+}$活性化$K^+$チャネル(SKチャネル)標的薬
> ・アセチルコリン感受性$K^+$チャネル標的薬
> ・過分極活性化陽イオンチャネル標的薬
> ・不活性化電位依存性$Na^+$チャネル標的薬

## ■ レートコントロール:心拍数はいくつに?

「心房細動が心房細動を誘発する(AF begets AF)」という言葉があるように,心房細動の頻拍は構造的リモデリングを促進する。さらには,頻拍誘発性心筋症を引き起こす可能性がある。

では,心拍数はどの程度にコントロールしたらよいのだろうか? これに対する明確な線引きはない。心拍数が通常よりも50%増加した状態が6週間以上続くと頻拍誘発性心筋症をきたしやすいという報告が散見される。通常の心拍数は約10万/日なので,その1.5倍すなわち15万/日(105/min)が持続すると,確かに頻拍誘発性心筋症が生じやすくなる。目標は通常心拍数の70/min程度となる。

レートコントロールに使用される薬物としては,カルシウム拮抗薬,β遮断薬,ジギタリスの3剤がある。AHA(American Heart Association)のガイドラインでは,第1選択がカルシウム拮抗薬,第2選択がβ遮断薬となっている。心不全患者ではカルシウム拮抗薬は使えず,β遮断薬も高用量は使いづらいので,おのずとジギタリスが中心となる。ただし,ジギタリス単独では運動時のレートコントロールはほとんどできないことが明らかになっているので,筆者(古川)はジギタリスにβ遮断薬を少量から加え増量していくことにしている。

> ●ポイント●
> レートコントロール
> ・目標心拍数……70/min(105/min以上では頻拍誘発性心筋症を生じやすい)
> ・使用薬物………第1選択:カルシウム拮抗薬
> 　　　　　　　　第2選択:β遮断薬
> 　　　　　　　　心不全患者:ジギタリス+少量のβ遮断薬

## 文　献

1. Haïssaguerre M, Jaïs P, Shah DC, et al. Spontaneous initiation of atrial fibrillation by ectopic beats originating in the pulmonary veins. N Engl J Med 1998 ; 339 : 659-66.
2. Mommersteeg MTM, Brown NA, Prall OW, et al. Pitx2 and Nkx2.5 are required for the formation and identity of the pulmonary myocardium. Circ Res 2007 ; 101 : 902-9.
3. Caglayan AO. Different aspects of atrial fibrillation genetics. Interact Cardio Vasc Thorac Surg 2010 ; 11 : 779-83.
4. Fox CS, Parise H, D'Agostino RB, et al. Parental atrial fibrillation as a risk factor for atrial fibrillation in offspring. JAMA 2004 ; 291 : 2851-5.
5. Mommersteeg MTM, Hoogaars WMH, Prall OWJ, et al. Molecular pathway for the localized formation of the sinoatrial node. Circ Res 2007 ; 100 : 354-62.
6. Husser D, Adams V, Piorkowski C, et al. Chromosome 4q25 variants and atrial fibrillation recurrence after catheter ablation. J Am Coll Cardiol 2010 ; 55 : 747-53.

## B WPW症候群

### 1. WPW症候群の特徴的な心電図

　正常では，心房-心室間で電気信号を伝える連絡路は房室結節に限られている。ところが稀に（1,000人中1〜3人）心房-心室間に房室結節以外にも連絡路をもつ人がいる。この連絡路を副伝導路と呼び，次の3つのタイプがある（図Ⅱ-12）。

① Kent束：心房と心室の連絡
② James束：心房とHis束・脚基部の連絡
③ Mahaim束：His束・脚基部と心室の連絡

　このうちKent束の発生頻度が最も高く，この病態は発見者3人の名前にちなんでWPW（Wolff-Parkinson-White）症候群と名づけられている。

　PartⅠ-A-2のメモ2「刺激伝導系の高速道路理論」で説明したように，房室結節は高速道路の料金所にあたり，伝導が遅く，心房と心室の興奮に時間差をつくっている。しかし，いったんここを通り抜けると，His束-Purkinje線維という高速道路を通るので心室全体に素早く興奮を伝播することができる。一方，Kent束は固有心筋と同じ性質をもつので，ここを通過するときに遅れが生じることはないが，通過後に心室に興奮が伝わる際には一般道の固有心筋を通ることになるので，心室内の伝播に時間がかかる（電気生理においても「急がば回れ！」である）。この房室節経由とKent束経由の2つの興奮が融合するため，心電図は次の3つの特徴を有

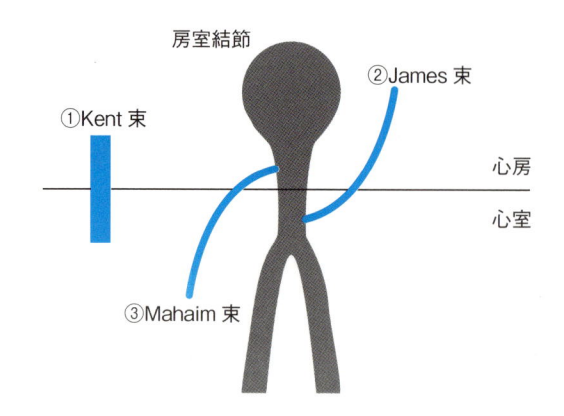

図Ⅱ-12　3種類の副伝導路

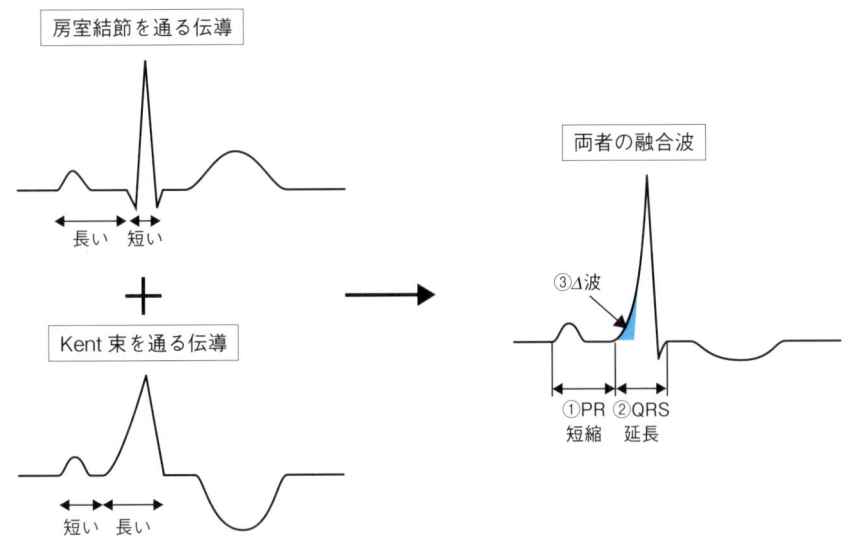

図Ⅱ-13 WPW症候群の心電図

する（図Ⅱ-13）。
① PR時間（あるいはPQ時間）の短縮：Kent束では伝導遅延が起こらない。
② QRS時間の延長：Kent束を介した興奮が一般道を通るので時間がかかる。
③ デルタ（Δ）波の出現：Kent束経由の刺激により，一部の心室筋が早期に興奮する。

## 2. WPW症候群と不整脈

　PartⅠ-C「不整脈の発生メカニズム」で述べたように，解剖学的リエントリー（マクロリエントリー）の成立には，伝導速度と不応期の異なる2つの経路の存在が必要である。WPW症候群では，これに該当する房室結節とKent束という2経路が存在するので，マクロリエントリーが成立する。
　心房期外収縮などにより早期に興奮が起こると，しばしばKent束が不応期にあり伝導がブロックされる。すると，房室結節を順行性に下行し，Kent束を逆行性に上行するマクロリエントリーによる不整脈を発生することがある（図Ⅱ-14）。これを房室回帰性頻拍 *AV reciprocating tachycardia*（*AVRT*）と呼ぶ。稀に，Kent束を順行性に下行し，房室結節を逆行性に上行する不整脈を生じることもあり，これを非通常型（あるいは稀有型）AVRTと呼び，前者を通常型AVRTと呼んで区別することがある（図Ⅱ-14）。通常型AVRTでは，房室結節-His束-Purkinje線維という高速道路を通って心室を興奮させるので，幅の狭いQRS波 *narrow QRS*

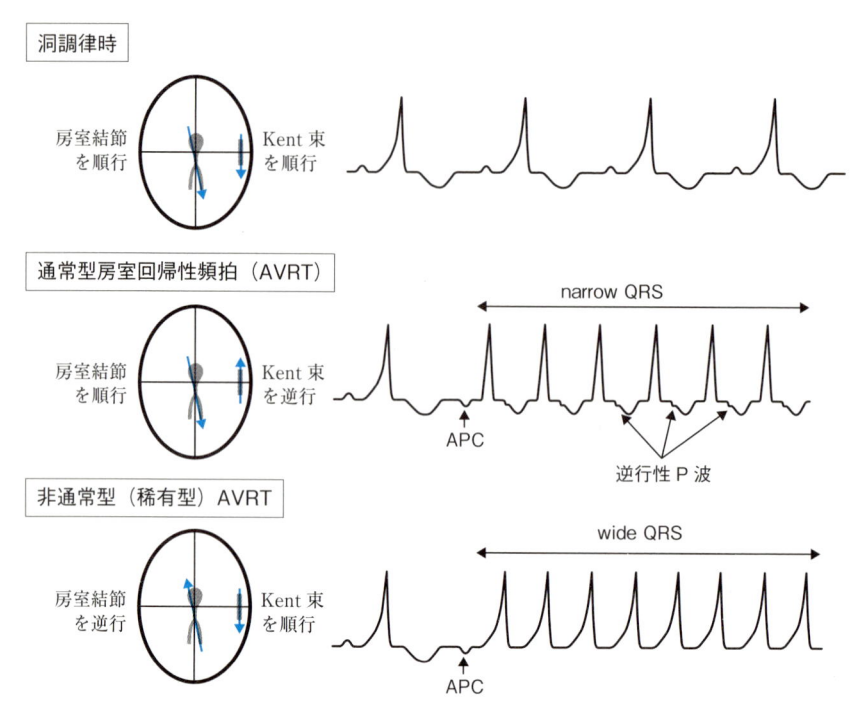

図Ⅱ-14 WPW症候群でみられる不整脈。APC：心房期外収縮。

となる．一方，非通常型（稀有型）AVRT では Kent 束-固有心筋という一般道を通って心室が興奮するので，幅の広い QRS 波 *wide QRS* となる（図Ⅱ-14）。

WPW症候群と心房細動の合併には注意が必要である．通常であれば，心房細動が起きても，房室結節の伝導が遅いために心室の興奮はそれほど高頻度になることはない．房室結節の正常生理では，心房興奮が高頻度になると伝導が徐々に延長して伝導がブロックする Wenckebach 型（Mobitz Ⅰ型）ブロックが起こる．His 束では伝導速度は変化せず突然ブロックが起こる（MobitzⅡ型ブロック）．これらによって，心室応答が高頻度にならないようになっている．ちなみに，2度房室ブロックである Wenckebach 型ブロックと MobitzⅡ型ブロックは，この生理的現象が過剰になり心拍数が遅いときにも起こってしまうものである．

これに対してWPW症候群のKent束は固有心筋と同じ性質をもつので，房室結節のように興奮を間引くことができない．したがってWPW症候群に心房細動が合併すると，
①心室応答が高頻度：Kent 束には，房室結節のような興奮を間引く機能がない
② wide QRS：Kent 束を出た後，固有心筋（一般道）を通って心室を興奮させる
③ RR 間隔がまったく不整：不整な f 波がそのまま R 波に対応する

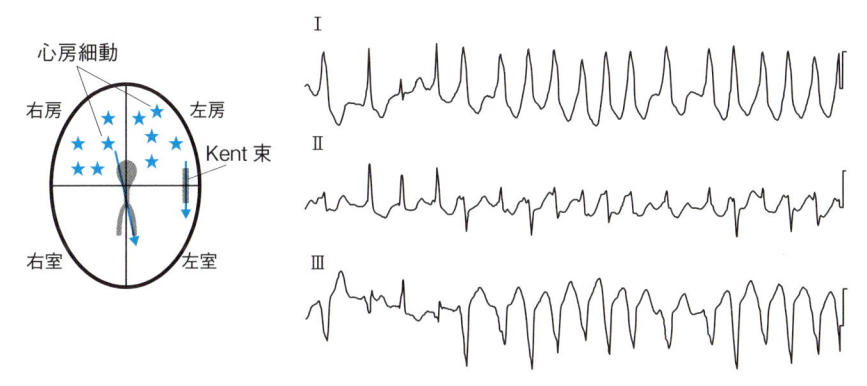

図Ⅱ-15 偽性心室頻拍（pseudo-VT）

という3つの特徴を有し，あたかも多形性心室頻拍のような心電図を呈する（図Ⅱ-15）。これを偽性心室頻拍 *pseudo-VT* と呼ぶが，心室細動に移行することもあるため，危険な不整脈と捉えられている。ただ，偽性心室頻拍という呼び方は和製英語であり，国際学会では通用しない。国内でもこの呼び方は避けたほうがよいかもしれない。

●ポイント●
WPW症候群に合併する頻脈性不整脈
・通常型房室回帰性頻拍……RR間隔整，narrow QRS
・稀有型房室回帰性頻拍……RR間隔整，wide QRS
・偽性心室頻拍……RR間隔不整，wide QRS

メモ13：偽性心室頻拍

　筆者（古川）には，偽性心室頻拍に関して苦い思い出がある。卒業試験で，「動悸を主訴に独歩で来院した患者さんの心電図をとると……」ということで wide QRSのirregularな頻拍の心電図が提示されていた。選択肢には，多形性心室頻拍，心房細動，心室細動などがあったように記憶している。心電図が苦手だった筆者は，迷わず多形性心室頻拍を選んだが，独歩で受診ということで血行動態が安定しているので偽性心室頻拍ということなのか，他に何か情報があったのか今となっては定かではないが，正解は心房細動だった。今考えると，何ともベタなひっかけ問題であるが，危うく1年余分に学生をさせられるところだった。そのおかげというべきか，医師になってからは偽性心室頻拍を見逃すことはない。

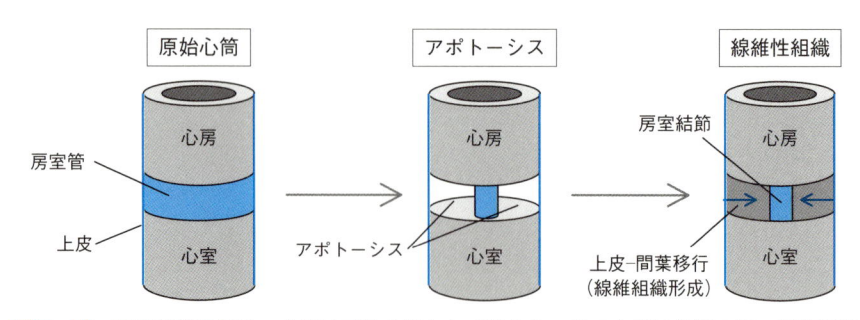

図Ⅱ-16 房室結節の発生。心臓は原始心筒として発生し，その中間に伝導の遅い帯状組織の房室管が存在する（左）。発生段階が進むにつれて，房室管の細胞がアポトーシスを起こし（中），上皮細胞が上皮-間葉移行により線維芽細胞に置換されてアポトーシスを起こした部分を埋め，線維組織により房室結節以外の心房・心室間を絶縁する（右）。（古川哲史．目からウロコの心電図．ライフメディコム，東京，2012より許可を得て転載）

## 3. 房室結節の発生メカニズム：Kent 束を語る前に

　Kent 束の形成に関して説明する前に，房室結節の発生の仕組みについて知ってほしい。

　心臓はもともと1本の管（原始心筒 *heart tube*）として発生し，その中間付近には房室管 *atrioventricular (AV) canal* と呼ばれる伝導の遅い帯状の細胞集団が存在する（図Ⅱ-16左青）。魚類などはこの1心房1心室のまま成体となる。哺乳類では，発生過程で帯状の房室管が心房・心室間の中心部分だけにある房室結節 *AV node* となり，残りの部分は線維性組織 *annulus fibrosus* により置き換えられて電気的に絶縁される（図Ⅱ-16中・右）。

　これには2つの事象が関与する。

　①房室管の細胞の多くがアポトーシスを起こして消失する（図Ⅱ-16中）。

　②アポトーシスにより脱落した部分に線維性組織が侵入する（図Ⅱ-16右）。

　後者には，「上皮-間葉移行 *epithelial-mesenchymal transition (EMT)*」と呼ばれる現象が関与しているが，耳慣れない言葉なので少し説明を補足する。上皮-間葉移行とは，分化した上皮細胞が未分化で多分化能を有する間葉系細胞に先祖返りする現象のことである。発生段階で重要となるが，病態生理では分化した正常組織が未分化で増殖能の高い癌細胞になるときなどに関係してくる。房室結節の発生では，原始心筒で房室接合部付近の房室管表面に存在する上皮細胞が，上皮-間葉移行によりいったん多分化能を有する間葉系組織へと先祖返りし，この間葉系組織が線維芽細胞へと分化して線維性組織ができる。これによって心房・心室間の中央部分に房室伝導が集約し，その他の心房-心室間は線維性組織で絶縁されるのである（図Ⅱ-16）。

> ●ポイント●
> 房室結節の発生　・房室管細胞のアポトーシス
> 　　　　　　　　・上皮-間葉移行による線維性組織形成

## 4. Kent 束発生の分子メカニズム

　Kent 束の発生は完全に理解されたわけではない。現在まで，少なくとも2つのシグナルの異常が副伝導路の発生をもたらすことが知られている。1つは AMP キナーゼγサブユニット（PRKAG2），もう1つは Tbx2 シグナルである。

### 1) PRKAG2 と WPW 症候群

　AMP キナーゼは，20世紀終わりに見つかった蛋白キナーゼである。細胞の代謝やエネルギー恒常性に強く関与している酵素であり，飢餓などによって細胞内 ATP の分解が進み AMP 濃度が上昇すると活性化されるストレス応答キナーゼである。定番どおり，触媒サブユニット（αサブユニット）と，触媒サブユニットの機能を抑制する調節サブユニット（βおよびγサブユニット）の複合体からなる。αサブユニットには $α_1$ と $α_2$，βサブユニットには $β_1$ と $β_2$，γサブユニットには $γ_1$ と $γ_2$，$γ_3$ がある。このうち心臓に豊富に発現する $γ_2$ サブユニットをコードする遺伝子 *PRKAG2* の変異による家族性 WPW 症候群が報告されている。

　Gollob ら[1]は家族性 WPW 症候群家系の遺伝子解析により，*PRKAG2* 変異を同定した。*PRKAG2* 変異は，下記の3つの特徴的表現型を示す。

① WPW 症候群
② 進行性の心筋伝導障害
③ グリコーゲン貯留を伴う心筋肥大

　その後，上記①～③を有する患者で AMP キナーゼ $γ_2$ サブユニットの変異が複数同定されている。

　エネルギー代謝に関わる酵素 PRKAG2 の異常が，副伝導路の生成に関与しているということは意外であった。飢餓状態になると AMPK が活性化され，グリコーゲンを分解してエネルギーとして利用する。ところが，*PRKAG2* 変異マウスから単離した心筋細胞では，AMPK 機能抑制によりグリコーゲン分解が起こらなくなり，グリコーゲン貯留に伴う心筋肥大が起こる（上記の③）。

　前述の房室管から房室結節ができるアポトーシスと上皮-間葉移行により線維組織形成が起きる過程で，実は正常でも生後数日は線維性組織のなかにアポトーシスしそこねた細胞の遺残による房室間の連絡路が観察される。この房室間連絡路の遺残は極めて細い組織なので，電気的興奮を伝播することはなく，また数日で消失し

て成体では存在しない。ところが，房室管の遺残細胞にグリコーゲンが貯蔵されると，細胞の電気容量が増加し，電気的な伝導性が維持される。また，グリコーゲンが貯蔵した房室管の遺残は，理由は不明であるが，成体となってもKent束として残るケースがあると考えられている。

## 2) Tbx2 シグナルと WPW 症候群

房室結節の発生において，形態学的には房室管のアポトーシスと房室管表面の上皮細胞の上皮－間葉移行による線維組織形成の2つが起こると説明した。これに加えて，遺伝子レベルで次の2つのイベントが起こる。

①房室結節型遺伝子の発現誘導
②固有心筋型遺伝子の発現抑制

発現誘導される房室結節型遺伝子としては，房室結節特異的に発現する遅い伝導に関わるコネキシン（*Cx30.2*），自動能に関係する過分極活性化陽イオンチャネル（*HCN4*）とT型$Ca^{2+}$チャネル（*CACNA1G*）などの蛋白をコードするものがある。Part I では，房室結節に発現するコネキシンはCx45と説明したが，最近さらにコンダクタンスの小さなCx30.2が房室結節に発現することが明らかとなった。遺伝子発現は転写因子によって調節されるが，上記の遺伝子はTbx5，Gata4と呼ばれる2つの転写因子の協調作用によって発現誘導される。一方，抑制される固有心筋型遺伝子には，速い伝導に関係するコネキシンの*Cx40*と*Cx43*，電位依存性$Na^+$チャネル遺伝子（*SCN5A*）がある。これらの遺伝子の発現は，転写因子Tbx2によって負に制御される。これらにより，房室結節は遅い伝導と自動能を獲得する（図II-17）。そこでTbx2のノックアウトマウスを作成すると，副伝導路が出現する[2]。すなわち，Tbx2シグナルが抑制されると固有心筋型遺伝子の抑制が起こらず，副伝導路が形成されるのである。

> ●ポイント●
> 房室結節形成に関わる遺伝現象
> ・房室結節型遺伝子発現……Tbx5とGata4により正に制御される
> ・固有心筋型遺伝子抑制……Tbx2により負に制御される

このようにKent束の発生に関わるシグナル伝達が2つ同定されたが，1,000人に1〜3人の頻度でみられるWPW症候群で，PRKAG2シグナルとTbx2シグナルがどの程度関わっているのか，これを標的とする治療方法があるのかは，今後明らかにしていかなくてはならない宿題である。

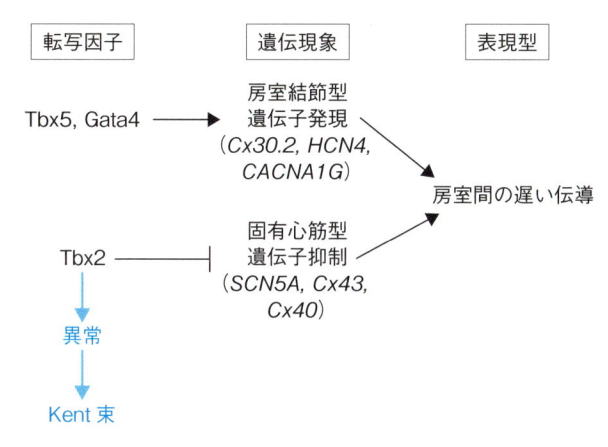

図Ⅱ-17 房室結節の発生における遺伝子調節

## 5. WPW症候群の治療

　WPW症候群のみでは基本的に治療対象とはならないが，房室回帰性頻拍（AVRT）や心房細動の合併がみられるときには治療対象となってくる．WPW症候群の治療は，Kent束を標的としたものと房室結節を標的としたものに分けられる．Kent束を標的とした治療では，カテーテルによるKent束の焼灼が広く行われている［➡非薬物療法に関してはPart Ⅱ-J-2「1) WPW症候群」参照］．

　薬物治療を考えるうえで，房室結節は刺激伝導系であり活動電位の立ち上がりがL型$Ca^{2+}$チャネルに依存していること，自律神経の豊富な支配を受けること，また，Kent束は固有心筋の特徴をもち，活動電位の立ち上がりが電位依存性$Na^+$チャネルに依存すること，がポイントとなる．したがって，房室結節を標的とする治療薬としては，カルシウム拮抗薬（Ⅳ群），ATPなどが用いられる．一方，Kent束を標的とする治療薬としては，$Na^+$チャネル遮断薬（Ⅰ群）が用いられる．実際的な話になると，AVRTは体表面心電図だけでは房室結節内の速伝導路と遅伝導路間のリエントリー（房室結節リエントリー性頻拍AVNRT）との区別がつきにくいので，どちらにも有効な房室結節を標的とした治療薬，すなわちカルシウム拮抗薬（Ⅳ群），ATPが第1に選択される．これが無効の場合はⅠ群薬が試される．

　心房細動を合併したWPW症候群では，電気的除細動あるいはカテーテルアブレーションが第1選択である．どうしても薬物による治療が必要な場合は，$Na^+$チャネル抑制作用の強いⅠc群薬が用いられる．

## 文　献

1. Gollob MH, Green MS, Tang AS-L, et al. Identification of a gene responsible for familiar Wolff-Parkinson-White syndrome. N Engl J Med 2001 ; 344 : 1823-31.
2. Aanhaanen WTJ, Boukens BJD, Sizarov A, et al. Defective Tbx2-dependent patterning of the atrioventricular canal myocardium causes accessory pathway formation in mice. J Clin Invest 2011 ; 121 : 534-44.

## C 心不全と不整脈

　心不全の死亡原因は大雑把にいうと，ポンプ不全死と不整脈死（突然死）がほぼ同じ割合（約50％ずつ）であり，軽症心不全（NYHA Ⅰ・Ⅱ）では不整脈死（突然死），重症心不全（NYHA Ⅲ・Ⅳ）ではポンプ不全死が主体を占める傾向にある（図Ⅱ-18）。

　このように心不全では，収縮・拡張機能の改善だけではなく，合併する致死的不整脈・突然死の理解と対策が重要課題となっている。心不全に伴う不整脈の発生機構は，細胞内カルシウムハンドリングが重要となる［→ Part Ⅰ-A「5. 不整脈と関連の深い細胞内カルシウムハンドリング」参照］。

### 1. 心不全の不整脈には細胞内カルシウム動態異常が関与している

　心不全下の不整脈発生には，細胞内のカルシウム動態が関係する。不全心では，筋小胞体のリアノジン受容体（RYR）から自発的な $Ca^{2+}$ 放出（カルシウムスパーク）が起こる。これが細胞膜の $Na^+/Ca^{2+}$ 交換系（NCX）を刺激して交換比3：1で $Na^+$ 取り込みと $Ca^{2+}$ 放出を行い，差し引き1分子のプラス電荷が細胞内に取り込まれることになる。また，$Ca^{2+}$ により活性化される内向き電流が存在する［→ Part Ⅰ-C-2の図Ⅰ-27参照］。これらのイオン機構によりもたらされる脱分極が総合

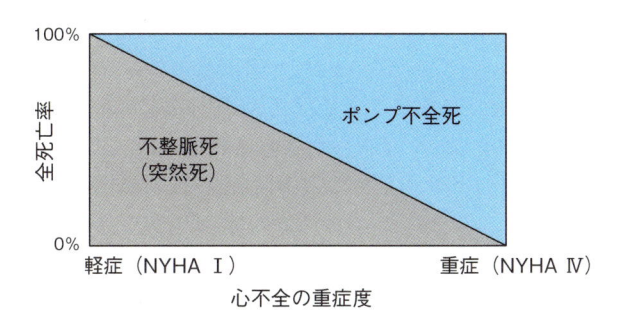

図Ⅱ-18　心不全における不整脈死（突然死）とポンプ不全死

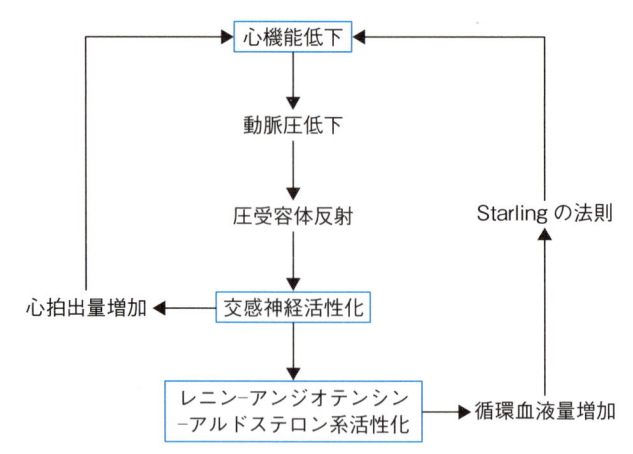

図Ⅱ-19 心不全時の神経体液性調節

されて遅延後脱分極（DAD）となり，電位依存性 $Na^+$ チャネルの閾値に達すると電気的興奮（＝期外収縮）が発生する．遅延後脱分極は主に心室期外収縮を発生させるが，不全心ではしばしば線維化などのリエントリー性不整脈の基盤が存在するので，心室頻拍や心室細動などの致死性不整脈のトリガーとなることがある．

それでは，なぜ心不全ではリアノジン受容体から自発的な $Ca^{2+}$ 放出が起こるのだろうか？ここでは，心機能低下を補うために働く様々な神経体液性調節を考える必要がある．なかでも重要となるのが，交感神経系と RAA 系 の2つである（図Ⅱ-19）．これらは心機能低下に伴い動脈圧が低下すると圧受容体反射により活性化される，本来は代償的で保護的な機構であるが，一方で自発的な $Ca^{2+}$ 放出の発生に関与する．

### 1) 交感神経刺激による自発的 $Ca^{2+}$ 放出

通常の心筋細胞の興奮収縮連関では，細胞膜の L 型 $Ca^{2+}$ チャネルを介して $Ca^{2+}$ が流入し RYR に結合することにより，RYR が開口し CICR が起こる［➡ Part Ⅱ-A-5 の図Ⅱ-9 左参照］．一方，心不全などで交感神経 β 受容体シグナルが刺激されると，PKA により RYR が過剰にリン酸化される．これにより，$Ca^{2+}$ の結合がなくてもチャネルが開口するようになり，自発的な $Ca^{2+}$ 放出が誘発される［➡図Ⅱ-9 右参照］．

### 2) Ang Ⅱによる自発的 $Ca^{2+}$ 放出

心不全時には血中 Ang Ⅱとアルドステロンのレベルが上昇する．これらは，Ang Ⅱにより血管収縮を刺激し，アルドステロンによる腎臓での $Na^+$・水分再吸

収を介して循環血液量を増加することにより，動脈圧低下を改善しようとする保護機構である。

Ang II により心筋細胞に存在する $AT_1$ 受容体が刺激されると，$IP_3$ 依存性に $Ca^{2+}$ が動員され，CaMK II が活性化される［➡ Part I-B-4 の図 I-24, 図 II-9 参照］。CaMK II にはもう 1 つの活性化経路があり，CaMK II のメチオニン残基が酸化修飾を受けることで，カルモジュリンが解離しても CaMK II の持続的な活性化が起こるようになる［➡図 II-9 参照］。どちらの機序によっても，CaMK II により RYR がリン酸化されると自発的な $Ca^{2+}$ 放出が刺激される。

●ポイント●
心不全での不整脈発生機序
・交感神経 β 受容体刺激
　　→ PKA 活性化
・$AT_1$ 受容体刺激
　　→ $IP_3$ → $Ca^{2+}$ 動員 → CaMK II 活性化
　　→ PKC → NOX 活性化 → ROS 産生 → CaMK II 持続的活性化
⇨ RYR リン酸化 → 自発的 $Ca^{2+}$ 放出 → 不整脈

以上の機序からわかるように，β 遮断薬，ACE 阻害薬，$AT_1$ 受容体拮抗薬（ARB）は心不全に合併する不整脈の予防にも，間接的にではあるが有利に働くものと考えられる。カルシウム動態の異常ということで，単純にカルシウム拮抗薬も有効ではと考えがちである。ところが，カルシウム動態異常の主体は筋小胞体の $Ca^{2+}$ 放出チャネルの RYR であるので，細胞膜の L 型 $Ca^{2+}$ チャネルを標的とするカルシウム拮抗薬は必ずしも有効とはならない。むしろ，収縮力を低下させてしまうので，心不全ではカルシウム拮抗薬は避ける傾向になる。

## 2. 心不全で選択される β 遮断薬はなぜカルベジロールなのか？

β 遮断薬は，筆者（古川）が医師国家試験を受けた 30 年前には心不全に対して禁忌とされていた。現在は方針が 180° 変わって，心不全治療の定番となっている。これほど使用方針が変わった薬物は少ないだろう。それにもかかわらず，わが国で心不全に対する保険適応が承認された β 遮断薬は，長い間（2011 年にビソプロロールが承認されるまで）カルベジロールのみだった。COMET 試験（Carvedilol or metoprolol European trial, 2003 年）をはじめ複数の試験でカルベジロールと他の β 遮断薬の間で心不全治療成績の比較が行われているが，いずれもカルベジロール

のほうが良好な成績が得られている。

なぜカルベジロールが心不全に特に有効なのだろうかと，長い間不思議に思っていた。カルベジロールは，β遮断薬遮断作用に加えて交感神経α受容体遮断作用と抗酸化作用をもつ。また，β遮断薬シグナルには，すでに説明したG蛋白を介する経路［➡ Part I-B「不整脈の理解に必要なシグナル伝達系」参照］に加えて，G蛋白を介さないβアレスチンと呼ばれる蛋白を介する「バイアスされたシグナル biased signal」経路がある。カルベジロールは，バイアスされたシグナルが強く表れるβ遮断薬の代表であるが，これらの作用では今のところ心不全に対するカルベジロールの優位性は説明できない。しかし，2011年になってZhouら[1)]により，その理由を説明すると思われる，胸のつかえが取れるような報告がなされた。

心不全では，前項で説明したように筋小胞体からの自発的な$Ca^{2+}$放出が起こり，これが致死的な不整脈の発生に関係する。これにはβ受容体シグナルとCaMK IIシグナルが関与しており，β遮断薬は前者のシグナルを特異的に抑制することで抗不整脈作用を示す。Zhouらはこれに加えて，カルベジロールが直接的にRYRに作用し，自発的$Ca^{2+}$放出を抑制する作用をもつことを示した（図II-20）。すなわち，カルベジロールは交感神経β受容体シグナルとCaMK IIシグナルに共通するダウンストリーム効果器であるRYRのレベルに直接作用するため，心不全に合併する致死的な不整脈を極めて有効に予防し，生命予後を向上させていたようである。

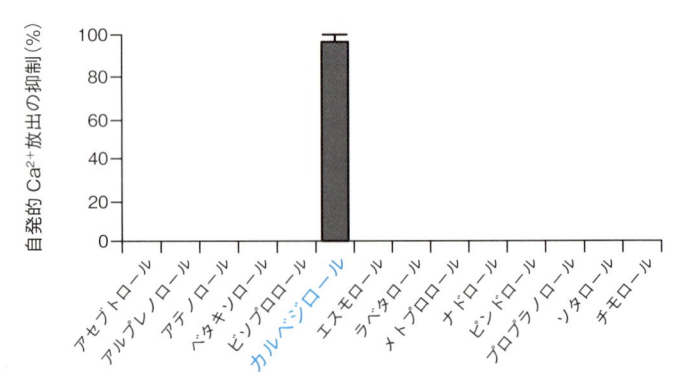

図II-20 β遮断薬と自発的$Ca^{2+}$放出の抑制。検討した14種類のβ遮断薬のうち，カルベジロールだけが自発的$Ca^{2+}$放出を抑制する。他のすべての薬剤は自発的$Ca^{2+}$放出をほとんど抑制できない。(Zhou Q, Xiao J, Jiang D, et al. Carvedilol and its new analogs suppress arrhyhmogenic store overload-induced $Ca^{2+}$ release. Nat Med 2011 ; 17 : 1003-9 より許可を得て改変)

●ポイント●
カルシウム動態に対するβ遮断薬の作用
・カルベジロール以外……PKAによるRYRリン酸化を抑制
・カルベジロール…………上記に加えて，RYRを直接抑制

## 3. なぜ心臓再同期療法が有効なのか？

　重症心不全（NYHA Ⅲ・Ⅳ）では，不整脈死ではなくポンプ不全死が主体となる[➡ Part Ⅱ-Cの図Ⅱ-18参照]。最近，このポンプ不全の治療にペースメーカーが使われるようになってきた[➡心不全関連の不整脈の非薬物療法についてはPart Ⅱ-J「4. 心不全を伴う不整脈へのアプローチ」，心臓再同期療法についてはJ「5. 心不全を伴う不整脈に対するデバイス治療法」参照]。

　重症心不全ではしばしば心室内伝導障害が合併し，心室中隔に比べて左室自由壁の収縮が遅れることがある。心室は高速道路にあたるPurkinje線維を介して心室全体がほぼ同時に収縮することで効率的な血液拍出を生み出している。したがって，左室自由壁の収縮が遅れるということは効率的な心拍出には極めて不都合であり，心不全病態を悪化させる。このようなケースでは，右室心尖部に加え冠静脈洞にペーシング電極を挿入して同時に電気刺激し，心室中隔と左室自由壁の収縮を同期させることで心機能が劇的に改善することがわかった。これは心臓再同期療法 cardiac re-synchronization therapy（CRT）と呼ばれているが，臨床経験をもとに開発された治療法で，その作用機序は後づけで研究されている。

　2011年にChakirら[2)]は，この作用機序にβ受容体シグナルが関与していることを明らかにした。心臓で重要となるβ受容体には$β_1$と$β_2$があり，$β_1$受容体はG蛋白のうちアデニル酸シクラーゼを活性化する$G_s$蛋白と共役し，$β_2$受容体は$G_s$蛋白とアデニル酸シクラーゼを抑制する$G_i$蛋白の両方に共役している[➡ Part Ⅰ-B「1. 交感神経β受容体」参照]。$β_2$受容体は，通常は$G_s$蛋白との共役が強く，交感神経刺激により収縮力増強作用を示す（図Ⅱ-21A）。ところが，心不全では$G_i$蛋白との共役が強くなり，交感神経が刺激されても心収縮力が抑制されてしまう（図Ⅱ-21B）。このような病態においてCRTを行うと再び$G_s$蛋白との共役が優位となり，心不全に対して効果を示すようになる（図Ⅱ-21A）。

●ポイント●
交感神経$β_2$受容体が共役するのは　　・同期心 → $G_s$優位
　　　　　　　　　　　　　　　　　　・非同期心 → $G_i$優位

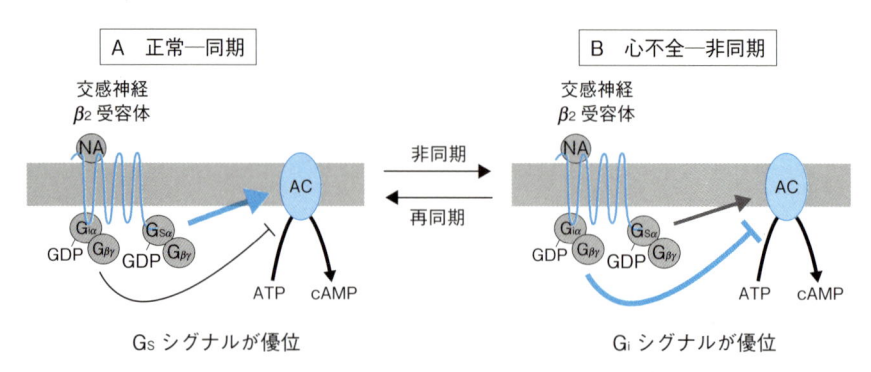

**図Ⅱ-21** CRTとβ₂受容体シグナル。A：β₂受容体はGs・Giいずれとも共役するが，同期した心室ではGsとの共役が優位である。B：非同期心室ではGiとの共役が優位となる。AC：アデニル酸シクラーゼ，NA：ノルアドレナリン。

## 文　献

1. Zhou Q, Xiao J, Jiang D, et al. Carvedilol and its new analogs suppress arrhyhmogenic store overload-induced $Ca^{2+}$ release. Nat Med 2011；17：1003-9.
2. Chakir K, Depry C, Dimmano VL, et al. Gα$_s$-biased β₂-adrenergic receptor signaling from restoring synchronous contraction in the failing heart. Sci Transl Med 2011；3：100ra88.

# D 心筋梗塞と不整脈

　急性心筋梗塞に伴う心室不整脈には重篤なものが多く，入院前の突然死の95％以上は心室細動によるといわれている。また，冠動脈閉塞に続く再灌流によってもさらに重篤な心室細動が起きることが知られており，虚血・再灌流に伴う不整脈が突然死に密接に関係することは周知の事実である。20世紀半ばころから，実験動物での冠動脈結紮およびその解除という方法で，虚血・再灌流に伴う重症心室不整脈の病態生理が精力的に研究されてきた。ここでは，これまでに解明されてきたその病態生理，そして心筋梗塞に伴う心室不整脈に対する最も妥当と思われる治療についても述べてみたい。

## 1. 心筋梗塞に伴う不整脈の発生機序はリエントリーか，自動能の異常か？

　急性冠動脈閉塞後には，細胞内から細胞外に$K^+$が急速に流出し，細胞外の$K^+$が蓄積して膜電位が浅くなる。実験的には，虚血心筋における細胞外$K^+$濃度は10 mM 以上に上昇することが知られている。その結果，膜電位が浅くなり，$Na^+$チャネルが部分的に不活性化する。また，虚血時にはかなり早い段階から細胞内$Ca^{2+}$濃度が増加しギャップ結合の伝導性が低下することも，虚血心筋部の伝導遅延につながる。このため伝導速度が低下して，リエントリー性不整脈が生じることになる。したがって，冠動脈閉塞後10分以内（Ⅰa相と呼ばれる）に観察される心室頻拍や心室細動はリエントリーによると考えられている[1]。

　その後，この心室不整脈は一時小康状態となり，15〜30分後に再び心室不整脈の発生頻度が上昇する。この2つ目のⅠb相と呼ばれる時期に生じる心室不整脈の原因は，早期後脱分極・遅延後脱分極に起因する triggered activity，浅い膜電位からの自動能，そして phase 2 リエントリー（近接する細胞の再分極時間の違いにより，脱分極時間が長いドームを形成する活動電位から，活動電位幅が短縮している部分に脱分極興奮が伝達し，再びその興奮が戻ってくるリエントリー。Brugada 症候群における心室不整脈の発症機序ともいわれる）と呼ばれるものを含むリエントリー機序によるとされている。すなわち，Ⅰb相は自動能による不整脈とリエントリーによるものが混在する時期である[1]。

このⅠa相およびⅠb相が終わると，しばらく不整脈が生じにくい状況となるが，さらに数時間後から再び心室不整脈の発生が認められ，24時間あたりをピークに3日間ほど継続する。この不整脈発生期をⅡ相と呼ぶ。この心室不整脈は，虚血部の大部分の心筋組織が壊死し電気的興奮伝導が消失するなかで，心内膜側で一部生き残ったPurkinje線維からの自動能が主体となって発生するものであり，リエントリーの機序も一部関与するといわれている[1]（図Ⅱ-22）。

## 2. 心筋梗塞に伴う不整脈の薬物治療の考え方

### 1) リドカイン投与

心筋梗塞に伴う心室不整脈の発生機序を念頭に，その薬物療法について考えてみよう。以前あるいは現在でも，心筋梗塞急性期に入院して心室不整脈が多発してい

---

#### メモ14：虚血時の細胞内から細胞外への$K^+$流出

虚血時の細胞内から細胞外への$K^+$流出は20世紀半ばからよく知られている。しかしながら，その機序は現在でも完全に理解されているわけではない。

当初は，虚血によって細胞内のATPが減少し，その結果$Na^+/K^+$ATPase（$Na^+/K^+$ポンプ）が抑制されて，細胞内$Na^+$の細胞外への排出や細胞外から細胞内への$K^+$の取り込みが障害され，細胞外間隙に$K^+$が蓄積すると説明されていた。しかしながら，細胞内から細胞外への$K^+$流出は冠動脈閉塞直後から嵐のように起きることが知られており，冠動脈閉塞から15分以上を経てから観察される$Na^+/K^+$ATPase抑制では十分説明できない。

もう1つの可能性は，ATP感受性$K^+$（$K_{ATP}$）チャネルの活性化による細胞外への$K^+$流出である。低酸素状態になると心筋細胞の活動電位持続時間（APD）が短縮するが，それはこの$K^+$チャネルの活性化によると考えられており，それが虚血後の細胞外への$K^+$流出に寄与するというものである。しかしながら，筆者（中谷）ら[2]が$K_{ATP}$チャネルポア成分遺伝子欠損マウスを用いて行った研究では，野生型マウスで観察された虚血心筋部の活動電位持続時間短縮反応は消失していたが，細胞外$K^+$蓄積度には変化が認められなかった。このことから，$K_{ATP}$チャネルの活性化は虚血時の活動電位持続時間短縮の主要因であるものの，細胞外への$K^+$流出の原因ではないことが明らかとなった。

現在最も有力な説明は，虚血時にはすぐに細胞内に乳酸などが蓄積して酸性化が起こるが，$H^+$が蓄積した分，$K^+$がいくつかの$K^+$チャネルを通じて細胞外に流出する，というものである。いずれにしても，虚血直後から細胞外に流出する$K^+$は虚血時の電気生理学的異常の出現に非常に重要である。

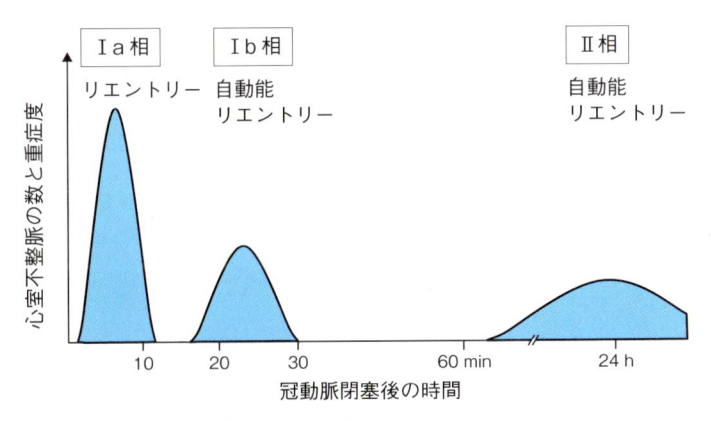

図II-22 心筋梗塞後の経過時間と心室不整脈

る患者にはリドカインの点滴静注が行われ，また教科書にもそのような記載がなされているかもしれない。これは正しいのだろうか？

　これはHarrisの2段結紮法という伝統的な方法で作成した実験的不整脈モデルから得られた結果に基づいているものと思われる。イヌなどの実験動物で開胸し冠動脈を1回で完全結紮すると，かなりの割合で心室細動が発生するので，薬物の効果判定が難しくなる。そこで，実験動物の冠動脈前下行枝を，1度目は不完全閉塞の状態とし，0.5～1時間後に完全結紮とする。その後閉胸して経過観察を行うと，数時間以降に心室不整脈の発生をみる。通常，冠動脈閉塞後24時間以降に様々な抗不整脈薬を投与してその薬効を評価することになるが，リドカインをはじめとするI群薬が高い有効性を示す[3]。このような冠動脈の2段結紮により生じる心室不整脈はおそらく上記のII相に相当する不整脈であり，生き残ったPurkinje線維からの自動能が心室全体に伝搬することがリドカインによって抑制され，結果的に不整脈抑制作用が観察されるものと思われる。

　しかし，これが急性心筋梗塞発症直後となると話は違ってくる。すでに述べたように，急性心筋梗塞直後には細胞外$K^+$濃度が上昇し，膜電位が浅くなり，$Na^+$チャネルは部分的に不活性化している。そこにリドカインなどのI群薬が投与されると，虚血心筋部の伝導遅延がさらに増強し，リエントリー性不整脈が起きやすくなる。実際，実験動物においてリドカインを前処置して冠動脈閉塞を行うと，より早い時期に心室細動が発生する。逆に，ベラパミルやジルチアゼムといった$Ca^{2+}$チャネル遮断薬で前処置すると，冠動脈閉塞後の心室細動の発生が遅れる[4]。これは，虚血心筋細胞の細胞内$Ca^{2+}$過負荷が軽減され，ギャップ結合を介する興奮伝導障害が改善したものと考えられる[5]。

　臨床現場では今でも，心筋梗塞急性期において心室不整脈の発生が認められたときにリドカインの点滴静注を行っている医療施設も多いと思われる。しかしながら，

上記の研究結果はリドカインの投与が決して患者に益をもたらさないことを意味している。

### 2) Ⅲ群抗不整脈薬の使用

上記の理由から，少なくとも心筋梗塞発症直後の心室不整脈の治療にはリドカインは使用すべきではなく，心室頻拍や心室細動が起きるのであれば，むしろⅢ群薬のニフェカラントやアミオダロンを投与すべきであろう。このことは，北米におけるALIVE[6]という臨床研究ですでに証明されている。この研究は，院外で除細動抵抗性の心室細動を発症した患者に対し，抗不整脈薬としてアミオダロンあるいはリドカインを投与してその後の回復や生存率を比較したところ，明らかにアミオダロンがリドカインに勝っていたというものである。

日本では，心筋梗塞急性期に静脈内投与で用いることのできる抗不整脈薬として，アミオダロンとニフェカラントの2つがある。これらをどのように使い分けるべきだろうか？ ニフェカラントは純粋な$K^+$チャネル遮断薬（hERGチャネル遮断薬，$I_{Kr}$抑制薬）である[7]。この薬物は$Na^+$チャネルや$Ca^{2+}$チャネル遮断効果をもたないので，除細動閾値を低下させ電気的除細動を行いやすくする[8]。一方で，$I_{Kr}$を抑制してQTを過度に延長させ，torsades de pointesの誘発に至ることもあるので，十分に注意を払う必要がある。

アミオダロンはニフェカラントに比べてQT延長の危険性が少ないが，$Na^+$チャネルや$Ca^{2+}$チャネルに対する遮断効果をもつので，心機能にも若干影響を与えることを念頭に置かなければならない。$Na^+$チャネルを抑制するが$K^+$チャネルも抑制するので，結果的に除細動閾値には影響を与えない。アミオダロンはまた，ニフェカラントとは異なり，HCN（過分極誘発サイクリックヌクレオチド調節）チャネルすなわちペースメーカー電流$I_f$に対しても抑制作用を示す[9]。このためPurkinje線維の第4相緩徐脱分極による自動能に対する抑制作用を期待できるが，洞房結節自動能も抑制するため洞徐脈や洞停止の発生に注意を払わなければならない。

もう1つ考慮しなければならない点として，急性期を乗り越えてⅢ群薬による慢性治療を行う必要がある場合は，ニフェカラントには経口薬がないので（類似薬物としてd,l-ソタロールはあるが），アミオダロンが第1選択となることを念頭に置く必要がある。

## 3. 再灌流不整脈の病態生理とそれに対する対応

### 1) 再灌流でなぜ不整脈が生じるのか？

冠動脈閉塞後に再灌流を行うと，心室頻拍および心室細動といった極めて重篤な心室不整脈が起きることがある。異型狭心症など一時的冠動脈攣縮の再開通後や

PCI後に認められる不整脈も，この再灌流不整脈と考えられている．原因は十分に解明されていないが，次のようないくつかの機序が関与するとされている．

① 再灌流によって虚血時に心筋細胞外に蓄積した$K^+$やリゾリン脂質などが再び血流で洗い流されることになるが，そのウォッシュアウトが不均一になされるため，電気生理学的不均一性が生じてリエントリー性不整脈が起きやすい状況となる．

② 再灌流に伴う再酸素化により活性酸素種が生成され，それによってイオンチャネルの機能異常や細胞内$Ca^{2+}$過負荷が生じ，異常自動能やリエントリー性不整脈が起きる．

③ 虚血時には細胞内に$H^+$が蓄積するが，再灌流時には生理的なpHの血液が流れ込むので，細胞外は正常に近い$H^+$濃度となる．その結果，細胞膜の$Na^+/H^+$交換系を介して細胞内に$Na^+$が蓄積し，さらに細胞膜$Na^+/Ca^{2+}$交換系を介して細胞内$Ca^{2+}$過負荷を起こすため，遅延後脱分極などの異常自動能やギャップ結合の機能障害による伝導遅延に基づくリエントリー性不整脈を生じる素地ができる．

これらの再灌流不整脈に関与する可能性があるいくつかの要因について，もう少し詳しく解説したい．

虚血時には冠動脈自身も障害を受け，それを取り囲む心筋組織の障害の程度も決して均一ではない．したがって，血栓や攣縮による閉塞が解除されて血流が再開した際には，虚血時に細胞外に蓄積した$K^+$や$H^+$のウォッシュアウトが不均一となり，その結果，再灌流された心筋組織の伝導速度や不応期といった電気生理学的特性も不均一になって，リエントリー性不整脈が極めて起きやすい状況となる．また，虚血時には虚血代謝産物が心筋細胞内外に蓄積して高浸透圧状態となっているが，再灌流時に正常浸透圧の動脈血が虚血部に流れ込むと細胞外間隙の浸透圧のみが最初に正常化するため，心筋細胞が膨化する可能性がある．心筋細胞の膨化によって活性化する$Cl^-$電流[10]や，細胞膜伸展によって活性化する陽イオンチャネル[11]の存在も指摘されており，これらが静止膜電位の減少や異常自動能の発生に関与している可能性もあるが，再灌流不整脈への寄与の程度は不明である．さらに，虚血時にはリゾホスファチジルコリンなどのリン脂質が虚血部に蓄積すると，電気生理学的異常をきたすが[12]，再灌流時にはそれらのウォッシュアウトも不均一となり，不整脈の原因になる可能性がある．

酸素化した血液が再灌流時に虚血部に流入すると活性酸素種が生成され，脂質などの過酸化も起きて，電気生理学的異常が引き起こされる可能性がある[13,14]．この変化の基盤には，酸化ストレスによる内向き整流性$K^+$チャネル（$I_{K1}$）の機能低下が関与すると思われる[15]．

もう1つの機序は，細胞内酸性化に伴って細胞膜の$Na^+/H^+$交換系および$Na^+/$

$Ca^{2+}$交換系を介して細胞内 $Ca^{2+}$ 過負荷をきたし，最終的には不整脈発生につながるものである．実験的には $Na^+/H^+$ 交換抑制薬によって再灌流不整脈が抑制されたことが報告されている[16,17]．しかしながら，不安定狭心症，PCI やバイパス手術が必要な虚血性心疾患に対して $Na^+/H^+$ 交換抑制薬のカリポリド（わが国では未承認）を投与し，予後をプラセボと比較したが，冠動脈バイパス手術を施した患者群以外では有意な改善効果を示さなかったという臨床研究[18]の結果が発表され，臨床的に $Na^+/H^+$ 交換抑制薬が使用される状況には至っていない．

## 2）再灌流不整脈にどう対応するか？

それでは，どうすれば再灌流不整脈を防ぐことができるだろうか？ その予防には心筋保護作用をもつ $K^+$ チャネル開口薬や $Ca^{2+}$ チャネル拮抗薬を投与しておくしかないと思われるが，院内で起きた再灌流不整脈は除細動や虚血性不整脈と同様の対応で治療することができる．PCI で冠動脈の再開通を図ったときに発生する心室不整脈に対しては，冠動脈再開通時に短時間の冠動脈閉塞を行い，いわゆる post-conditioning 効果によって心室不整脈を軽減させることも 1 つの方法と考えられる[19]．

## 文 献

1. Di Diego JM, Antzelevitch C. Ischemic ventricular arrhythmias : experimental models and their clinical relevance. Heart Rhythm 2011 ; 8 : 1963-8.
2. Saito T, Sato T, Nakaya H, et al. Role of ATP-sensitive $K^+$ channels in electrophysiological alterations during myocardial ischemia : a study using Kir6.2-null mice. Am J Physiol 2005 ; 288 : H352-7.
3. Hashimoto K. Arrhythmia models for drug research : classification of antiarrhythmic drugs. J Pharmacol Sci 2007 ; 103 : 333-46.
4. Nakaya H, Hattori Y, Kanno M. Effects of calcium antagonists and lidocaine on conduction delay induced by acute myocardial ischemia in dogs. Jpn J Pharmacol 1980 ; 30 : 587-97.
5. Hiramatsu Y, Buchanan JW Jr, Knisley SB, et al. Influence of rate-dependent cellular uncoupling on conduction change during simulated ischemia in guinea pig papillary muscles : effect of verapamil. Circ Res 1989 ; 65 : 95-102.
6. Dorian P, Cass D, Schwartz B, et al. Amiodarone as compared with lidocaine for shock-resistant ventricular fibrillation. N Engl J Med 2002 ; 346 : 884-90.
7. Nakaya H, Tohse N, Takeda Y, et al. Effects of MS-551, a new class III antiarrhythmic drug, on action potential and membrane currents in rabbit myocytes. Br J Pharmacol 1993 ; 109 : 157-63.
8. Murakawa Y, Yamashita T, Kanese Y, et al. Can a class III antiarrhythmic drug improve electrical defibrillation efficacy during ventricular fibrillation? J Am Coll Cardiol 1997 ; 29 : 688-92.
9. Tamura A, Ogura T, Uemura H, et al. Effects of antiarrhythmic drugs on the hyper-

polarization-activated cyclic nucleotide-gated channel current. J Pharmacol Sci 2009 ; 110 : 150-9.
10. Duan D, Hume JR, Nattel S. Evidence that outwardly rectifying Cl⁻ channels underlie volume-regulated Cl⁻ currents in heart. Circ Res 1997 ; 80 : 103-13.
11. Bustamante JO, Ruknudin A, Sachs F. Sretch-activated channels in heart cells : relevance to cardiac hypertrophy. J Cardiovasc Pharmacol 1991 ; 17 Suppl 2 : S110-3.
12. Corr PB, Snyder DW, Cain ME, et al. Electrophysiological effects of amphiphiles on canine Purkinje fibers : implication for dysrhythmia secondary to ischemia. Circ Res 1981 ; 49 : 354-63.
13. Nakaya H, Tohse N, Kanno M. Electrophysiological derangements induced by lipid peroxidation in cardiac tissue. Am J Physiol 1987 ; 253 : H1089-97.
14. Pallandi RT, Perry MA, Campbell TJ. Proarrhythmic effects of an oxygen-derived free radical generating system on action potentials recorded from guinea pig ventricular myocardium : a possible cause of reperfusion-induced arrhythmias. Circ Res 1987 ; 61 : 50-4.
15. Nakaya H, Takeda Y, Tohse N, et al. Mechanism of the membrane depolarization induced by oxidative stress in guinea-pig ventricular cells. J Mol Cell Cardiol 1992 ; 24 : 525-34.
16. Aye NN, Xue YX, Hashimoto K. Antiarrhythmic effects of cariporide, a novel $Na^+-H^+$ exchange inhibitor, on reperfusion ventricular arrhythmias in rat hearts. Eur J Pharmacol 1997 ; 339 : 121-7.
17. Ayoub IM, Kolarova J, Yi Z, et al. Sodium-hydrogen exchange inhibition during ventricular fibrillation : beneficial effects on ischemic contracture, action potential duration, reperfusion arrhythmias, myocardial function, and resuscitability. Circulation 2003 ; 107 : 1804-9.
18. Théroux P, Chaitman BR, Danchin N, et al. Inhibition of the sodium-hydrogen exchanger with cariporide to prevent myocardial infarction in high-risk ischemic situations : main results of GUARDIAN trial. Circulation 2000 ; 102 : 3032-8.
19. Kloner RA, Dow J, Bhandari A. Postconditioning markedly attenuates ventricular arrhythmias after ishenia-reperfusion. J Cardiovasc Pharmacol Ther 2006 ; 11 : 55-63.

# E Brugada 症候群

　ここまでは基礎心疾患がある患者でみられる比較的頻度の高い不整脈について説明してきたが，それ以外に基礎心疾患がないのに生じる比較的稀な不整脈がある。基礎心疾患なしに発生する不整脈の特徴は，心臓のど真ん中からは発生することはなく，電気生理学的性質の異なる心筋細胞同士が接する場所から起こることが多いということである。地震がプレートとプレートがぶつかるところから発生しやすいのと似ている。これらのなかで心室細動をきたすものを特発性心室細動 *idiopathic ventricular fibrillation*（IVF）と呼ぶ。突然死の原因となることから，心房細動とともに注目度が高く，現在最も多くの研究が行われている領域である。そのような不整脈には，
　① Brugada 症候群
　② QT 延長症候群
　③ カテコラミン誘発性多形性心室頻拍
　④ 不整脈源性右室心筋症
　⑤ Purkinje 不整脈
などがある。

＊　　　＊　　　＊

　最初に，右側胸部誘導（$V_1 \sim V_3$）で特徴的な心電図を呈する Brugada 症候群（BrS）について解説する。
　特発性心室細動のなかで，1992年にスペインの Brugada 兄弟により右側胸部誘導で右脚ブロック様波形（rSR′パターン）と coved 型あるいは saddle-back 型の ST 上昇の心電図を呈する疾患群として報告されたことから，このように呼ばれている[1]（図Ⅱ-23）。
　coved 型をタイプ 1，saddle-back 型をタイプ 2 と呼び，最近ではタイプ 1 だけが突然死と有意に関連するとの考えが主流となっている。青年〜壮年の男性に多く，睡眠中の突然死が多いことから，従来「ポックリ病」と呼ばれていたものも Brugada 症候群に相当すると考えられている。
　多くの症例で常染色体優性遺伝形式をとる。2012 年時点で 7 つの原因遺伝子（*SCN5A*，*GPD1L*，*CACNA1C*，*CACNB2*，*SCN1B*，*KCNE3*，*SCN3B*）が同定

coved 型（1 型）

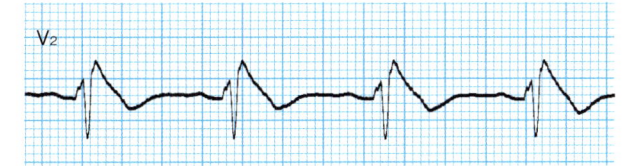

saddle-back 型（2 型）

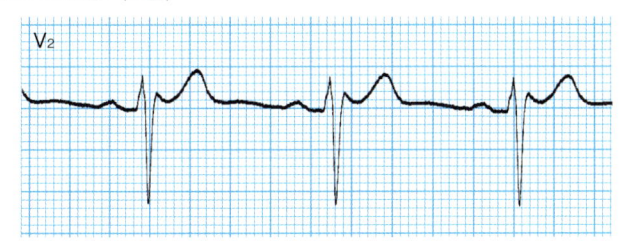

図Ⅱ-23　Brugada 症候群：coved 型と saddle-back 型の ST 上昇

表Ⅱ-2　Brugada 症候群の遺伝子変異

| 分類 | 遺伝子 | 蛋白 |
| --- | --- | --- |
| BrS1 | *SCN5A* | 電位依存性 $Na^+$ チャネル α サブユニット |
| BrS2 | *GPD1L* | 電位依存性 $Na^+$ チャネル調節因子 |
| BrS3 | *CACNA1C* | L 型 $Ca^{2+}$ チャネル α サブユニット |
| BrS4 | *CACNB2* | L 型 $Ca^{2+}$ チャネル β サブユニット |
| BrS5 | *SCN1B* | 電位依存性 $Na^+$ チャネル β サブユニット |
| BrS6 | *KCNE3* | 一過性外向き $K^+$ チャネル β サブユニット |
| BrS7 | *SCN3B* | 電位依存性 $Na^+$ チャネル β サブユニット |

（2012 年 5 月時点）

されているが（表Ⅱ-2），遺伝子異常が見つかる例は 30％ 程度にすぎない。

# 1. Brugada 症候群の理解に欠かせない「再分極の心筋壁内勾配」

　Brugada 症候群の病態を理解するためには，その前に心室筋壁内の再分極と $K^+$ チャネルの勾配を理解する必要がある。

## ■ 心室壁の再分極は心内膜/心外膜のどちらから始まるか？

　心室筋細胞では心内膜面に Purkinje 線維のネットワークが張り巡らされており，そこで刺激伝導系から固有心筋へと電気信号の伝達が行われる。したがって，脱分

極は心内膜側から始まり心外膜へと伝播する。興奮が起こる領域の心外膜面の心電図電極に向かって脱分極が近づくことになるので、QRS 波は陽性に振れる。

それでは再分極は心内膜側、心外膜側のどちらから始まるのだろう？ 仮に再分極も心内膜側から始まるとすると、心電図の端子に向かって再分極が近づき電気ベクトルの向きは遠ざかる方向となるので、T 波は陰性に振れることになる (図 II-24 左)。一方、再分極が心外膜側から始まるとすると、心電図の端子から再分極が遠ざかり電気ベクトルの向きは近づく方向となるので、T 波は陽性に振れることになる (図 II-23 右)。このどちらが正しいのだろう？

ちょっと見方を変えて、心機能の面から考えてみよう。もし再分極 (＝弛緩) が心内膜側から始まると、図 II-25 左のように心内膜は広がろうとするのに、心外膜はまだ収縮していて邪魔をすることになる。逆に、心外膜側から再分極 (＝弛緩) が始まると、邪魔するものがないので心外膜側は自由に広がることができる (図 II-25 右)。どちらが効率的かは一目瞭然で、心外膜側から再分極が起こったほうが効率的である。生命体に備わった機能というのはたいしたもので、ちゃんと心外膜側から再分極するようにできている。したがって直上の心電図誘導で見ると、QRS 波は陽性、T 波も陽性となる。つまり、心電図では QRS 波と T 波の極性は同じ方向を向くのが原則である (原則には例外がつきもので、$V_1$〜$V_3$ は QRS 波と T 波が逆の極性をとる)。

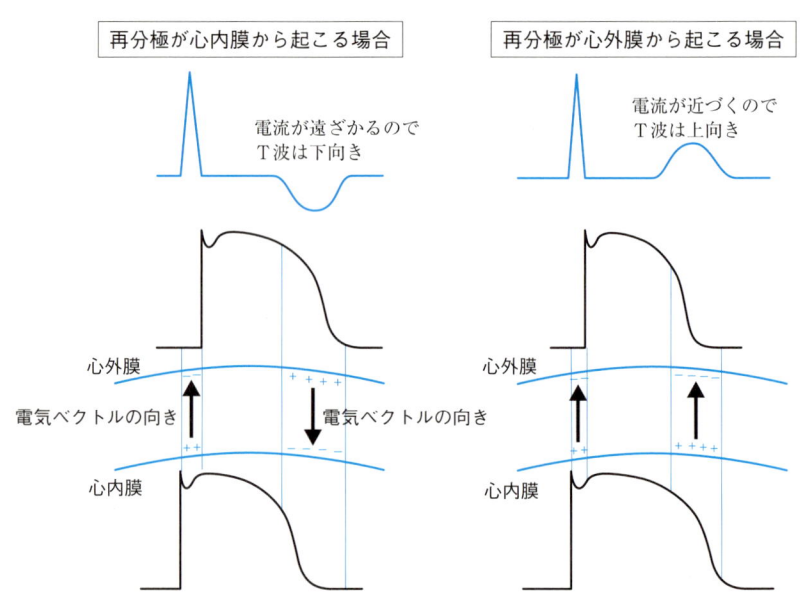

図 II-24 再分極の方向と T 波の極性

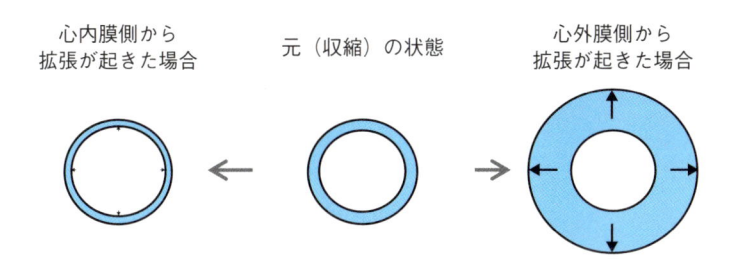

図Ⅱ-25 心臓の拡張。収縮した状態（中）から，心内膜側から拡張が起きた場合（左）と，心外膜側から拡張が起きた場合（右）。(古川哲史．目からウロコの心電図．ライフメディコム，東京，2012 より許可を得て転載)

### メモ 15：M 細胞

最近，心室筋壁の中間に活動電位持続時間の極端に長い細胞群が存在することが明らかになり，mid-myocardium の頭文字をとって「M 細胞」と呼ばれている[2]（図Ⅱ-26）。再分極を担うイオンチャネルのうち緩徐活性化遅延整流性 $K^+$ チャネルの密度が極端に低いため，活動電位持続時間が長い。いまだに議論はあるものの，活動電位持続時間の短い心外膜側と M 細胞の間の再分極の不均一性が不整脈発現に強く関わっていることが示唆されている。本書では単純化するために M 細胞にはあえて触れていないが，臨床家の方々にも M 細胞の名前と概念は知っておいていただきたい。

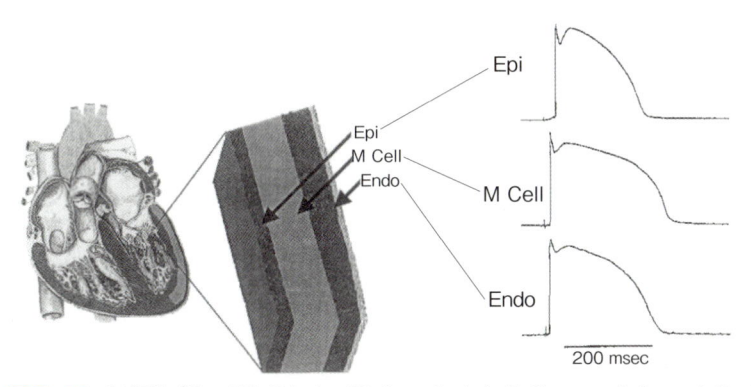

図Ⅱ-26 M 細胞（Yan GX, Shimizu W, Antzelevitch C. Characteristics and distribution of M cells in arterially perfused canine left ventricular wedge preparations. Circulation 1998 ; 98 : 1921-7 より許可を得て改変）

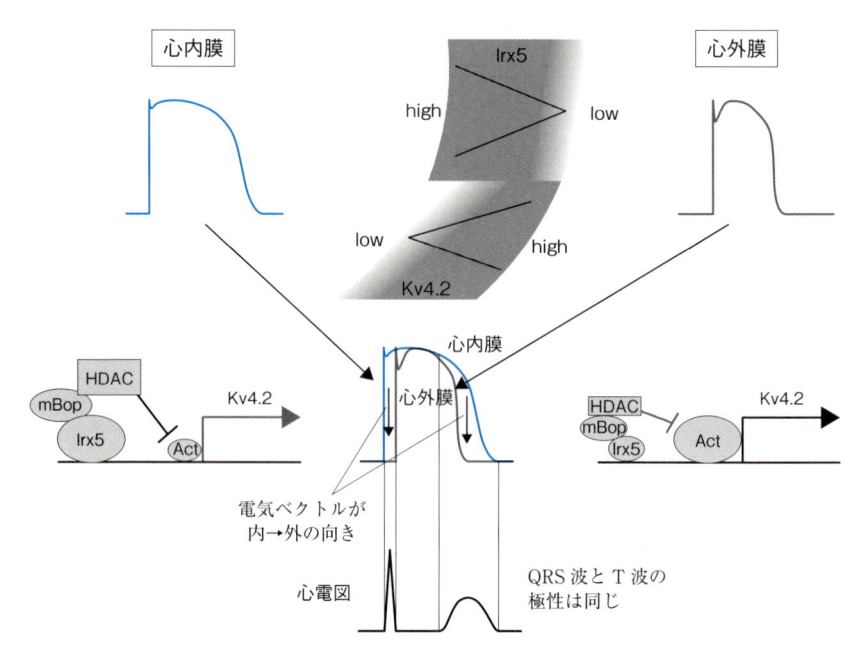

**図Ⅱ-27** 心筋壁のK$^+$チャネルの密度勾配。心筋壁内では，K$^+$チャネル抑制に働く転写因子 Irx5 は心内膜＞心外膜，K$^+$チャネル Kv4.2 は心外膜＞心内膜の密度勾配で発現し，その結果，心外膜から拡張が起きるので QRS 波と T 波は同じ極性となる。Irx5 はアダプター蛋白 mBop を介してヒストン脱アセチル化酵素（HDAC）を動員するので，Kv4.2 のプロモーター領域で脱アセチル化を促進し転写抑制的に働く。Act：アセチル化。

## ■ 再分極が心外膜から起こる理由

　それでは再分極が心外膜側から始まるのはなぜだろう？　それは，心外膜側で K$^+$ チャネル密度が高く，心外膜側の活動電位持続時間が短いためである。筆者（古川）[3)] はパッチクランプ法を用いて，心外膜側で一過性外向き電流 I$_{to}$ の密度が高いことをはじめて報告した。この分子メカニズムはその後 10 年以上たってから，転写調節因子 Irx5 のノックアウトマウスを用いて明らかにされた[4)]。

　I$_{to}$ チャネルは，α サブユニットの Kv4.2 の同種四量体あるいは Kv4.2/Kv4.3 の異種四量体に β サブユニット KChIP2 が結合する異種複合体からなる［→ Part Ⅰ-A-1 の表Ⅰ-2 参照］。このうち Kv4.2 は，心外膜側で発現が大，心内膜側で発現が小の心室筋壁内勾配を示す。Irx5 は Kv4.2 を負に調節する転写因子であり，Kv4.2 とは逆に心内膜側で発現が大，心外膜側で発現が小の心室筋壁内勾配を示す（図Ⅱ-27）。Irx5 のノックアウトマウスでは，Kv4.2 の心室筋壁内勾配が消失することから，Irx5 が Kv4.2 の発現を負に制御し，これが Kv4.2 の心筋壁内の勾配をつくり出していることがわかった。

●ポイント●
心室壁の電気的勾配
・活動電位持続時間　　　　　　　　　　　　　　　　心内膜＞心外膜
・一過性外向き $K^+$ チャネル密度　　　　　　　　　　心内膜＜心外膜
・一過性外向き $K^+$ チャネル α サブユニット Kv4.2 発現　心内膜＜心外膜
・一過性外向き $K^+$ チャネル抑制性転写調節因子 Irx5　　心内膜＞心外膜

## 2. coved 型・saddle-back 型 ST 上昇のイオン機序

　coved 型の ST 上昇については，Antzelevitch 先生，国立循環器病研究センターの清水渉先生ら[5)]により心外膜側と心内膜側の活動電位第1相（早期再分極相）の膜電位の違いによって説明されている。第1相は $I_{to}$ により形成される一過性の再分極相で，$I_{Na}$ による脱分極（第0相）と $I_{CaL}$ による脱分極（第2相）に挟まれて存在する［➡ Part Ⅰ-A「3. 心室筋の活動電位」参照］。心外膜側では，$I_{to}$ の電流値が大きいので活動電位第1相の早期再分極相が大きい。これをスパイク-ノッチ-ドーム *spike-notch-dome* パターンと呼ぶことがある（図Ⅱ-28）。

　Brugada 症候群で同定されている7つの原因遺伝子（表Ⅱ-2）は，第1相およびその前後の脱分極相をつくるイオンチャネルに関係する。4つ（*SCN5A*，*GPD1L*，*SCN1B*，*SCN3B*）が電位依存性 $Na^+$ チャネルあるいはその調節因子，2つ（*CACN1C*，*CACNB2*）がL型 $Ca^{2+}$ チャネル，1つが一過性外向き $K^+$ チャネル β サブユニット（*KCNE3*）である。これらにより，電位依存性 $Na^+$ チャネルまたはL型 $Ca^{2+}$ チャネルの活性が減少，あるいは一過性外向き $K^+$ チャネルの活性が増大するため，$I_{to}$ 密度の大きい心外膜側で第1相のノッチがさらに大きくなり，心内膜側でプラス，心外膜側ではマイナスの電位差が生じて電気ベクトルが心内膜側から心外膜側に向くため，J点（QRS 波と ST 部分の接点）が上昇する（図Ⅱ-28）。この心内膜-心外膜の電位の違いによって phase 2 リエントリーが起きて不整脈が生じる。

　ここまでは多くのテキストにも書かれており，講演会でもたびたび説明されるので聞いたことがある読者も多いと思うが，盲点は coved 型 ST 上昇で T 波が陰転するメカニズムである。電位依存性 $K^+$ チャネルには，第1相（早期再分極相）に流れる $I_{to}$ と第3相（後期再分極相）に流れる $I_K$ がある［➡ Part Ⅰ-A-3 の図Ⅰ-10 参照］。後者の $I_K$ の活性化の程度を決めるのは活動電位初期，特に第1相の膜電位である。$I_{to}$ が大きく第1相の膜電位がマイナスになると，活性化される $I_K$ は小さくなる。逆に $I_{to}$ が小さく第1相の膜電位がプラスになると，活性化される $I_K$ は大きくなる。すなわち，$I_{to}$ の大きさと $I_K$ の大きさは逆相関するのである（「$I_{to}$ と $I_K$ のシーソー現象」と覚えるとよい：図Ⅱ-28）。したがって，Brugada 症候群で心外膜

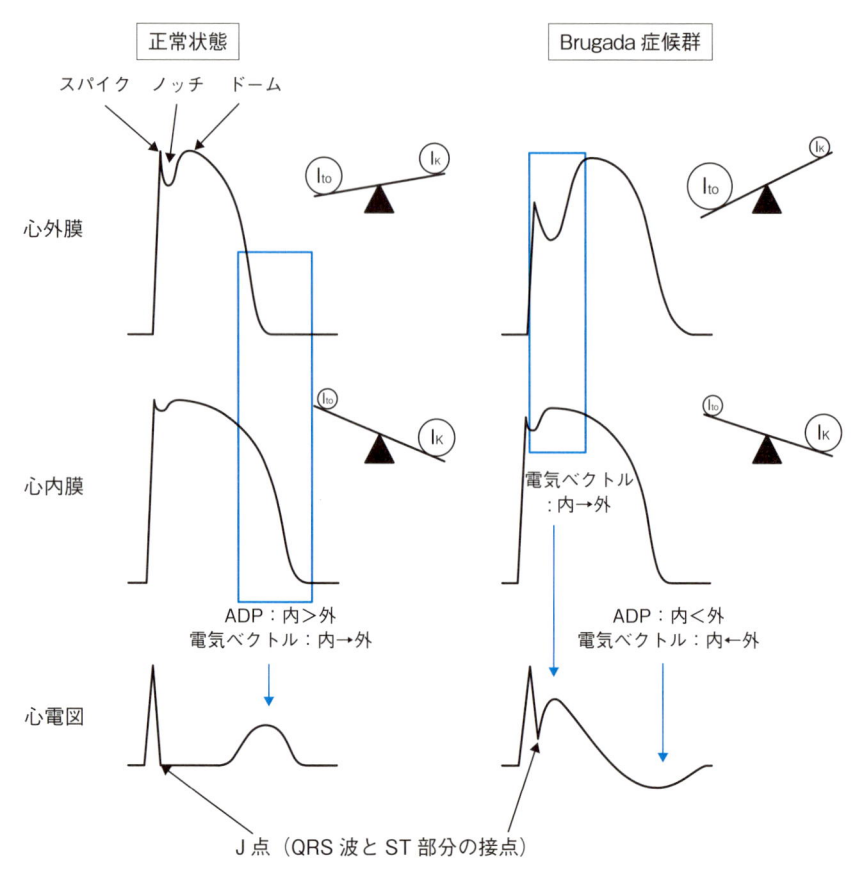

**図Ⅱ-28 Brugada症候群のcoved型ST上昇のイオン動態。**Brugada症候群では，$I_{Na}$と$I_{CaL}$の減少，あるいは$I_{to}$の増大で心外膜のノッチが大きくなり，活動電位第1相において心内膜-心外膜に大きな電位差が生じるためにcoved型のST上昇が起こる。また，心外膜側で「$I_{to}$と$I_K$のシーソー現象」により$I_{to}$増大が$I_K$減少を引き起こすので，活動電位持続時間が長くなり，T波終末部が陰性となる。

のノッチが大きくなると$I_K$が小さくなり，活動電位持続時間が長くなる。つまり，心外膜の再分極が遅れて心内膜側から始まるようになり，T波が陰転してcoved型となる。

　活動電位第1相のノッチの大きさが中等度だと，J点の上昇は中等度となる。この場合，「$I_{to}$と$I_K$のシーソー現象」による$I_K$減少も中等度となるので，再分極は正常と同様に心外膜から起こることになり，T波は陽性のままとなる。すなわち，T波が陰転するかしないかは，活動電位第1相（早期再分極相）の心内膜-心外膜の電位差の目安となる。T波が陰転しているcoved型（タイプ1）では，活動電位第1相の電位の内外差が大きく重症，T波が陰転していないsaddle-back型（タイプ2）

では電位の内外差が小さく軽症，という考え方をする。

> ●ポイント●
> coved 型 ST 上昇のイオン機序……活動電位第 1 相：心外膜＞心内膜
> ・活動電位第 0 相の $I_{Na}$ 減少
> ・活動電位第 1 相の $I_{to}$ 増大
> ・活動電位第 2 相の $I_{CaL}$ 減少
> の影響が，$I_{to}$ が大きい心外膜で強く出るため

## 3. なぜ Brugada 症候群の VT/VF ストームにイソプロテレノールが有効なのか？

　Brugada 症候群でしばしばみられる VT/VF ストーム（VT/VF が嵐のように短時間に繰り返し起こる事象）には，β受容体刺激薬のイソプロテレノールが有効である。読者もよくご存じのように，通常の電気生理検査では不整脈を誘発するためにイソプロテレノールを投与するのだが，Brugada 症候群でイソプロテレノールが抗不整脈に働くことは意外だった。もちろん何らかの根拠・勝算があってのこと

> **メモ 16：Brugada 症候群の ST 上昇は 1 肋間上で顕著**
>
> 　Brugada 症候群の ST 上昇は右室流出路の電気生理学的変化が原因なので，$V_1$，$V_2$ 誘導を通常よりも 1 肋間上の第 3 肋間に置くと顕著になることがある。
> 　これに関連して忘れられない記憶がある。筆者（古川）の研修医時代はナンバー内科の時代で，入局した内科も循環器・呼吸器・消化器・腎臓内科の寄せ集めだった。ある日，循環器病棟に入院中の患者が胸痛を訴え，当直だった卒後 20 年目くらいの消化器のリーダーが呼ばれた。夜中なので当直医自ら心電図をとると $V_1$，$V_2$ で ST が上昇しており「心筋梗塞か？」ということで，初期研修医ながら循環器を回っていた筆者が呼ばれることとなった。病棟に駆けつけると，心電図の端子が第 3 肋間についているではないか……正しい位置で心電図をとり直すと正常だったが，今なら Brugada 症候群を疑うところである。
> 　これには続編がある。翌朝また同じ患者さんが胸痛を訴え，朝早く来ていた消化器の後期研修医が心電図をとることになった。普段よりも 1 肋間上に心電図端子の跡が残っていたので迷わずそこに心電図の電極をつけ，また「心筋梗塞か？」と騒ぎになった。そこに到着した件の当直医が一言，「心電図のとり方も知らんのか！」。青二才の初期研修医だった筆者は，医局の上下関係の厳しさ（理不尽さ？）を目の当たりにする思いだった。

と思うが，Brugada症候群の患者に対して最初にイソプロテレノールを使った医師の勇気・決断力に敬服する．それでは，Brugada症候群にイソプロテレノールが有効なのはなぜだろうか？Brugada症候群では，前述のように$I_{Na}$と$I_{CaL}$の減少，$I_{to}$の増大が病態発現の原因となる．VT/VFストームは，これら3つのイオン変化が過度になって起こるものと考えられる．

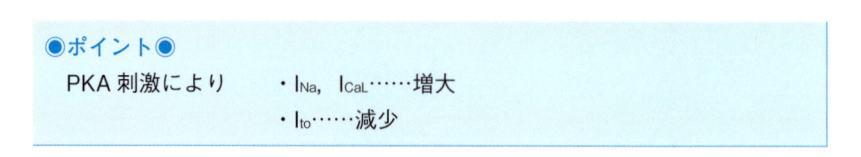

> ●ポイント●
> PKA刺激により　・$I_{Na}$，$I_{CaL}$……増大
> 　　　　　　　　・$I_{to}$……減少

　実はこれらのチャネルは，いずれもβ受容体シグナルで活性化されるPKAによるリン酸化のターゲットなのである．PKAによりリン酸化されると，電位依存性$Na^+$チャネルとL型$Ca^{2+}$チャネルは活性が増強され，一過性外向き$K^+$チャネルは逆に活性が抑制される．これらの3つのチャネルに対する作用は，いずれもBrugada症候群の病態を改善する方向に働く（図Ⅱ-29）．Brugada症候群の心イベントが副交感神経優位となる夜間睡眠中に多いこと，副交感神経緊張の高まる食後に多いことは，逆の理屈を考えれば理解できるだろう．

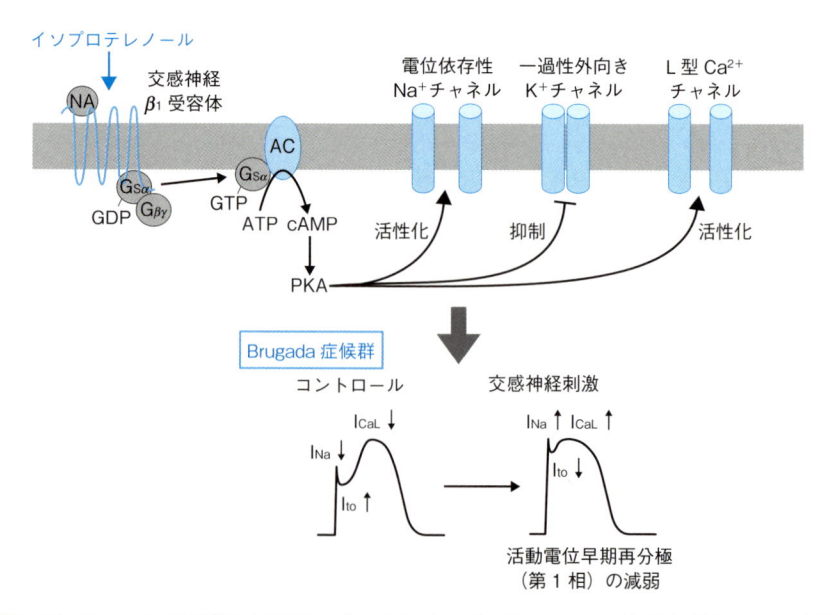

図Ⅱ-29　Brugada症候群のVT/VFストームにイソプロテレノールが有効な理由．PKAは電位依存性$Na^+$チャネル，L型$Ca^{2+}$チャネルをリン酸化してチャネル活性を増大させ，一過性外向き$K^+$チャネルをリン酸化してチャネル活性を減少させるため，Brugada症候群に有効となる．

## 4. なぜ Brugada 症候群が東アジア人に多いのか？

 Brugada 症候群は，東アジアに患者が多いことが知られている。国際 Brugada 症候群レジストリーに登録された患者の約 2/3 が東アジア患者である。その原因の 1 つに，心筋型電位依存性 $Na^+$ チャネル遺伝子 *SCN5A* のプロモーターのハプロタイプがある可能性が示唆された[6]。今後臨床家の方々も，不整脈に限らず最近のゲノム研究を考えるうえで，「ハプロタイプ」や「連鎖不平衡」の概念を理解することが必須となるに違いない。ここで少しスペースを割いて解説したい。

 ヒトゲノムは全体で約 30 億個の塩基対からなり，このうち 300～1000 万塩基対は個体によって異なる。これを遺伝子多型 *polymorphism*，このうち一塩基の多型を一塩基多型 *single nucleotide polymorphism* (*SNP*) と呼ぶ。遺伝子上の相同組換えは，すべての場所でランダムに起こるのではなく，決まった場所で高頻度に起こる（「相同組換えのホットスポット」と呼ばれる）。このホットスポットとホットスポットの間をハプロブロックと呼び，このハプロブロック内では遺伝子多型の組換えが起こることはほとんどない。

 図Ⅱ-30 に，4 つの SNP が次の世代に受け継がれる様子を示す。SNP-B（■）と SNP-C（▲）は相同組換えホットスポット間のハプロブロック内にあると仮定している。第 2 世代では，SNP-B（■）をもつ染色体は必ず SNP-C（▲）も有し（上から 3，4，7，8 番の染色体），SNP-B をもたない染色体は必ず SNP-C ももたない（上から 1，2，5，6 の染色体）。つまり，ハプロブロック内の SNP-B と SNP-C は同じ挙動を示し，このような SNP を連鎖不平衡 *linkage disequilibrium* (*LD*)

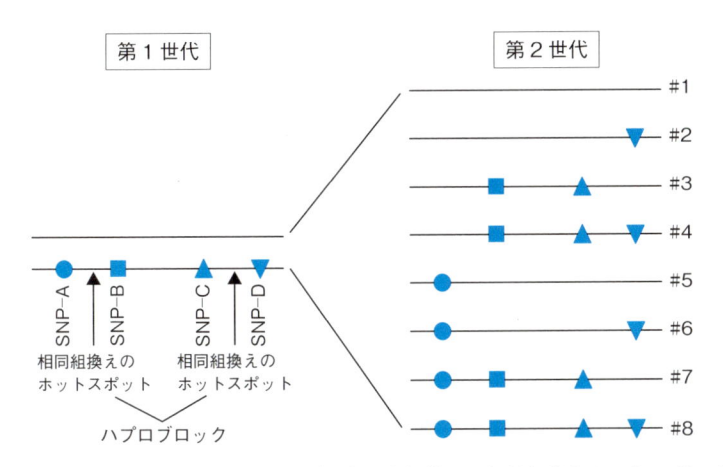

図Ⅱ-30　ハプロブロックと連鎖不平衡 (LD)。染色体では相同組換えホットスポットで組換えが起こる。ホットスポット間では SNP は同じ挙動を示すので，同部位をハプロブロックと呼ぶ。挙動をともにする SNP を連鎖不平衡 (LD) の関係にあるという。

## メモ17：ゲノムとエピゲノム

### ■ 全ゲノム相関研究（GWAS）：そこまで来ているオーダーメイド医療時代

　ゲノム研究は，ヒトゲノム計画の前と後に分けることがある．ヒトゲノム計画以前には，染色体のサイズが線虫では1億塩基対，ヒトでは30億塩基対であること，また線虫の遺伝子数が約17,000個であることがわかっていた．そこから，ヒトの遺伝子数は少なくとも10万個以上あるだろうというのが研究者の間での暗黙の了解事項となっていたのだが，実際にヒトの全ゲノム配列が解読されると，この考えがまったく間違っていたことがわかった．30億塩基対のうち遺伝子をコードしているのはわずか2％だけで，遺伝子数も約2万個しかなかったのである．

　QT延長症候群やBrugada症候群などの遺伝性疾患の研究は，この2％の部分にみられる変異だけを対象としていることになる．心房細動や心筋梗塞後の心室細動などのコモンな不整脈の発症における遺伝的リスクは，残りの98％を含むゲノム全体に存在する遺伝子多型により決まってくるので，ゲノム全体を対象にする必要がある．このような遺伝子多型はヒトゲノム全体で300万〜1000万あるといわれているが，これを全部調べなくても遺伝的リスクを明らかにすることができる．すなわち，連鎖不平衡の存在により，全遺伝子多型の約1/10（30万〜100万）を調べるだけで全容が把握できるのである．30万〜100万のSNPを網羅的に解析することは，近年のテクノロジーの進歩により可能となった．

　このようにゲノム全体でSNPを解析する研究を，全ゲノム相関研究 *genome-wide association study*（*GWAS*：「ジーバス」と発音）と呼ぶ．わが国でも国主導で，GWASの成果をもとに2020年からのオーダーメイド医療の実現を目指した方向で研究が進められており，今後不整脈治療に限らず医療全体が間違いなく大きな転換期を迎えるだろう．筆者（古川）は必ずしも常に時代の先端を走り続ける必要はないと思うのだが，バブル崩壊で手痛いダメージを受けたようなことがここでも起きないように，GWASに関する知識を身に着けておく準備は必要だろう．

### ■ エピゲノム修飾：新たな遺伝子発現調節機構

　ところで，遺伝子の数がほとんど増えていないにもかかわらず，ヒトが複雑になり高次の機能を獲得したのはなぜだろう？　それは，限られた数の遺伝子を複雑な調節機構で有効利用したことによる．近年，遺伝子発現にはエピゲノム *epigenome*（*epi-* は外，上などを意味する接頭語）と呼ばれる，遺伝子にコードされていない調節系があることが知られるようになった．

　食事や生活スタイルなどの生活習慣では遺伝子の変化までは起こらないが，エピゲノム変化は比較的容易に起こりうる．したがって，今はやりの生活習慣病の多くがエピゲノム異常によると考えられている．エピゲノム変化は細胞が分裂しても受け継がれるので，比較的長期的な変化を引き起こす．ところが，この変化のほとんどは生殖細胞でリセットされるので，世代を越えて受け継がれることは

極めて稀である。ゲノム調節は「親の因果が子に報い」型，エピゲノム調節はリンカーン大統領が言った「40歳になれば自分の顔に責任をもたねばならない」型との比喩が使われることがある。身近な例では，いったん太るとダイエットをしてもすぐリバウンドしてしまう。これは，生活習慣によって生じたエピゲノム異常がダイエットによってもなくならず，太りやすい体質が持続するためと考えられる。

の関係にあると表現する。実際に存在する遺伝子多型の組み合わせパターンをハプロタイプと呼ぶ。

　*SCN5A* のプロモーター領域は A，B，C の3つのハプロタイプに分類される。このうち，ハプロタイプ C は欧米人でも東アジア人でも極めて頻度が低く，とりあえず無視してかまわない。欧米人はほとんどがハプロタイプ A をもつが，東アジア人は 3/4 がハプロタイプ A，1/4 がハプロタイプ B をもつ。ハプロタイプ B のプロモーターは *SCN5A* の転写活性が低く，電位依存性 $Na^+$ チャネルの発現が低くなる。すなわち，ハプロタイプ B をもつ人では，もともと遺伝的に *SCN5A* の軽度の機能喪失のような状態となっている。このハプロタイプ B をもつ人が東アジア人に多いことが，Brugada 症候群の頻度の違いに部分的に関係していると考えられている。

●ポイント●
*SCN5A* プロモーター領域のハプロタイプ
・ハプロタイプ A……SCN5A 転写活性が高い
　欧米人の 99.9％，東アジア人の 75％
・ハプロタイプ B……SCN5A 転写活性が低い
　欧米人の 0.1％，東アジア人の 25％

## 5. Brugada 症候群の薬物治療

　Brugada 症候群の遺伝的要因やイオン機序，心電図の特徴や症状・転帰などについてはすでに詳しく説明されているので，ここではすでに述べたイソプロテレノール以外の薬物療法に焦点を絞って述べてみたい。基本的に心室細動や心停止などの既往をもつ Brugada 症候群の治療は，ICD が第1選択であることはいうまでもない。ICD 植込みまでの待機期間の薬物療法，患者が ICD の植込みを希望せず薬物療法を行わなければならないとき，あるいは ICD の作動を抑制する意味で，心室細動発生を予防するための薬物療法と捉えてよい。一般的に，次の3つの薬物療法が推奨される。

①キニジン：$Na^+$チャネル遮断作用を示すⅠa群薬である．よく知られるように，強力な$Na^+$チャネル遮断作用をもつⅠc群薬のピルジカイニドはBrugada症候群に特有な心電図変化の誘発試験に用いられる薬物であり，一般的にⅠ群薬の使用は禁忌である．それにもかかわらず，キニジンがBrugada症候群の治療薬として用いられ[7,8]ある程度の効果を示すのは，その一過性外向き電流（$I_{to}$）に対する抑制作用による．

②ベプリジル：PartⅠ-D「抗不整脈薬」の章で述べたように，ベプリジルはマルチチャネル遮断薬であり，$Na^+$電流（$I_{Na}$），L型$Ca^{2+}$電流（$I_{CaL}$），遅延整流性$K^+$電流の速い成分（$I_{Kr}$）と遅い成分（$I_{Ks}$），非常に速い活性化過程を示す遅延整流性$K^+$電流（$I_{Kur}$），一過性外向き電流（$I_{to}$），内向き整流性$K^+$電流（$I_{K1}$），アセチルコリン感受性$K^+$電流（$I_{KACh}$），ATP感受性$K^+$電流（$I_{KATP}$），過分極誘発内向き電流（$I_f$）を抑制する．キニジンと同様に$Na^+$チャネル遮断作用をもつものの，$I_{to}$に比較的強い抑制作用を示すことから，Brugada症候群にある程度の効果を示す[9]．

③シロスタゾール：ホスホジエステラーゼ（PDE）Ⅲ阻害作用をもつ抗血小板薬として広く臨床使用されている薬物である．心筋細胞においてもPDEⅢ阻害作用を示し，細胞内cAMPを増加させることから，洞不全症候群における心拍数維

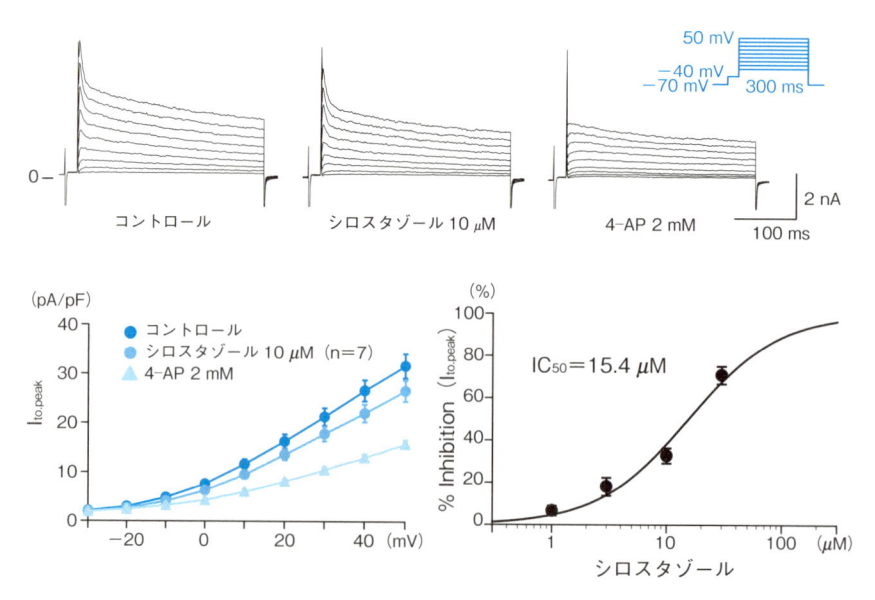

図Ⅱ-31　ラット心室筋細胞の一過性外向き電流（$I_{to}$）に対するシロスタゾールの抑制作用．上段に（4-アミノピリジン：4-AP）感受性の$I_{to}$の実記録とそれに対するシロスタゾールの抑制作用を示す．下段には，この電流のピーク値のシロスタゾール，4-AP前後の電流-電圧曲線変化，およびシロスタゾールによる$I_{to}$抑制の濃度反応曲線を示す．$I_{to,peak}$：$I_{to}$ピーク電流．

持などの目的で一部使用されてきた。β受容体刺激薬と同様の作用を示し，Brugada症候群に有効である。加えて$I_{to}$に抑制作用を示す[10]ことから（図Ⅱ-31），その有効性はさらに増す。臨床においてもシロスタゾールがBrugada症候群に伴う心電図変化の改善に有効であったことが報告されている[11]。

このように，Brugada症候群の薬物療法についてはいくつかの薬物が有効であるが，決して確実なものではない。したがって，あくまで補助的治療 adjunctive therapy と位置づけられるものと考えなければならない。

## 文 献

1. Brugada P, Brugada J. Right bundle branch block, persistent ST segment elevation and sudden cardiac death : a distinct clinical and electrocardiographic syndrome. A multicenter report. J Am Coll Cardiol 1992 ; 20 : 1391-6.
2. Antzelevitch C, Shimizu W, Yan GX, et al. The M cell : its contribution to the ECG and to normal and abnormal electrical function of the heart. J Cardiovasc Electrophysiol 1999 ; 10 : 1124-52.
3. Furukawa T, Myerburg RJ, Furukawa N, et al. Differences in transient outward currents of feline endocardial and epicardial myocytes. Circ Res 1990 ; 67 : 1287-91.
4. Costantini DL, Arruda EP, Agarwal P, et al. The homeodomain transcription factor Irx5 establishes the mouse cardiac ventricular repolarization gradient. Cell 2005 ; 123 : 347-58.
5. Antzelevitch C, Brugada P, Borggrefe M, et al. Brugada syndrome : report of the second consensus conference : endorsed by the Heart Rhythm Society and the European Heart Rhythm Association. Circulation 2005 ; 111 : 659-70.
6. Bezzina CR, Shimizu W, Yang P, et al. Common sodium channel promoter haplotype in asian subjects underlies variability in cardiac conduction. Circulation 2006 ; 113 : 338-44.
7. Hermida JS, Denjoy I, Clerc J, et al. Hydroquinidine therapy in Brugada syndrome. J Am Coll Cardiol 2004 ; 43 : 1853-60.
8. Mizusawa Y, Sakurada H, Nishizuka M, et al. Effects of low-dose quinidine on ventricular tachyarrhythmias in patients with Brugada syndrome : low-dose quinidine therapy as an adjunctive treatment. J Cardiovasc Pharmacol 2006 ; 47 : 359-64.
9. Sugano M, Fujiki A, Nishida K, et al. Repolarization dynamics in patients with idiopathic ventricular fibrillation : pharmacological therapy with bepridil and disopyramide. J Cardiovasc Pharmacol 2005 ; 45 : 545-9.
10. 中谷晴昭, 霊園良恵, 小倉武彦. 特別講演 抗血小板薬シロスタゾールの電気生理学的作用とその意義. 臨床と研究 2007 ; 84 : 1279-84.
11. Tsuchiya T, Ashikaga K, Honnda T, et al. Prevention of ventricular fibrillation by cilostazol, an oral phosphodiesterase inhibitor, in a patients with Brugada syndrome. J Cardiovasc Electrophysiol 2002 ; 13 : 698-701.
12. Haïssaguerre M, Derval N, Sacher F, et al. Sudden cardiac arrest associated with early repolarization. N Engl J Med 2008 ; 358 : 2016-23.

### メモ 18：話題の早期再分極症候群

早期再分極の催不整脈性は，わが国では相澤義房先生，大江透先生などを中心に古くから指摘されてきた．そして，2008 年にフランスの Haïssaguerre 先生が，健常者に比べて特発性心室細動（IVF）患者に多くみられる心電図，つまり QRS 波と ST 部分の接点（J 点）がノッチ型あるいはスラー型に基線より 0.1 mV 以上上昇している心電図を「早期再分極症候群 *early repolarization syndrome*（*ERS*）」と呼んだことが国際的に注目を集める契機となった[12]．Brugada 症候群との類似性も指摘されており，J 点上昇がみられる Brugada 症候群と早期再分極症候群を合わせて「J 波症候群」と呼ぶこともある．

名前からわかるように，早期の再分極を病因とする考えが最初に提唱されたが，再分極の指標となる QT 間隔のばらつき *QT dispersion*（*QTD*），T 波の peak-end 時間（Tpeak-Tend）には異常がないにもかかわらず，脱分極の指標である遅延電位 *late potential*（*LP*）で陽性所見がみられることから，脱分極異常とする考えもある．病因に関しても，まだ一定の見解が得られていないのが現状である．

遺伝子検索では，表Ⅱ-3 のような変異が同定されているが，これらが早期再分極をもたらすメカニズムの解明も今後の課題である．

表Ⅱ-3　早期再分極症候群の遺伝子変異

| 分類 | 遺伝子 | 蛋白 |
| --- | --- | --- |
| ERS1 | *KCNJ8*（*Kir6.1*） | ATP 感受性 $K^+$ チャネル $\alpha$ サブユニット |
| ERS2 | *CACNA1C*（*CaV1.2*） | L 型 $Ca^{2+}$ チャネル $\alpha$ サブユニット |
| ERS3 | *CACNB2b*（*CaVβ2b*） | L 型 $Ca^{2+}$ チャネル $\beta$ サブユニット |
| ERS4 | *CACNA2D1*（*CaVα2d*） | L 型 $Ca^{2+}$ チャネル $\gamma$ サブユニット |
| ERS5 | *ABCC9*（*SUR2A*） | ATP 感受性 $K^+$ チャネル $\beta$ サブユニット |
| ERS6 | *SCN5A*（*NaV1.5*） | 電位依存性 $Na^+$ チャネル $\alpha$ サブユニット |

（2012 年 5 月時点）

# F  QT 延長症候群

　QT 延長症候群 *long QT syndrome*（LQT）は，心電図における QT 間隔延長と torsades de pointes と呼ばれる特徴的な波形の心室頻拍，それに伴う失神発作を主徴とする不整脈疾患であり，先天性のものと後天性のものがある。先天性のものは，常染色体優性遺伝形式を示す Romano-Ward 症候群，常染色体劣性遺伝形式を示し先天性難聴を伴う Jervell and Lange-Nielsen 症候群に分類される。2012 年 5 月の時点で，Romano-Ward 症候群では 13 の遺伝子変異，Jervell and Lange-Nielsen 症候群では 2 つの遺伝子変異が同定されている（表Ⅱ-4）。

　QT 延長症候群の約 90％ は表Ⅱ-4 の LQT1～3 型で占められており，したがって QT 延長症候群といえば通常は Romano-Ward 症候群を指す。後天性のものには，心不全・心筋症などの心疾患，電解質異常，中枢神経疾患など種々の原因があるが，なかでも薬物誘発性のものの頻度が高く，注意が必要である。

## 1. 内向き電流の増加あるいは外向き電流の減少

　活動電位持続時間（体表面心電図では QT 間隔に相当）は外向き電流と内向き電流のバランスで規定されており，内向き電流の増加，あるいは外向き電流の減少のいずれによっても延長する（図Ⅱ-32）。Romano-Ward 症候群では 13 の遺伝子変異が同定されており，LQT3・4・8・9・10・12 では内向き電流に関係する遺伝子，LQT1・2・5・6・7・11・13 では外向き電流に関係する遺伝子の変異と，ほぼ半分ずつを占めている。

### 1）電位依存性 $Na^+$ チャネルの機能獲得変異，ハプロ不全

　内向き電流に関係する遺伝子異常では，2 つの電位依存性 $Na^+$ チャネル（LQT3・10），1 つの L 型 $Ca^{2+}$ チャネル（LQT8），4 つの電位依存性 $Na^+$ チャネル調節因子（LQT4・9・10・12）の変異がある。このうち，LQT3 の心筋型電位依存性 $Na^+$ チャネル α サブユニットをコードする *SCN5A* の変異の解析が最も詳細に行われている。先天性 QT 延長症候群の多くが常染色体優性遺伝形式をとるので，遺伝子の異常，蛋白の異常が 1/2 となる。$Na^+$ チャネルと $Ca^{2+}$ チャネルでは「1 つの蛋白 = 1 つのイオンチャネル」なので，イオンチャネルの異常も 1/2 となり，これをハプロ不全

表Ⅱ-4　QT延長症候群の遺伝子変異

| 分類 | 遺伝子 | 蛋白 |
|---|---|---|
| Romano-Ward症候群：常染色体優性遺伝 | | |
| LQT1 | *KCNQ1* | 緩徐活性化遅延整流性$K^+$チャネル$\alpha$サブユニット |
| LQT2 | *KCNH2* | 急速活性化遅延整流性$K^+$チャネル$\alpha$サブユニット |
| LQT3 | *SCN5A* | 電位依存性$Na^+$チャネル$\alpha$サブユニット |
| LQT4 | *ANK2* | 細胞骨格蛋白（電位依存性$Na^+$チャネルの局在を制御） |
| LQT5 | *KCNE1* | 緩徐活性化遅延整流性$K^+$チャネル$\beta$サブユニット |
| LQT6 | *KCNE2* | 急速活性化遅延整流性$K^+$チャネル$\beta$サブユニット |
| LQT7 | *KCNJ2* | 内向き整流性$K^+$チャネル$\alpha$サブユニット |
| LQT8 | *CACNA1C* | L型$Ca^{2+}$チャネル$\alpha$サブユニット |
| LQT9 | *Cav3* | 細胞骨格蛋白（電位依存性$Na^+$チャネルの機能を制御） |
| LQT10 | *SCN4B* | 電位依存性$Na^+$チャネル$\beta$サブユニット |
| LQT11 | *AKAP9* | PKA調節蛋白（緩徐活性化遅延整流性$K^+$チャネル活性を制御） |
| LQT12 | *SNTA1* | 細胞骨格蛋白（電位依存性$Na^+$チャネルの機能を調節） |
| LQT13 | *GIRK4* | アセチルコリン感受性$K^+$チャネル$\alpha$サブユニット |
| Jervell and Lange-Nielsen症候群：常染色体劣性遺伝 | | |
| JLN1 | *KCNQ1* | 緩徐活性化遅延整流性$K^+$チャネル$\alpha$サブユニット |
| JLN2 | *KCNE1* | 緩徐活性化遅延整流性$K^+$チャネル$\beta$サブユニット |

（2012年5月時点）

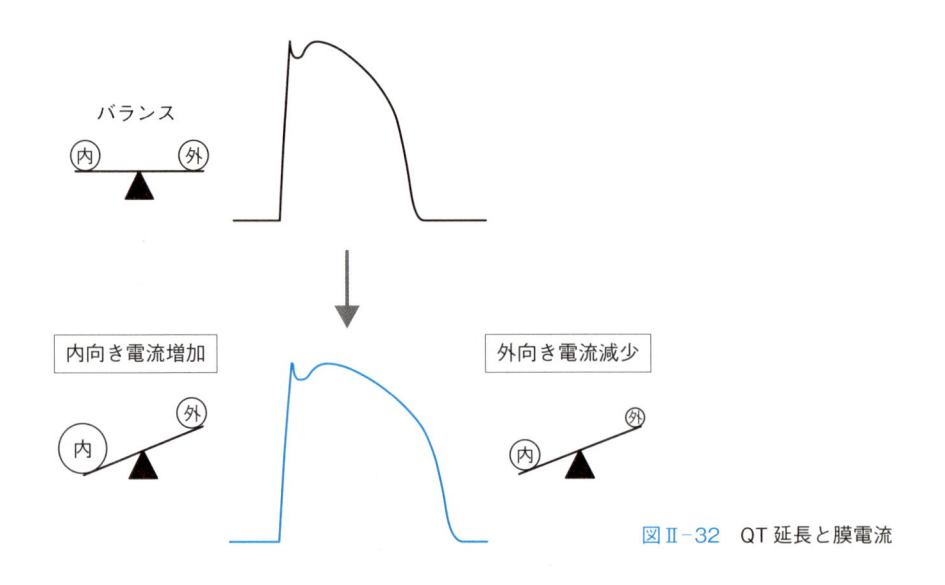

図Ⅱ-32　QT延長と膜電流

haplo-insufficiencyと呼ぶ．

　電位依存性$Na^+$チャネルは，主に活動電位第0相の脱分極相の形成を担っており，速い活性化とこれに続く速い不活性化を特徴とするので，LQTに関係していたことは意外だった．実は，LQT3の原因となる*SCN5A*変異では不活性化が障害され

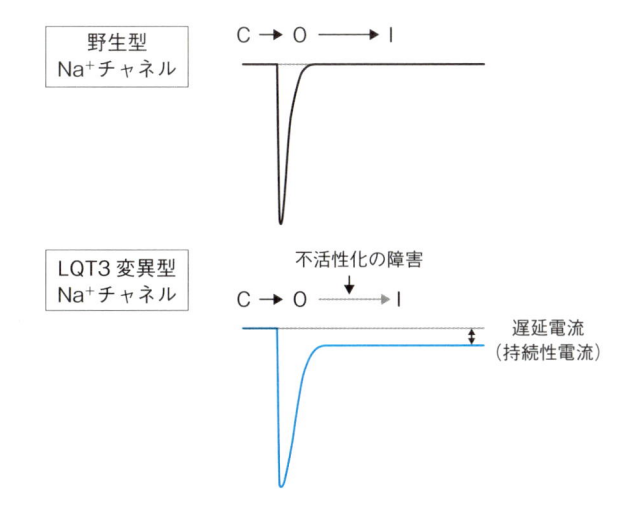

**図 Ⅱ-33** LQT3 と遅延 $Na^+$ 電流。上：野生型電位依存性 $Na^+$ チャネルでは不活性化が速いので遅延電流は流れない。下：LQT3 型の電位依存性 $Na^+$ チャネル変異では不活性化が障害され遅延電流が生じる。

て正常ではほとんどみられない $Na^+$ 遅延電流が生じ（図Ⅱ-33），内向き電流が増加するのである。本来，不活性化の機能が消失するのであるが，見た目では新たに遅延電流を生じることになる。不整脈も外見が大事なのか後者が重視され，「機能獲得変異 gain-of-function mutation」と呼ばれている。

### 2）$K^+$ チャネルの機能喪失変異，ドミナントネガティブ抑制

外向き電流に関係する変異は 7 個ある。$K^+$ チャネルあるいはその調節因子の変異である。$K^+$ チャネル遺伝子の変異は，外向き電流が減少する機能喪失変異 loss-of-function mutation を特徴とする。先天性 QT 延長症候群の多くが常染色体優性遺伝形式をとるので，一方の染色体上の遺伝子は異常，他方の染色体上の遺伝子は正常となり，遺伝子的には 1/2 の異常ということなる。ところが，$K^+$ チャネル遺伝子の異常では，機能が 1/2 以下（極端な場合には 1/16）に低下することがほとんどである。この現象は，ドミナントネガティブ抑制 dominant-negative suppression という機構で説明される。

$K^+$ チャネルは，$Na^+$ チャネルや $Ca^{2+}$ チャネルとは異なり，4 つの蛋白（サブユニット）でできた四量体で構成されている。常染色体優性遺伝で遺伝子異常 1/2，蛋白異常 1/2 のとき，すべて正常のサブユニットからなるチャネルの出現確率は $(1/2)^4$ = 1/16 で，残りの 15/16 は少なくとも 1 個のサブユニットに変異が入ることになる（図Ⅱ-34 右）。1 個でもサブユニットの変異があると（図Ⅱ-34 右，イオンチャネルの左から 2 番目の囲み），$Na^+$ チャネルや $Ca^{2+}$ チャネルに 1 個の変異が入ったのと同じ状態（図Ⅱ-34 左，イオンチャネルの右側の囲み）なので，機能が大幅に障害される。極端な場合，機能をもつチャネルはすべて正常なサブユニットからな

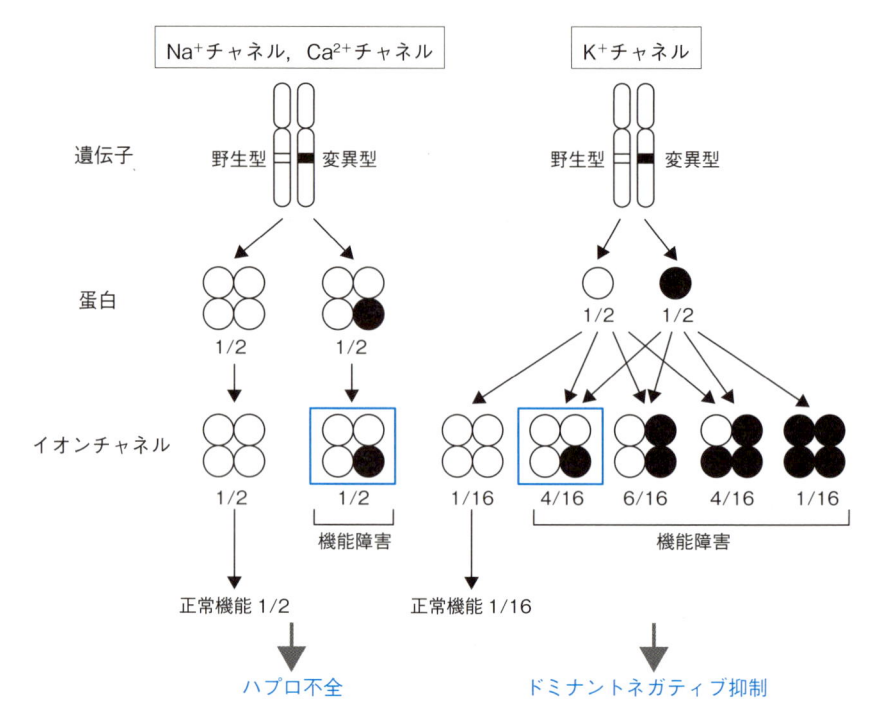

図Ⅱ-34 ハプロ不全とドミナントネガティブ抑制。左：$Na^+$チャネルと$Ca^{2+}$チャネルでは，1つの蛋白で4ドメインからなるチャネルができているので，1/2の遺伝子異常→1/2の蛋白異常→1/2のイオンチャネルの異常となる。これをハプロ不全と呼ぶ。右：$K^+$チャネルでは，4つの蛋白で1つのチャネルができており，1/2の遺伝子の異常→1/2の蛋白（＝サブユニット）の異常→15/16のイオンチャネルの異常となり，これをドミナントネガティブ抑制と呼ぶ。

るチャネル（全体の1/16）のみとなってしまう。これがドミナントネガティブ抑制のメカニズムである。

> ●ポイント●
> LQT症候群では，
> ・$Na^+$チャネル，$Ca^{2+}$チャネル……機能獲得変異，ハプロ不全
> ・$K^+$チャネル……機能喪失変異，ドミナントネガティブ抑制

## 2. LQTのタイプ別治療法

　QT延長症候群で同定されている13の遺伝子変異のうち頻度が高いのはLQT1～3型で，これらがLQTのほとんど（90％以上）を占めている。そのためこの1～3型が心イベントを生じる状況が詳しく調べられている。治療法も異なるため，

表Ⅱ-5 LQT1〜3型の治療

|  | LQT1 | LQT2 | LQT3 |
| --- | --- | --- | --- |
| 心イベントの誘因 | 運動 68%<br>情動 14%<br>安静/睡眠 9%<br>その他 9% | 運動 22%<br>情動 49%<br>安静/睡眠 22% | 運動 4%<br>情動 12%<br>安静/睡眠 64%<br>その他 20% |
| 治療 | 運動制限<br>β遮断薬 | β遮断薬<br>カリウムサプリメント/カリウム保持性利尿薬 | $Na^+$チャネル遮断薬(メキシレチン,ラノラジン)<br>ペースメーカー植込み |
| 心電図の特徴 | 幅広く大きなT波 | ノッチ,2ピークのあるT波 | ST部分は平坦で,終末部の尖ったT波 |

# LQT1では水泳, LQT2では聴覚刺激が誘因となることが多い。LQT2患者では, 寝室に目覚まし時計, 電話を置かないことが重要である。

これらの鑑別は臨床的にも重要である(表Ⅱ-5)。

LQT1は, 運動・情動的興奮をトリガーとするので, 厳密な運動制限とβ遮断薬が用いられる。LQT2でもβ遮断薬が用いられるが, 低カリウムが誘因となることから, カリウムサプリメントやカリウム保持性利尿薬(アルドステロン拮抗薬など)を用いることがあり, 低カリウム血症を誘発するループ利尿薬やサイアザイド系利尿薬は避ける必要がある。LQT2では音刺激が誘因となることが多く, 寝室に電話とアラーム付きの時計を置かないことが極めて重要である。LQT3は電位依存性$Na^+$チャネルの遅延電流がQT延長の機序となるので, $Na^+$遅延電流の抑制作用の強いメキシレチン, ラノラジン(わが国では未承認)が用いられる。徐脈がQT延長の増悪因子であることから, 徐脈がある患者ではペースメーカーの植込みが行われることがある。

このようにQT延長症候群はタイプにより治療選択が異なるので, そのタイプを知ることが重要となる。確定診断には遺伝子解析が必要となるが, すべての患者に遺伝子解析を行うことは現実的ではない。そこで, 体表面心電図からLQTタイプを予測する試みが行われている。LQT1では幅の広いT波, LQT2ではノッチがありピークが2つあるなど異常な形態のT波, LQT3ではフラットなST部分に続いて終末部に存在するT波を特徴とする(図Ⅱ-35)。ただし, 感度・特異性とも必ずしも高くなく, それぞれLQT1では61%/71%, LQT2では62%/87%, LQT3では33%/98%程度といわれている。しかし実際には, このような体表面心電図の特徴がLQTタイプの判断と治療方法選択の手がかりとして活用されている。

| LQT1 | LQT2 | LQT3 |
|---|---|---|
| 幅広い大きなT波 | ノッチ，ダブルピークなどをもつ異常なT波 | 終末部の尖ったT波／ST部分はフラット |

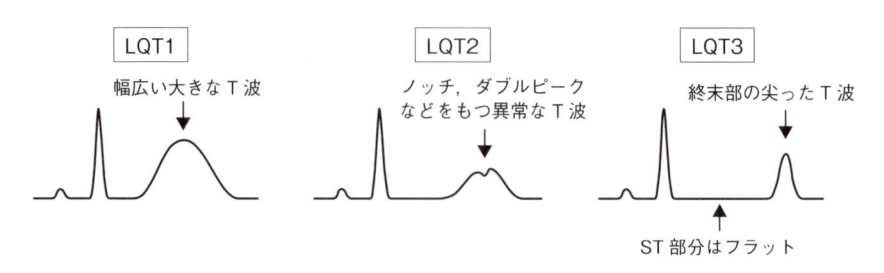

図Ⅱ-35 LQTタイプ別体表面心電図の特徴

## 3. なぜLQT 1型は運動時・興奮時に心イベントを起こしやすいのか？

　*KCNQ1* の遺伝子異常を原因とするLQT1では，心イベントのほとんどが運動中あるいは情動的興奮時に起こる。LQT1の治療でも，運動制限とβ遮断薬が中心となる。これはなぜだろう？

　β受容体の下流にあるPKAは，L型$Ca^{2+}$チャネルと緩徐活性化遅延整流性$K^+$チャネルを標的としている。両者とも，PKAによりリン酸化されるとチャネル活性が上昇し，電流が増大する。通常は，運動時や興奮時に交感神経が活性化されても，β受容体刺激により内向き電流$I_{CaL}$を流すL型$Ca^{2+}$チャネル，外向き電流$I_{Ks}$を流す緩徐活性化遅延整流性$K^+$チャネルがともに活性化されるので，活動電位持続時間およびQT間隔は大きく変化しない（図Ⅱ-36左）。ところがLQT1では，先天的に緩徐活性化遅延整流性$K^+$チャネルが障害されているために，β受容体が刺激されると障害されていないL型$Ca^{2+}$チャネル活性だけが増大して内向き電流が増える。したがって，活動電位持続時間，つまりQT間隔の延長が起こり，torsades de pointesが起こりやすくなるのである（図Ⅱ-36右）。

●ポイント●
交感神経刺激
・健常人…………内向き電流$I_{CaL}$と外向き電流$I_{Ks}$の両方が増大
　　　　　→　活動電位持続時間（QT間隔）は不変
・LQT1患者……外向き電流$I_{Ks}$が異常で，内向き電流$I_{CaL}$のみ増大
　　　　　→　活動電位持続時間（QT間隔）が延長

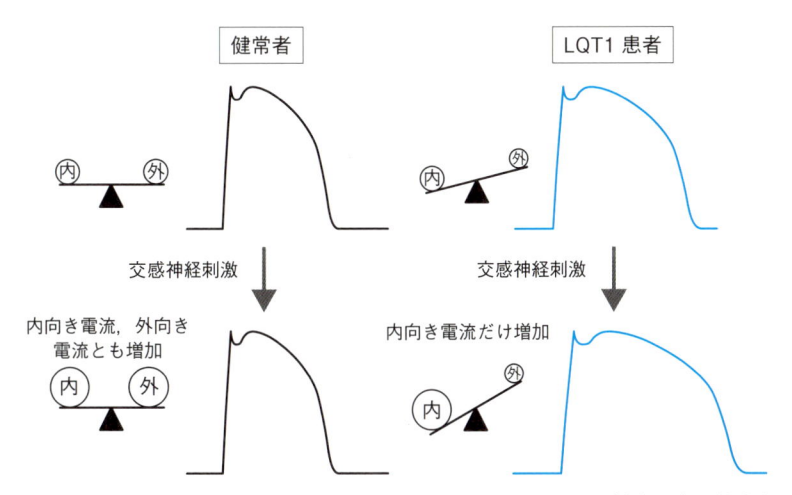

図Ⅱ-36 LQT1における交感神経刺激による心イベント発生のイオン機序。左：健常者では交感神経刺激により内向き電流 $I_{CaL}$ と外向き電流 $I_{Ks}$ の両方が増大するので，活動電位持続時間（QT間隔）はあまり変化しない。右：LQT1患者では外向き電流 $I_{Ks}$ が障害されているため，交感神経刺激により内向き電流 $I_{CaL}$ のみが増大し，活動電位持続時間（QT間隔）が延長する。

## 4. なぜLQT 2型は低カリウム時に心イベントを起こしやすいのか？

　LQT2は，遅延整流性 $K^+$ チャネルのなかでも活性化の速いhERGチャネルの遺伝子異常を原因とするが，低カリウム時に心イベントを起こしやすく，カリウムサプリメントやカリウム保持性利尿薬が治療の選択肢の1つとなっている。なぜだろうか？

　これは，細胞外 $K^+$ によってhERGチャネルの活性が増強されるからである。hERGチャネルだけでなく，内向き整流性 $K^+$ チャネル，一過性外向き $K^+$ チャネルなど複数の $K^+$ チャネルは，細胞外 $K^+$ によって活性が増強するという性質をもつ。これらの作用のため，低カリウム血症では外向きのカリウム電流が減弱し，T波平低化とQT間隔延長がみられる。逆に，高カリウム血症ではカリウム電流が増大し，テント状T波とQT間隔短縮がみられる。心筋梗塞では壊死細胞から $K^+$ が大量に放出されるが，この局所的な高カリウム状態でもT波が尖鋭化するので，心筋梗塞ではST上昇に先立つごく初期の心電図変化としてT波の増高がみられる。

　細胞外の $K^+$ 濃度が高くなると，細胞外への $K^+$ 放出を少なくするために $K^+$ チャネル活性が低下しそうなものだが，逆に上昇するのは不思議である。細胞外 $K^+$ 濃度が高くなるとNernstの式から細胞膜が脱分極するが［→ Part Ⅰ-A「3. 心室筋の活動電位」参照］，これに対して外向き電流を増やすことにより細胞膜を過分極させ，

## メモ19：LQT原因遺伝子が難聴を起こす

　Jervell and Lange-Nielsen症候群は，LQT1と同じ*KCNQ1*，およびLQT5と同じ*KCNE1*の遺伝子変異を原因とし，先天性難聴を伴うことが特徴である。QT間隔と難聴はなんの関連性もないように思われるが，*KCNQ1*，*KCNE1*の異常がどうして難聴を生じるのだろうか？

　これには内耳におけるカリウムサイクルが関係している（図Ⅱ-37）。Part Ⅰで「細胞外＝海水」なので細胞外は高ナトリウム，低カリウムと説明したが，内耳の内リンパだけは例外で，細胞外なのに高カリウム（150 mM程度）となっている。有毛細胞は，鼓膜の振動で機械刺激作動性チャネルが開口することにより$K^+$が細胞内に流入して脱分極する。これにより聴覚神経の興奮がもたらされるので，内リンパの高カリウムを維持することが聴覚にとって不可欠である。内リンパには，内耳の血管条辺縁細胞と呼ばれる上皮細胞から$K^+$が分泌されるが，ここで$K^+$の通過路となっているのがKCNQ1/KCNE1複合チャネルである。したがって，*KCNQ1*あるいは*KCNE1*に異常があると内リンパの高カリウムを維持できなくなり，難聴の原因となる。ただし，QT延長に比べて難聴の表現型出現の閾値は高いようであり，*KCNQ1*あるいは*KCNE1*のヘテロの異常では，QT延長は生じても難聴は出現しない。

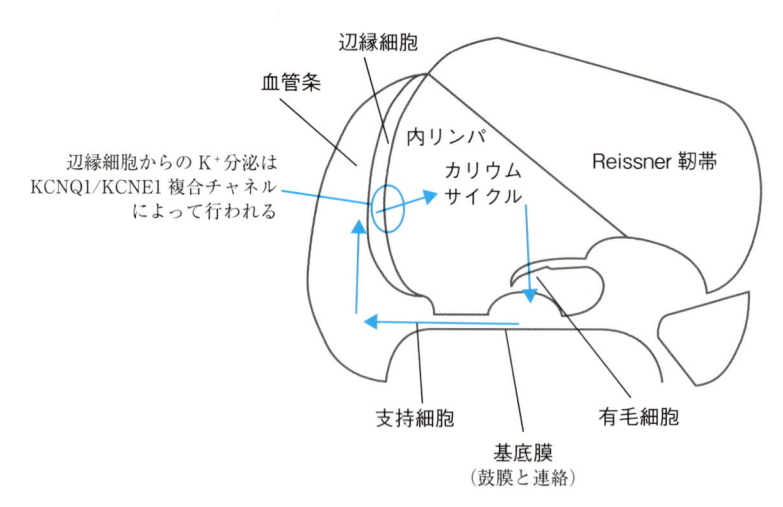

**図Ⅱ-37**　内耳のカリウムサイクルとKCNQ1/KCNE1チャネル。内リンパは唯一$K^+$濃度の高い細胞外溶液で，$K^+$は内リンパ→有毛細胞→支持細胞→血管条→内リンパをサイクルする（カリウムサイクル）。血管条辺縁細胞から内リンパへの$K^+$分泌は，KCNQ1/KCNE1複合チャネルを介して行われる。（Kudo T, Kure S, Ikeda K, et al. Transgenic expression of a dominant-negative connexin26 causes degeneration of the organ of Corti and non-syndromic deafness. Hum Mol Genet 2003；12：995-1004より許可を得て転載）

脱分極に伴う危険な不整脈だけは予防しようという，心筋細胞の危機管理体制なのかもしれない。

　それではもう一歩踏み込んで，細胞外 $K^+$ によって hERG チャネルの活性が上昇するメカニズムはどうなっているのだろう？

　多くの電位依存性チャネルには活性化ゲートに加えて不活性化ゲートがあり，脱分極が持続するとこれが閉じてイオンが通らない不活性化状態にする。不活性化ゲートの多くは，アミノ末端にけん玉が付いたような ball and chain モデルで説明した［➡ Part Ⅰ-A-4 の図Ⅰ-12 参照］。これは，N 末端にゲートがあることから「N 型不活性化」と呼ばれる。ところがこれとは異なり，チャネルポアの細胞外領域に不活性化ゲートを有するものがある。これは C 末端に近いところにゲートがあることから「C 型不活性化」，あるいはポア付近にあることから「P 型不活性化」と呼ばれる（図Ⅱ-38）。

　hERG チャネルの不活性化には N 型不活性化はなく，この C 型不活性化だけが起こる。C 型不活性化ゲートは，細胞外に透過イオンの $K^+$ があると閉まることができない。これは，ドアの入り口に足があるとドアを閉めることができなくなることに例えて，「foot in the door モデル」と呼ばれている（図Ⅱ-39）。細胞外に $K^+$ があると hERG チャネルの不活性化が抑制されて hERG 電流（$I_{Kr}$）が増大し，逆に低 $K^+$ になると hERG チャネルの不活性化が増強して $I_{Kr}$ が減少するのである。

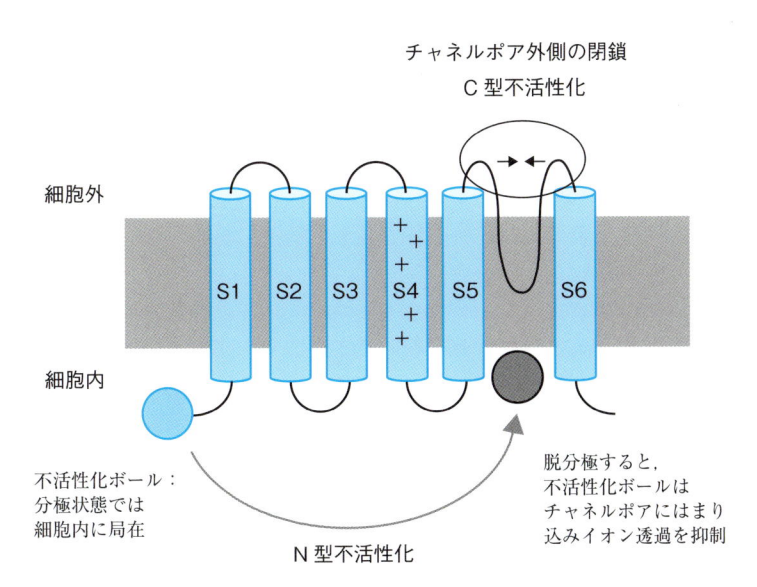

図Ⅱ-38　電位依存性チャネルの N 型および C 型不活性化。N 型不活性化は，N 末端の ball and chain モデルで，C 型不活性化はポア外側の閉鎖で起こる。

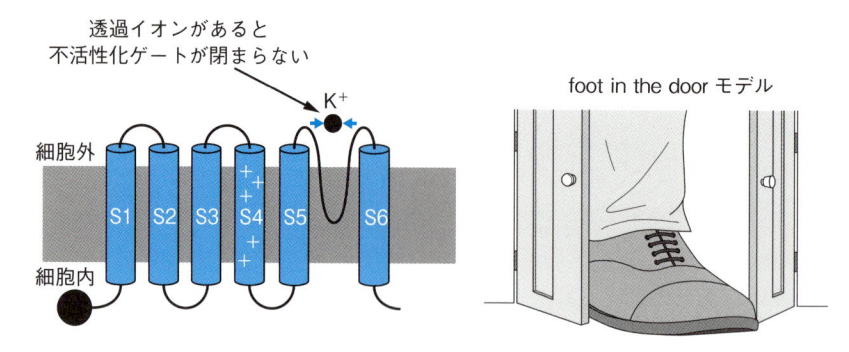

図Ⅱ-39　C型不活性化の foot in the door 型抑制。C型不活性化では，透過イオンが細胞外にあると foot in the door 機序（ドア＝不活性化ゲート，足＝$K^+$）により不活性化ゲートの閉鎖が抑制されるので，電流量が増加する。

●ポイント●
低カリウム血症時は hERG チャネル C 型不活性化が増強
　→hERG 電流が減少
　→hERG チャネル異常による LQT2 を増悪

## 5. なぜ hERG チャネル遮断薬は催不整脈性に働くのか？

### ■ hERG チャネルは R on T 型期外収縮の内在性安全機構

　市販薬（アステミゾール，テルフェナジンなど）の発売中止の最も頻度の高い原因は肝毒性と薬物誘発性 QT 延長であり，両者を合わせて 50％ 近くにも上る。また，薬物誘発性 QT 延長はほとんどが hERG チャネルを標的とする薬物により引き起こされる。それでは，なぜ hERG チャネルを抑制すると催不整脈性に働くのだろう？
　これには hERG チャネルの特徴的なチャネル動態が関係する。多くの電位依存性チャネルが活性化ゲートと不活性化ゲートをもっており，

　　C（閉鎖 closed state）$\rightleftarrows$ O（開口 open state）$\rightleftarrows$ I（不活性化 inactivated state）

という動態をとる。ほとんどのチャネルでは C $\rightleftarrows$ O の移行速度が速く，O $\rightleftarrows$ I の移行速度が遅い。このため，脱分極時には C→O が速く起こるが，O→I はゆっくりと起こり，脱分極時にチャネルが開口状態（O）にとどまる時間が長くなって大きな電流が流れる（図Ⅱ-40 左）。一方，再分極では I→O はゆっくりと起こるが，いったん O になると O→C は速やかに起こるため，再分極時に電流はほとんど流れない（図Ⅱ-40 左）。つまり，電位依存性 $Na^+$ チャネル，電位依存性 $Ca^{2+}$ チャネル，一過性外向き $K^+$ チャネルなどほとんどの電位依存性チャネルは，活動電位の初期に大きな電流を流し，再分極時にはほとんど電流を流さない。

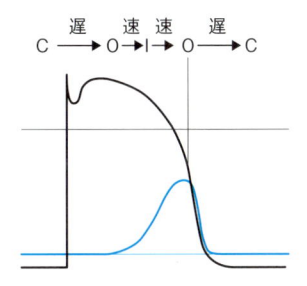

図Ⅱ-40 一過性外向き $K^+$ チャネル($K_v$4.2/$K_v$4.3)と急速活性化遅延整流性 $K^+$ チャネル(hERG)の動態の違い。青線は，活動電位中に一過性外向き $K^+$ チャネルあるいは急速活性化遅延整流性 $K^+$ チャネルを介して流れる外向き電流を示す。左：一過性外向き $K^+$ チャネル($K_v$4.2/$K_v$4.3)は C⇄O が速く O⇄I が遅いので，活動電位の初期に大きな電流が流れる。右：急速活性化遅延整流性 $K^+$ チャネル(hERG)は C⇄O が遅く O⇄I が速いので，活動電位の初期にはほとんど電流が流れず，再分極時に大きな電流が流れる。

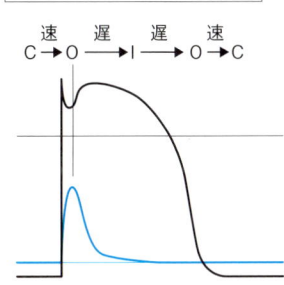

ところが急速活性化遅延整流性 $K^+$ チャネルは，知られているチャネルのなかで唯一 C⇄O の移行速度が遅く，O⇄I の移行速度が速いチャネルである。したがって，脱分極時には C→O がゆっくり起こり，いったん O になると O→I が速やかに起こるため，ほとんど電流が流れない(図Ⅱ-40右)。一方，再分極時には I→O は速やかに起こるが，いったん O になると O→C はゆっくりと起こるためにチャネルが長い時間開口状態(O)にとどまり，再分極時に大きな電流を生じる(図Ⅱ-40右)。

Holter 心電図の重症度分類に Lown の分類がある。R on T 型の期外収縮が grade 5 に分類されているように，短い連結期の期外収縮は危険性が高いと考えられている。T 波はちょうど活動電位の第 3 相(＝後期再分極相)に相当するので，そのタイミングで外向き電流を生じ脱分極に拮抗する hERG チャネルは，R on T 型の期外収縮の発生・伝播を防止する内在性の安全弁ということができる。

■ 短い連結期の期外収縮が危険な理由

それでは，なぜ連結期の短い R on T 型の期外収縮が危険なのだろうか？ これには 2 つの因子，相対不応期と，スパイラルリエントリーの不安定性が関与する。相対不応期に関しては，Part Ⅰ-A「4. 不応期と伝導」で説明したので，そちらを参照してほしい[➡ Part Ⅰ-A のメモ 3「受攻期とは？」参照]。ここでは，スパイラルリエントリーの不安定性について少しかみ砕いて説明する[➡ Part Ⅰ-C-3「2) 機能的リエントリー(ミクロリエントリー)」参照]。

臨床電気生理検査では，不応期の測定を行うために電気的に 10 発程度の基本周期の S1 刺激を与えた後に期外刺激 S2 を加え，S1-S2 の連結期を徐々に短くする

期外収縮刺激法を行い，横軸にS1-S2間隔を，縦軸にS2による活動電位持続時間をプロットする。臨床電気生理検査を行ったことがある読者は，S1-S2間隔を短くすると不応期が徐々に短縮すること（これは活動電位持続時間の短縮を反映）を経験しているだろう（図Ⅱ-41）。この原因は，一過性外向き$K^+$チャネルで説明される。

一過性外向き$K^+$チャネルは，S1-S2間隔が短くなると不活性化から回復しきれず，電流の振幅が小さくなるのである。「外向き電流の減少＝活動電位持続時間の延長」とこれまで説明してきたのに，外向き$K^+$電流の$I_{to}$が小さくなると活動電位持続時間が短くなるというのは，一見矛盾する。これには，先に説明した$I_{to}$と$I_K$の機能的相互作用，すなわち「$I_{to}$と$I_K$のシーソー現象」が関係する。S1-S2が短くなると$I_{to}$は小さくなるが，反対に$I_K$が大きくなる。活動電位の持続には後半に流れる$I_K$のほうが重要であり，$I_K$が大きくなると活動電位持続時間は短くなる。

S1-S2間隔を短くしたとき，活動電位持続時間の短縮の程度は$I_{to}$の大きい心外膜で大，$I_{to}$の小さい心内膜では小なので，心内膜-心外膜間の活動電位持続時間のばらつきがさらに大きくなる。このため，心内膜-心外膜間でphase 2リエントリーが起こる。これが「連結期の短い期外収縮は危険」といわれる理由である。

●ポイント●
$I_{to}$と$I_K$のシーソー現象　・$I_{to}$増強 → $I_K$抑制
　　　　　　　　　　　　　　・$I_{to}$抑制 → $I_K$増強

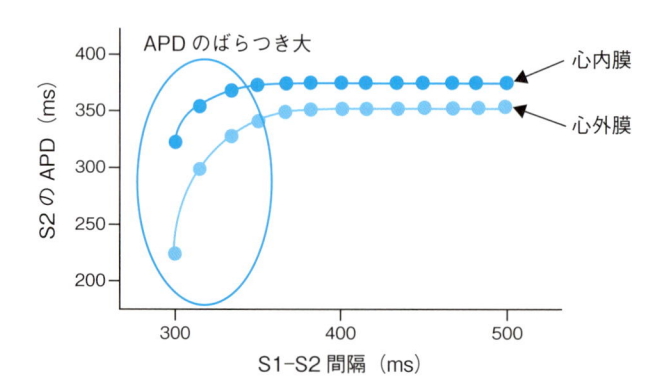

図Ⅱ-41　心内膜心筋と心外膜心筋の期外収縮刺激法。一定のS1-S1刺激の後に，期外刺激S2をS1-S2間隔を徐々に短くしながら与え，このときのS1-S2間隔を横軸，S2による活動電位持続時間（APD）を縦軸にプロットする。S1-S2を短くすると活動電位持続時間も短くなるが，その程度は心外膜心筋で大きく，短いS1-S2での活動電位持続時間のばらつきが大きくなる。

## ◼ 多くの薬物が hERG チャネルを標的とする理由

　hERG チャネルがブロックされると不整脈が起こりやすい理由は，なんとなくわかったのではないだろうか．それでは，多くの薬物が hERG チャネルを標的としているのはなぜだろう？　その理由は hERG チャネルの特徴的な構造にある．

　$K^+$ チャネルの構造は MacKinnon 先生[1]により解明され，その業績により同氏はノーベル賞を受賞した．hERG を含む電位依存性チャネルでは，チャネルポアの形成に S5-S6 が関わっている．S5-S6 間の P ループが膜の外側 1/3 でイオン選択性フィルターを形成し，S5 と S6 が膜の内側 2/3 に中心空洞 central cavity を形成するフラスコ状の構造をとっている（図II-42）．中心空洞では，S5 が外側のヘリックス outer helix, S6 が内側のヘリックス inner helix を構成するので，薬物の結合には S6 後半のアミノ酸配列が重要となる．

　図II-43左に，主な種類の $K^+$ チャネルの S6 後半のアミノ酸配列を並べたが，hERG チャネルだけが仲間外れであることがわかる．多くの $K^+$ チャネルが四角で囲んだ場所に PVP あるいは PIP というプロリン proline (P) を含む構造をもつのに対して，hERG チャネルは IFG とプロリンが1つもない．アミノ酸は通常 trans（トランス）型の配列をとるが，プロリンだけは cis（シス）型の配列をとることができるので，ヘリックス構造がプロリン部分で折れ曲がる（図II-43右）．したがって

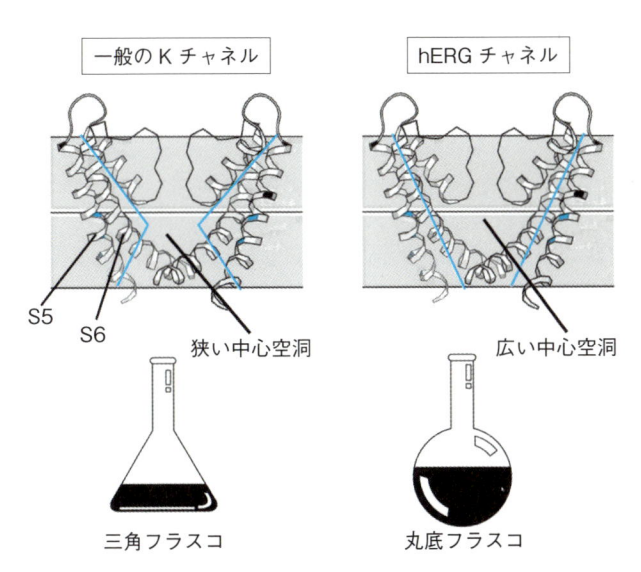

図II-42　$K^+$ チャネルの中心空洞．$K^+$ チャネルのポアは，S5 からなる外側ヘリックス，S6 からなる内側ヘリックス，P ループからなるイオンフィルターにより，上部が細く，下部が広がったフラスコ状の形をとる．一般の $K^+$ チャネル（左）では S6 が「くの字型」に曲がっている（青線）ので中心空洞は狭く，三角フラスコ状となる．hERG チャネル（右）では，S6 が曲がっていないので中心空洞は広く丸底フラスコ状となる．

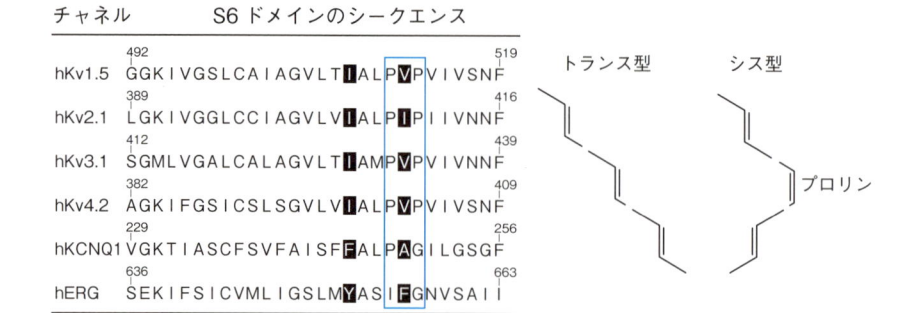

```
チャネル        S6ドメインのシークエンス
         492                              519
hKv1.5   GGKIVGSLCAIAGVLTIALPVPVIVSNF
         389                              416
hKv2.1   LGKIVGGLCCIAGVLVIALPIPIIVNNF
         412                              439
hKv3.1   SGMLVGALCALAGVLTIAMPVPVIVNNF
         382                              409
hKv4.2   AGKIFGSICSLSGVLVIALPVPVIVSNF
         229                              256
hKCNQ1   VGKTIASCFSVFAISFFALPAGILGSGF
         636                              663
hERG     SEKIFSICVMLIGSLMYASIFGNVSAII
```

図Ⅱ-43 K$^+$チャネルの S6 アミノ酸配列と S6 ヘリックス。一般の K$^+$ チャネルでは PVP あるいは PIP 配列があるが, hERG チャネルには同様の配列がない。プロリン (P) は cis 配位をとるので S6 ヘリックスが一般の K$^+$ チャネルでは折れ曲がっているのに対して, hERG チャネルでは直線状 (トランス配位) となる。

## メモ 20：QT 短縮も不整脈発生リスク― QT 短縮症候群

　近年, QT 間隔の延長だけでなく短縮も不整脈発現と関係することが明らかになってきた。現時点 (2012 年 5 月) では QTc 短縮の明確な基準はなく, 330 msec 以下, 350 msec 以下, 370 msec 以下など様々な基準が用いられている。QT 短縮は理論的には, 外向き電流の増加あるいは内向き電流の減少で起こる可能性がある。

　QT 短縮症候群 short QT syndrome (SQT) は多くの場合家族性を示し, 2012 年時点で 5 種類の遺伝子異常が見つかっている (表Ⅱ-6)。SQT1～3 は外向きの K$^+$ チャネル遺伝子の機能獲得変異で, SQT1 は *KCNH2*, SQT2 は *KCNJ2*, SQT3 は *KCNQ1* の変異である。これ以外に Brugada 症候群に伴う QT 短縮があり, SQT4 は Ca$^{2+}$ チャネル α サブユニット *CACNA1C*, SQT5 は β サブユニット *CACNB2B* の変異で, 内向きの L 型 Ca$^{2+}$ チャネルの機能喪失変異が見つかっている。QT 短縮が催不整脈性に働くメカニズムとしては, 不応期の短縮などが示唆されているが, まだ十分解明されていないのが現状である。

表Ⅱ-6　QT 短縮症候群の遺伝子変異

| 分類 | 遺伝子 | 蛋白 |
| --- | --- | --- |
| SQT1 | *KCNH2* | 急速活性化遅延整流性 K$^+$ チャネル α サブユニット |
| SQT2 | *KCNJ2* | 内向き整流性 K$^+$ チャネル α サブユニット |
| SQT3 | *KCNQ1* | 緩徐活性化遅延整流性 K$^+$ チャネル α サブユニット |
| SQT4 | *CACNA1C* | L 型 Ca$^{2+}$ チャネル α サブユニット |
| SQT5 | *CACNB2B* | L 型 Ca$^{2+}$ チャネル β サブユニット |

(2012 年 5 月時点)

多くのK⁺チャネルのS6は「くの字型」をしている（図Ⅱ-42左，青線）。これに対して，hERGチャネルではプロリンがないためS6は直線状になっている。このため，他のK⁺チャネルに対してhERGチャネルは内部構造が広くなっている（図Ⅱ-42右，青線）。他のK⁺チャネルが三角フラスコ状なのに対して，hERGチャネルは丸底フラスコ状となるイメージであり，したがって多くの薬物がhERGチャネルの内部構造にアクセスすることができる。

　また，hERGチャネルのS6には他のK⁺チャネルにはないチロシン（Y）とフェニルアラニン（F）という芳香族アミノ酸があり，中心空洞に顔を出している。多数の薬物が芳香環をもっており，「芳香環と芳香環は結合しやすい *aromatic-aromatic interaction*」という化学的特徴があるので，hERGチャネルは様々な薬物と結合することができる。このような構造上の特徴，すなわち広い中心空洞をもつこと，空洞に芳香族アミノ酸が顔を出していることの2点から，hERGチャネルは多くの薬物の標的となる[2]。

---

### メモ21：QT間隔と突然死の概日リズム

　心臓突然死には概日リズム *circadian rhythm* があり，起床後数時間の午前中（7〜11時）に第1のピークがあり，第2のピークが夕方（17〜18時）にある。家族性不整脈疾患でも，Brugada症候群は夜間に心臓突然死のピークがある。

　概日リズムは，視床下部の視交叉上核における時計遺伝子の負の転写調節機構を基盤とするが，最近では末梢組織にも自律的な生物時計が存在することが明らかとなっている。マウスでは，心臓で時計遺伝子 *BMAL2* の標的分子Klf15が概日リズムを示し，この標的分子K⁺チャネルβサブユニットKChIP2の発現，ならびにQT間隔に日内変動があることが示された（図Ⅱ-44）[3]。Klf15を遺伝的に操作すると，致死的不整脈の発現が増えたことから，心筋細胞の内在性生物時計が心筋再分極，ならびに突然死の概日リズムに関与する可能性が示唆される。

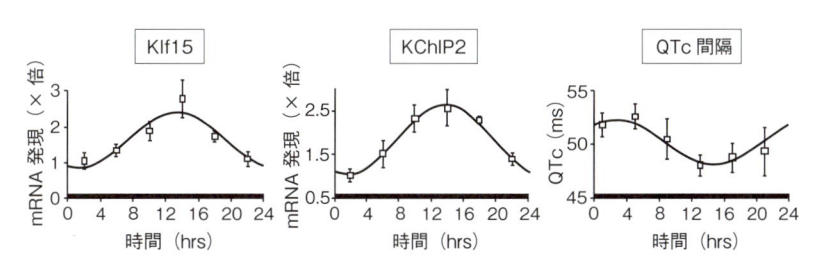

図Ⅱ-44　心筋転写因子，K⁺チャネルサブユニット，QT間隔の概日リズム（Jeyaraj D, Haldar SM, Wan X, et al. Circadian rhythms govern cardiac repolarization and arrhythmogenesis. Nature 2012；483：96-9 より抜粋して転載）

●ポイント●
hERG 抑制が催不整脈作用を示す理由
・hERG が再分極（第3相）の外向き電流である。
　　→ R on T 型期外収縮を抑制する。
　　→ hERG 抑制は R on T 型期外収縮を起こしやすくする。
R on T 型不整脈が危険な理由
・先行 RR 間隔が短くなると活動電位持続時間が短縮する。
　　→ 活動電位持続時間短縮は $I_{to}$ と $I_K$ シーソー現象に依存。
　　→ $I_{to}$ が大きい心外膜側で活動電位持続時間短縮が大きい。
　　→ 活動電位持続時間の心筋壁内ばらつきが大となる。
・多くの薬物が hERG を標的とする。
　　→ hERG チャネルの中心空洞が大きいので多くの薬物がアクセス可能。
　　→ hERG チャネルの中心空洞に芳香族アミノ酸があるので，多くの薬物と芳香環-芳香環結合ができる。

## 文献

1. Zhou Y, Morais-Cabral JH, MacKinnon R, et al. Chemistry of ion coordination and hydration revealed by a $K^+$ channel-Fab complex at 2.0 A resolution. Nature 2001 ; 414 : 43-8.
2. Mitcheson JS, Chen J, Lin M, et al. A structural basis for drug-induced long QT syndrome. Proc Natl Acad Sci USA 2000 ; 97 : 12329-33.
3. Jeyaraj D, Haldar SM, Wan X, et al. Circadian rhythms govern cardiac repolarization and arrhythmogenesis. Nature 2012 ; 483 : 96-9.

# G カテコラミン誘発性多形性心室頻拍

## 1. CPVT の分子メカニズム

　カテコラミン誘発性多形性心室頻拍 catecholaminergic polymorphic ventricular tachycardia（CPVT）は，運動により誘発されるカテコラミン感受性の多形性心室頻拍で，細胞内のカルシウム動態の異常が不整脈発症に関与しており，CPVT1 と CPVT2 に分類される。
- CPVT1：*RYR2*（*RYR* の心臓タイプ）の遺伝子変異，常染色体優性遺伝形式
- CPVT2：筋小胞体内 $Ca^{2+}$ 結合蛋白カルセクエストリン 2 calsequestrin 2 をコードする *Csq2* の遺伝子異常，常染色体劣性遺伝形式

　通常，RYR2 は $Ca^{2+}$ が結合することによりチャネルが開口し，$Ca^{2+}$ 誘発性 $Ca^{2+}$ 放出（CICR）が起こる（図Ⅱ-45）［→ Part Ⅰ-A「5. 不整脈と関係の深い細胞内カルシウムハンドリング」参照］。様々な心病態下では，β受容体・α受容体・Ang Ⅱ

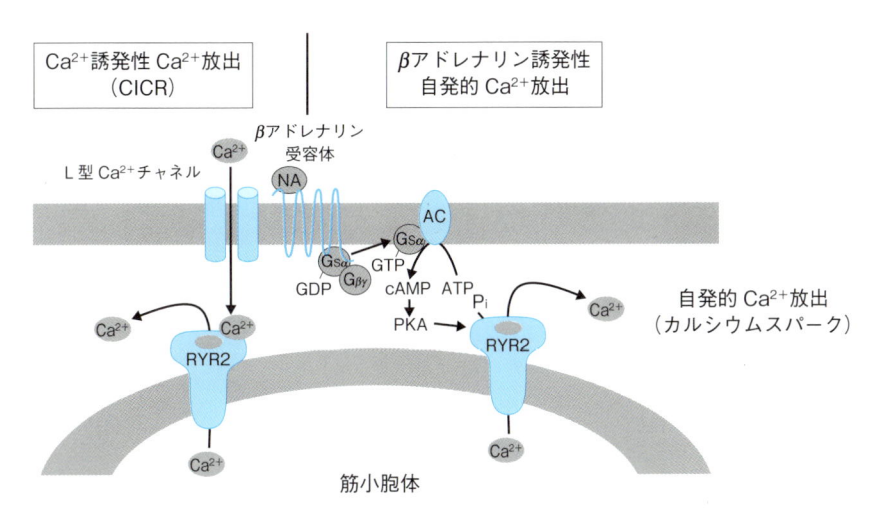

図Ⅱ-45　CICR と交感神経刺激による自発的 $Ca^{2+}$ 放出。左：通常は，L 型 $Ca^{2+}$ チャネルを介して流入した $Ca^{2+}$ が RYR を活性化し，SR からの $Ca^{2+}$ 放出を誘導する。右：交感神経緊張時は PKA が RYR2 をリン酸化し，$Ca^{2+}$ が自発的に放出される。AC：アデニル酸シクラーゼ，CICR：$Ca^{2+}$ 誘発性 $Ca^{2+}$ 放出，NA：ノルアドレナリン。

1型（AT$_1$）受容体の刺激により，PKAやCaMKⅡによるRYR2リン酸化が誘導する自発的Ca$^{2+}$放出（カルシウムスパーク）が不整脈発現に関与する（図Ⅱ-45）。CPVT1の*RYR2*変異では，RYR2へのCa$^{2+}$結合・リン酸化がなくてもチャネルの開口閾値が下がってCa$^{2+}$の自発的放出が起こり，催不整脈作用を示す（図Ⅱ-45右）。

また，筋小胞体にはCa$^{2+}$貯蔵プールとCa$^{2+}$放出プールがあり，カルセクエストリン2はCa$^{2+}$を貯蔵プールに維持する働きをしている。カルセクエストリン2の変異では，貯蔵プールにCa$^{2+}$を保持できなくなり，自発的Ca$^{2+}$放出が起こりやすくなる。図Ⅱ-46に示したプールのたとえで説明すると，拡張期のRYR2の開口閾値はCa$^{2+}$放出プールの底からの距離で決まっており，正常ではCa$^{2+}$結合により（図Ⅱ-46左），CPVT1では*RYR2*の変異により（図Ⅱ-46中），この閾値が下がることによってCa$^{2+}$が放出される。CPVT2の*Csq2*変異では，Ca$^{2+}$を貯蔵プールに維持することができなくなって放出プールのCa$^{2+}$が増え，拡張期においてもRYR2の開口閾値がCa$^{2+}$放出プールの上縁より下にきてしまうため，自発的なCa$^{2+}$放出が起こる（図Ⅱ-46右）。これらの自発的Ca$^{2+}$放出が，遅延後脱分極（DAD）を介する機序で不整脈発現に関与する［➡ PartⅠ-C-2-2の図Ⅰ-27参照］。

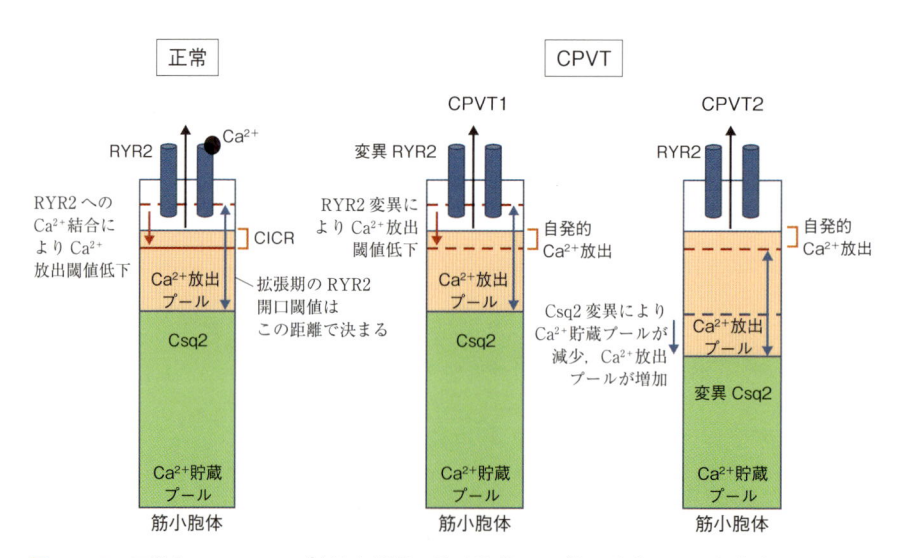

図Ⅱ-46 正常とCPVTのCa$^{2+}$放出機構。筋小胞体のCa$^{2+}$は貯蔵プールと放出プールの2つに分けられている。カルセクエストリン2（Csq2）はCa$^{2+}$を貯蔵プールに維持する機能をもつ。左：正常では，リアノジン受容体2型（RYR2）にCa$^{2+}$が結合するとチャネル開口閾値が下がり，Ca$^{2+}$放出が起こる。中：CPVT1では，*RYR2*の変異により閾値が下がり，自発的なCa$^{2+}$放出が起こる。右：CPVT2では，*Csq2*変異により貯蔵プールにとどまるCa$^{2+}$が減少し放出プールのCa$^{2+}$量が増加するので，自発的Ca$^{2+}$放出が起こる。青い破線：拡張期のRYR2開口閾値。Ca$^{2+}$放出プールからの距離で決まってくる。青い実線：収縮期のRYR2開口閾値。

> ●ポイント●
> CPVT　・CPVT1……*RYR2* 変異 → RYR2 開口確率上昇
> 　　　・CPVT2……*Csq2* 変異 → 小胞体内放出プールの $Ca^{2+}$ 増加
> 　　　⇨ 自発的 $Ca^{2+}$ 放出（カルシウムスパーク）

## 2. CPVT の薬物治療

　CPVT の薬物治療はカテコラミンの抑制，すなわち β 遮断薬が主体となる。最近これに加えて，RYR を直接的に抑制する試みが行われている。骨格筋型（1 型）リアノジン受容体（RYR1）の変異により，吸入麻酔薬で痙攣・発熱を主徴とする悪性高熱が起こる。この RYR1 遮断薬としてダントロレン（筋弛緩薬）が開発され悪性高熱の治療・管理が劇的に改善した。ダントロレンは RYR2 に対しても抑制作用をもつことから，CPVT に対するダントロレン投与の試みが行われている[1]。また，2009 年に Ic 群の $Na^+$ チャネル遮断薬であるフレカイニドが RYR2 を直接的にブロックすることがわかり，CPVT に有効であることが報告された[2]。運動制限，β 遮断薬に加えて，ダントロレンやフレカイニドなど RYR2 を標的とする薬物が治療ガイドラインに組み込まれるか，注視する必要がある。

### 文　献

1. Suetomi T, Yano M, Uchinoumi H, et al. Mutation-linked defective interdomain interactions within ryanodine receptor cause aberrant $Ca^{2+}$-release leading to catecholaminergic polymorphic ventricular tachycardia. Circulation 2011 ; 124 : 682-94.
2. Watanabe H, Chopra N, Laver D, et al. Flecainide prevents catecholaminergic polymorphic ventricular tachycardia in mice and humans. Nat Med 2009 ; 15 : 380-3.

# H 右室流出路由来の不整脈

## 1. 不整脈の多発地帯「右室流出路」の発生

　心臓はもともと土管状の原始心筒として発生し，これがルーピングすることで心房中隔・心室中隔や房室弁ができ，4腔からなる成体の心臓ができあがる。原始心筒は，側板中胚葉にある一次心臓予定領域 primary heart field（PHF）から発生する（図Ⅱ-47下左）。図Ⅱ-47下中に示すように，心ループ形成に伴って心臓の全長が長くなる。このとき一次心臓予定領域由来の心筋細胞だけでは足りなくなり，静脈側の入口部 inflow と動脈側の出口部 outflow に転写因子 islet1 をマーカーとする二次心臓予定領域 secondary heart field（SHF）から間葉系細胞が加わる。間葉系細胞は，これまでにも言及したように多分化能を有する細胞であり，右室流出路

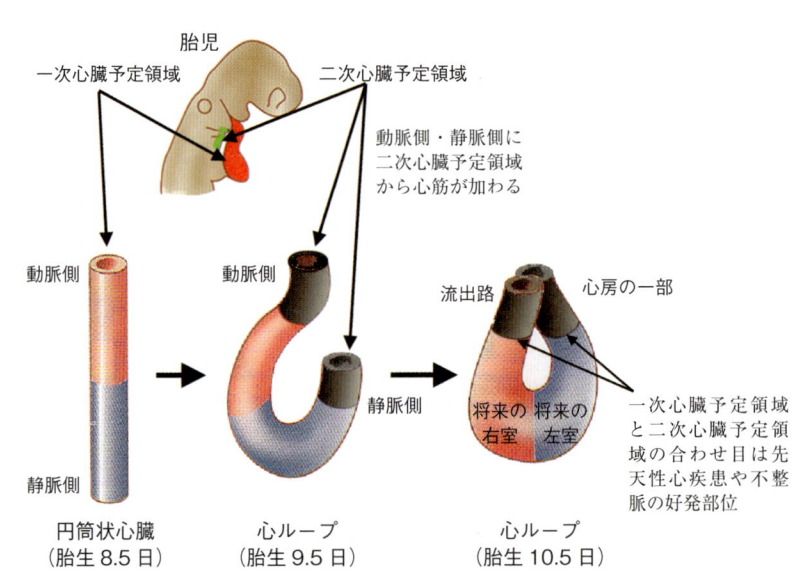

図Ⅱ-47　流出路・心房の一部は二次心臓予定領域から発生する。原始心筒は一次心臓予定領域から発生し，二次心臓予定領域は心ループ形成時に動脈側と静脈側に加わることにより流出路と心房の一部を形成する。(Margaret Loewy Kirby. Cardiac Development. Oxford University Press USA, New York, 2007 より許可を得て改変)

では二次心臓予定領域の間葉系細胞が心筋細胞へと分化する。したがって，一次心臓予定領域由来の心室筋細胞とは発生様式が異なり，電気生理学的性質も種々の点で異なっている。このため不整脈の多発地帯となる。

●ポイント●
心臓の発生
・心房・心室の大部分……一次心臓予定領域
・右室流出路…………二次心臓予定領域
⇨ 両者で電気生理学的特性が異なる。

## 2. 不整脈源性右室心筋症（ARVC）とは？

　不整脈源性右室心筋症 *arrhythmogenic right ventricular cardiomyopathy* (ARVC)〔不整脈源性右室異形成 *arrhythmogenic right ventricular dysplasia* (ARVD) ともいう〕は右室優位にみられる心筋症で，心電図でも右側胸部誘導（$V_1 \sim V_3$）で QRS 幅の延長，T 波陰転などの異常所見を認め，右室起源の不整脈をしばしば認める。組織学的には，右室優位の脂肪変性・線維化を特徴とする。特に若年者で運動中に致死性不整脈・突然死をきたす疾患である。

　ARVC の疫学には人種差があり，ヨーロッパ，特にイタリアで罹患数が多く，サッカーのセリエ A で試合中に選手が突然死する原因となるなど，欧州では社会的関心の高い疾患である。症例の約 50％ に家族歴がみられ，12 個の染色体座への連鎖が同定されており，8 つの原因遺伝子が同定されている。そのうち 5 つはデスモソームの構成分子（plakoglobin, plakophilin-2, desmoplakin, desmoglein-2, desmocollin-2）であることが特徴的である（表Ⅱ-7）。デスモソームとは，細胞と細胞の間の接着機構の 1 つである。ARVC で不整脈をしばしば認めるのは，おそらくデスモソームの障害に起因する細胞間伝導障害が関与していると思われる。

　ARVC では，心不全の治療に加えて不整脈治療が必要であり，抗不整脈薬，カテーテルアブレーション，ICD 植込みが用いられる。最も確実な治療法は，ICD の植込みである。

●ポイント●
不整脈源性右室心筋症……多くがデスモソーム構成蛋白の変異
　→ デスモソーム異常による細胞間伝導障害 → 不整脈

表Ⅱ-7　ARVCの遺伝子変異

| 分類 | 染色体座 | 遺伝子 | 蛋白 |
|---|---|---|---|
| ARVC1 | 14q23-q24 | *TGFB3* | TGFb3 |
| ARVC2 | 1q42-q43 | *RYR2* | ryanodine receptor-2 |
| ARVC3 | 14q12-q22 | ? | ? |
| ARVC4 | 2q32.1-q32.3 | ? | ? |
| ARVC5 | 3q23 | *TMEM43* | TMEM43 |
| ARVC6 | 10p14-p12 | ? | ? |
| ARVC7 | 10q22.3 | ? | ? |
| ARVC8 | 6p24 | *DSP* | desmoplakin（デスモソーム蛋白） |
| ARVC9 | 12p11 | *PKP2* | plakophilin-2（デスモソーム蛋白） |
| ARVC10 | 18p12.1-q12 | *DSG2* | desmoglein-2（デスモソーム蛋白） |
| ARVC11 | 18q12.1 | *DSC2* | desmocollin-2（デスモソーム蛋白） |
| ARVC12 | 17q21 | *JUP* | plakoglobin（デスモソーム蛋白） |

（2012年5月時点）

## 3. 不整脈源性右室心筋症（ARVC）の脂肪変性の分子メカニズムは？

　ARVCでは病理学的に右室の脂肪変性を特徴とする．では，なぜARVCで脂肪変性が起こるのだろう？

　右室流出路は二次心臓予定領域の間葉系細胞から発生する．間葉系細胞は中胚葉由来の未分化な細胞で，骨格筋・平滑筋・心筋・骨・軟骨など様々な細胞に分化可能である．右室流出路で間葉系細胞が心筋細胞に分化するメカニズムには，Wnt/βカテニンと呼ばれるシグナルが関与している．デフォルトでは，間葉系細胞は転写因子PPARγの働きにより脂肪細胞へと分化するようにプログラムされている．βカテニンはグリコーゲン合成キナーゼ（GSK）により抑制されており，このデフォルトの脂肪分化プログラムに影響を与えない．ところが，間葉系細胞にWnt刺激が作用すると，GSKによる抑制が取れてβカテニンが核内に移行し，PPARγのプロモーター領域で転写因子のTcf/Lef1と共同して転写活性を抑制する．これにより，デフォルトでONとなっていた脂肪細胞への分化プログラムがOFFとなり，心筋細胞への分化プログラムのスイッチがONとなる（図Ⅱ-48）．

　ARVCの原因蛋白の1つplakoglobinは，デスモソームの構成成分であるが，構造的にβカテニンに類似しており，γカテニンというセカンドネームをもっている．このplakoglobinは自身の変異だけでなく，desmoplakinなどの他のデスモソーム構成分子の変異によっても，デスモソームに局在することができなくなる．デスモソームに局在できなくなったplakoglobin（γカテニン）は核内に移行し，βカテニンの代わりにPPARγのプロモーター領域で転写因子Tcf/Lef1と結合する．Tcf/Lef1と結合したplakoglobin（γカテニン）は，βカテニンとは違ってPPARγの転

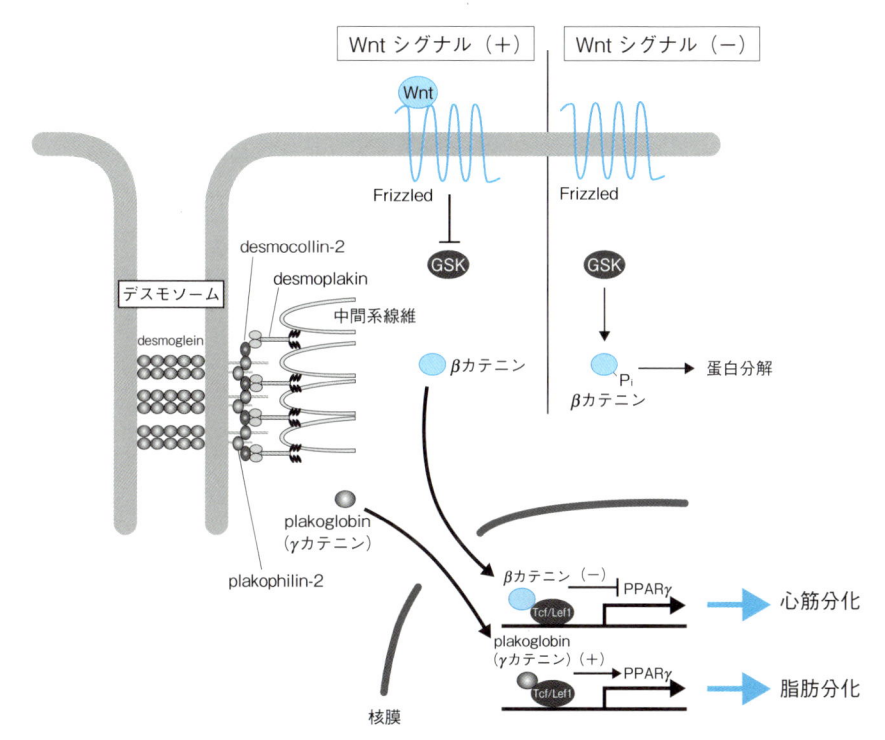

図Ⅱ-48 間葉系組織の脂肪分化と心筋分化。間葉系細胞は，デフォルトでは脂肪分化するようにプログラムされている。通常はグリコーゲン合成キナーゼ（GSK）がβカテニンを抑制しているが，Wntシグナルが入るとβカテニンを介してPPARγが抑制され心筋分化が誘導される。ARVCでは，plakoglobin（γカテニン）がβカテニンに拮抗し，脂肪分化にスイッチする。

写活性を促進するので，脂肪細胞への分化スイッチが再びONとなる。これが，ARVCに特徴的な右室流出路誘優位の脂肪変性がみられる分子メカニズムである[1]（図Ⅱ-48）。

●ポイント●
中胚葉の分化
・Wntシグナル（−）→ PPARγ活性化 → 脂肪分化
・Wntシグナル（＋）→ βカテニン → PPARγ抑制 → 心筋分化
デスモゾーム異常 → γカテニン → PPARγ活性化 → 脂肪分化

## 4. 右室流出路起源単形性心室頻拍とは？

　ARVC以外で右室流出路の関係する不整脈に，「右室流出路起源の単形性心室頻拍」がある。これは左脚ブロック右軸偏位型の単形性心室心拍で，triggered activityをイオン機序としており，β遮断薬やアデノシンに感受性があることが特徴である。

　右室流出路は，前述のように二次心臓予定領域から発生し，一次心臓予定領域由来の心筋細胞とは異なる性質を有している。同部位は血液を拍出するポンプとしての機能よりも，血液を肺動脈に向けて絞り出し逆流させない括約筋として機能するので，T管の発達が他の部位の固有心筋と比べて不十分である。このことが，筋小胞体からカルシウムリークが起こりやすく，triggered activityが発生しやすい原因と考えられている。

　さて，右室流出路では，アデニル酸シクラーゼがβ受容体とアデノシン$A_1$受容体による二重支配を受けている（図Ⅱ-49）[→ Part Ⅰ-B「3. アデノシン$A_1$受容体」参照]。β受容体は$G_s$蛋白と共役してアデニル酸シクラーゼを正に調節しており，一方，アデノシン$A_1$受容体は$G_i$蛋白と共役してアデニル酸シクラーゼを負に制御している。アデニル酸シクラーゼを正（活性化）に調節することがPKAを活性化し，筋小胞体からのカルシウムリークを誘発してtriggered activityの引き金となることから，β受容体を遮断する薬物（β遮断薬），負に制御するアデノシン$A_1$受容体のアゴニスト（アデノシン）が右室流出路起源の単形性心室頻拍に有効である。

　右室流出路起源の単形性心室頻拍の心筋生検標本において，右室流出路からのサンプルにアデノシン$A_1$受容体に共役する$G_i$蛋白の機能消失変異が見つかり，右室流出路以外の部位からのサンプルでは変異が見つからなかった[2]。アデニル酸シク

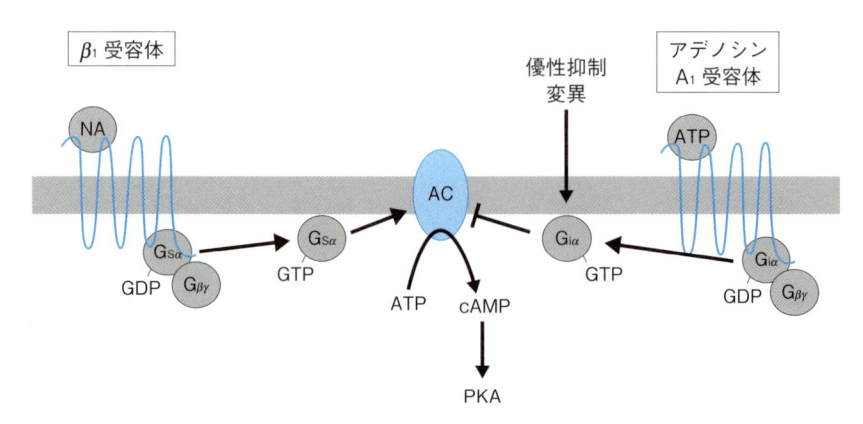

**図Ⅱ-49**　アデニル酸シクラーゼの交感神経$β_1$受容体とアデノシン$A_1$受容体による二重支配。AC：アデニル酸シクラーゼ，NA：ノルアドレナリン。

ラーゼに対する負の制御が抑制されて PKA 活性化が過剰となっているものと考えられ，右室流出路における $G_i$ 蛋白の体細胞変異が単形性心室頻拍の原因となることを示唆する興味深い報告である。

## 文　献

1. Garcia-Gras E, Lombardi R, Giocondo MJ, et al. Suppression of canonical Wnt/β-catenin signaling by nuclear plakoglobin recapitulates phenotype of arrhythmogenic right ventricular cardiomyopathy. J Clin Invest 2006 ; 116 : 2012-21.
2. Lerman BB, Dong B, Stein KM, et al. Right ventricular outflow tract tachycardia due to a somatic cell mutation in G protein subunitalphai2. J Clin Invest 1998 ; 101 : 2862-8.

# I Purkinje 不整脈

　右室流出路とともに不整脈の多発地帯となるのが，Purkinje 線維である。右脚ブロック左軸偏位型でベラパミルが著効を示す心室頻拍は，左脚後枝を起源とする束枝間リエントリーと考えられ，脚・Purkinje 線維が関与する不整脈の代表的存在とされている。近年は Purkinje 電位（P 電位）や脚電位の記録が可能となり，心室頻拍で P 電位や脚電位が記録される部位に対するアブレーションにより不整脈を予防できること，心室頻拍が心室細動に移行するときに P 電位が先行することなどから，Purkinje 線維が関与する不整脈のレパートリーが増え，これらをまとめて「Purkinje 不整脈」というカテゴリーに分類する動きがある。

　それではなぜ，Purkinje 線維が不整脈起源となることが多いのだろう？ これには，Purkinje 線維がもつ特徴的なイオン電流と細胞内カルシウムハンドリングが関与している[1]。

## 1. Purkinje 細胞の催不整脈性：細胞膜電流系の特徴

　Purkinje 細胞の細胞膜電流系の特徴は，
① $Na^+$ 電流に遅延電流 *late current* が存在する
② 内向き整流性 $K^+$ 電流（$I_{K1}$）が小さい
③ T 型 $Ca^{2+}$ 電流（$I_{CaT}$）と過分極活性化陽イオン電流（$I_f$）をもつ
の 3 点である。

　①から，Purkinje 細胞では生理的状態でも QT 延長症候群 3 型（LQT3）にみられる $Na^+$ 遅延電流が存在し，活動電位持続時間が長くなっている。これは Purkinje 細胞の不応期が長いことを意味している。生理的にはいったん心室筋に伝導した興奮が逆戻りしない安全弁になっていると考えられる。Purkinje 細胞-心室筋間には解剖学的なリエントリー回路が存在するので，何らかの安全弁がなければ日常的に Purkinje 細胞-固有心筋間でマクロリエントリー性不整脈（everyday VT/VF storm）が生じることになる。

　②と③は，Purkinje 線維が刺激伝導系であり，自動能をもつことを反映しているのではないかと考えられる。つまり，Purkinje 線維が自動能をもっていることで，上位刺激伝導系の自動能が低下したときに心室補充収縮・調律によりそれを補う

セーフティーネットとなっている。内向き整流性 K$^+$ チャネルをコードする *KCNJ2* の変異を原因とする Andersen 症候群（LQT7）は，2 方向性心室頻拍 *bidirectional VT* を特徴とする。これは I$_{K1}$ が減少することにより異なる 2 つの部位の Purkinje 細胞で自動能が亢進し，この異常自動能による VT が融合したものと考えられている。

> ●ポイント●
> Purkinje 細胞の電気生理学的特性
> ① Na$^+$ 遅延電流が存在
> ②内向き整流性 K$^+$ 電流（I$_{K1}$）が小さい
> ③ T 型 Ca$^{2+}$ 電流（I$_{CaT}$）と過分極活性化陽イオン電流（I$_f$）が存在

## 2. Purkinje 細胞の催不整脈性：細胞内カルシウム動態の特徴

ポンプ作用が主な機能である心室筋では横行小管（T 管）が発達しており，筋小胞体（SR）と細胞膜横行小管が近接し，dyad と呼ばれる構造をとっている。dyad では，細胞膜が細胞内に陥入した T 管の膜にある L 型 Ca$^{2+}$ チャネルと筋小胞体膜の RYR が近接し，緊密な機能的連関が達成されているため，L 型 Ca$^{2+}$ チャネルを介した Ca$^{2+}$ 流入が RYR の Ca$^{2+}$ 放出を引き起こし，興奮収縮連関 *excitation-contraction coupling* が効率的に行われる。この部位の筋小胞体のことを「連結 SR *junctional SR（JSR）*」と呼ぶ（図Ⅱ-50 左）。

これに対して，電気興奮の伝導が主な機能であり大きな収縮の必要がない Purkinje 細胞では，T 管の発達が極めて乏しく，連結 SR は細胞膜表面直下にしかない。細胞深部には，筋小胞体から細胞質に籠状に飛び出すが細胞膜とはカップリングしていない「かごさや SR *corbular SR（CSR）*」が存在する。Purkinje 細胞では，筋小胞体からの Ca$^{2+}$ 放出は細胞表面直下の連結筋小胞体から始まり，これにより放出された Ca$^{2+}$ が細胞質内を拡散し，かごさや SR からの Ca$^{2+}$ 放出を遅れて発生させる（図Ⅱ-50 右）。

放出された Ca$^{2+}$ による一過性の Ca$^{2+}$ 濃度上昇のことを，カルシウムトランジェント *calcium transient* と呼ぶ。心室筋ではカルシウムトランジェントが 1 峰性だが，Purkinje 細胞のカルシウムトランジェントは 2 峰性で（図Ⅱ-51），最初のピークは細胞表面直下の連結筋小胞体からの Ca$^{2+}$ 放出により起こり，後のピークは細胞深部のかごさや SR からの Ca$^{2+}$ 放出により引き起こされる。

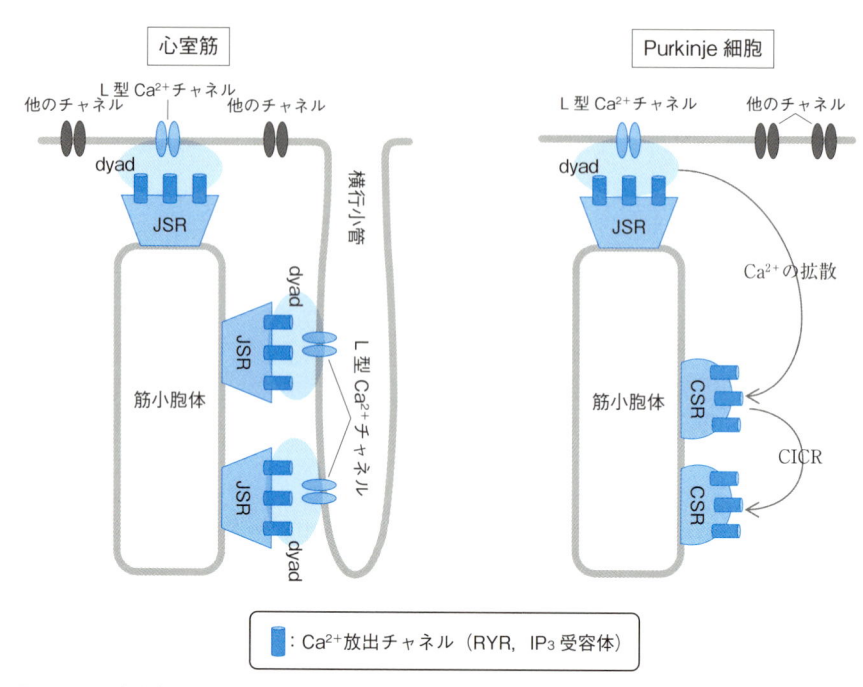

**図Ⅱ-50** 心室筋とPurkinje細胞の興奮収縮連関。左：心室筋では横行小管が発達しており，細胞膜のL型Ca$^{2+}$チャネルと筋小胞体（SR）のCa$^{2+}$放出チャネルが物理的にカップリングしdyadを形成している。右：Purkinje細胞には横行小管がほとんどなく，細胞深部ではCa$^{2+}$拡散によるCa$^{2+}$誘発性Ca$^{2+}$放出が起こる。CICR：Ca$^{2+}$誘発性Ca$^{2+}$放出，CSR：かごさやSR，dyad：2つ組構造，JSR：連結SR。

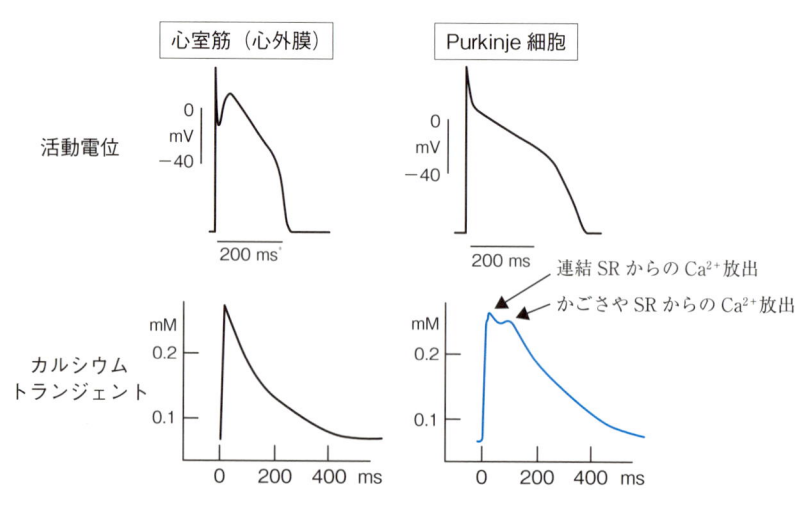

**図Ⅱ-51** Purkinje細胞の2峰性カルシウムトランジェント（Li P, Rudy Y. A model of canine purkinje cell electrophysiology and Ca$^{2+}$ cycling: rate dependence, triggered activity, and comparison to ventricular myocytes. Circ Res 2011 ; 109 : 71-9 より許可を得て改変）

> ●ポイント●
> 心室筋…………1 峰性カルシウムトランジェント
> 　　　　　　→ 接合部筋小胞体からの $Ca^{2+}$ 放出
> Purkinje 細胞……2 峰性カルシウムトランジェント
> 　　・第 1 ピーク → 連結 SR からの $Ca^{2+}$ 放出
> 　　・第 2 ピーク → かごさや SR からの $Ca^{2+}$ 放出

## 3. なぜ Purkinje 線維で T wave alternans (TWA) が生じやすいのか？

　Purkinje 細胞で興奮頻度が上昇すると，緊密な連携関係にある連結 SR での $Ca^{2+}$ 放出は維持されるが，細胞深部のかごさや SR からの $Ca^{2+}$ 放出は容易に脱落し，2 峰性カルシウムトランジェントと 1 峰性カルシウムトランジェントが 1 拍ごとに交互に出現して（図Ⅱ-52），これが微妙な T wave alternans (TWA) をつくり出す．さらに興奮頻度が上昇すると，Purkinje 細胞の連結 SR は細胞膜表面直下にの

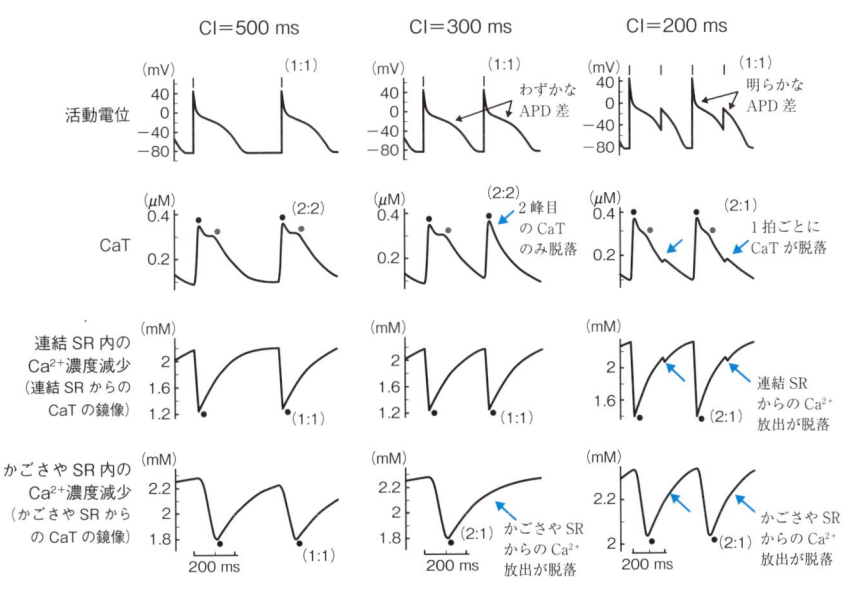

図Ⅱ-52　Purkinje 細胞の TWA。Purkinje 細胞では，興奮頻度が少し上昇すると（中：CI = 300 ms），かごさや SR のカルシウムトランジェント (CaT) が 1 拍おきに脱落して，全体のカルシウムトランジェントは 2 峰性と 1 峰性が交互に現れる．さらに興奮頻度が上昇すると（右：CI = 200 ms），連結 SR のカルシウムトランジェントも 1 拍おきとなる．CI：連結期．(Li P, Rudy Y. A model of canine purkinje cell electrophysiology and $Ca^{2+}$ cycling : rate dependence, triggered activity, and comparison to ventricular myocytes. Circ Res 2011 ; 109 : 71-9 より許可を得て改変)

み存在し心室筋に比べて数が少ないため，1拍ごとにカルシウムトランジェントが完全に停止し，よりはっきりとしたTWAが観察されるようになる（図Ⅱ-52）。

このように，Purkinje細胞では特徴的な細胞内カルシウム動態を基盤として，カルシウムトランジェントの変動，再分極の時間的ばらつきが容易に起こり，これが催不整脈性の原因と考えられる。

●ポイント●
Purkinje細胞のカルシウムトランジェント
・通常の心拍数　　→2峰性カルシウムトランジェント
・中等度の心拍数　→2峰性と1峰性のカルシウムトランジェントが交互
　　　　　　　　　→マイクロTWA
・速い心拍数　　　→2峰性カルシウムトランジェントが1拍おき→TWA

## 4. なぜPurkinje線維でtriggered activityが生じやすいのか？

Purkinje細胞では，生理的状態でも$Na^+$チャネルの遅延電流が存在する（その分子基盤はまだわかっていない）。これにより活動電位持続時間が長くなり，早期後脱分極（EAD）が発生しやすくなる。また，$Na^+$チャネル遅延電流により細胞内への$Na^+$流入が増えると，$Na^+/Ca^{2+}$交換系の逆回転が促進し，細胞外へ$Na^+$を排出する代わりに細胞内への$Ca^{2+}$流入が増え，細胞内$Ca^{2+}$過負荷状態となる。このため遅延後脱分極（DAD）も発生しやすくなる。

このように，Purkinje細胞はtriggered activityに対しても感受性が高く，不整脈が発生しやすいことになる。

●ポイント●
Purkinje細胞はtriggered activityを起こしやすい
・活動電位持続時間が長い　→早期後脱分極（EAD）
・カルシウム動態が特殊　　→遅延後脱分極（DAD）

文　献
1. Li P, Rudy Y. A model of canine purkinje cell electrophysiology and $Ca^{2+}$ cycling : rate dependence, triggered activity, and comparison to ventricular myocytes. Circ Res 2011 ; 109 : 71-9.

# J アブレーション，デバイス治療と抗不整脈薬

## 1. 非薬物治療の基礎知識

　医学の他の分野と同様に，不整脈という疾患に対するアプローチ方法はこの四半世紀で大きく変化した。薬物治療の進歩はもちろんであるが，非薬物的な治療方法の進歩が特に大きい。なかでも，不整脈の原因部位を特定し，カテーテル先端で焼灼するアブレーション治療は，画期的な根治療法として瞬く間に広く普及した。

　不整脈治療における基本が薬物治療であることは，昔も今も変わらない。しかし，症例によっては薬物を使用することが困難であったり，効果が不十分な場合もある。なんといっても，不整脈の根治を目指した治療ができることは非薬物治療（特にアブレーション）の最大のメリットといえるであろう。本章では不整脈に対する非薬物的アプローチ法を紹介するとともに，現在の最新の展開について，その利点，限界に加えて抗不整脈薬とのハイブリッド治療にも触れ，書名のように「そうだったのか」と思っていただけるように概説してみたい。

### 1）不整脈の非薬物治療の発展，展開の歴史

　不整脈に対する非薬物的治療の開始点は，ペースメーカー治療である。1950年代に徐脈性不整脈に対する恒久ペースメーカー植込みが開始され，わが国では1974年に保険償還されている。欧米ではその後，1980年代にカテーテルアブレーションおよび植込み型除細動器（ICD）が開発され，1990年代に広く普及が始まった。わが国においては，1994年にカテーテルアブレーション，1996年にICD，2004年に心臓再同期療法（CRT），そして2006年にCRT-D（両室ペーシング機能付き植込み型除細動器）の保険適用が認められた（図Ⅱ-53）[1]。日本への各種機器の導入は一時期欧米よりも大きく遅れていたが（デバイスラグ），それも現在ではほぼ改善され，最新の機器を用いた非薬物的不整脈治療が可能となっている。

### 2）高周波カテーテルアブレーションの原理

　高周波エネルギーを用いたカテーテルアブレーション法が開発されて20年以上が経過するが，現在もなお最も主要な頻脈性不整脈の根治治療として広く施行されている。その原理は，アブレーションカテーテル先端電極と患者体表面に装着した

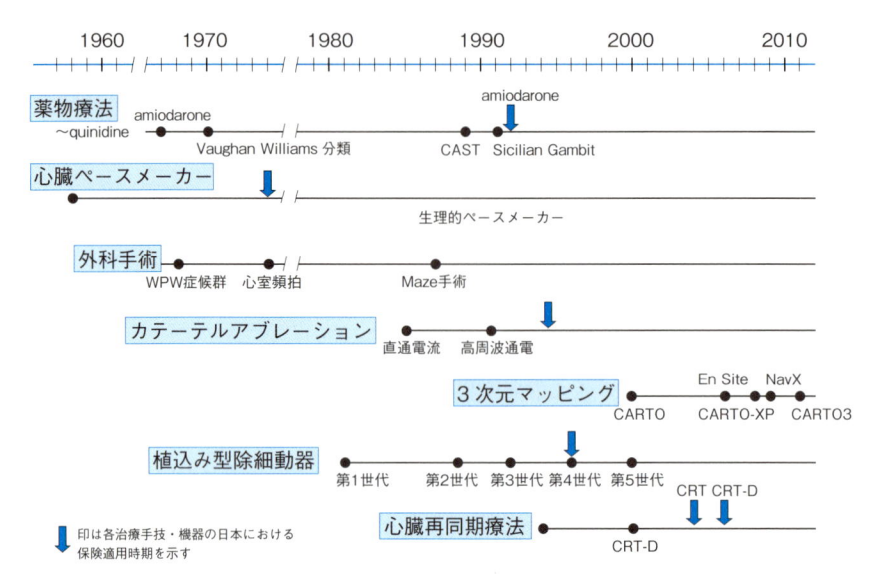

図Ⅱ-53 不整脈に対する薬物療法および非薬物治療の歴史〔「循環器病の診断と治療に関するガイドライン（2010年度合同研究班報告）．不整脈の非薬物治療ガイドライン（2011年改訂版）．http://www.j-circ.or.jp/guideline/pdf/JCS2011_okumura_h.pdf（2012年5月閲覧）」より許可を得て転載〕

対極板との間に高周波電流を流して標的組織を加熱し，組織変性させることで不整脈を根治させる方法である（図Ⅱ-54）．当初用いられていた通常のカテーテル先端電極（長さ4〜8 mm程度）だけでなく，現在ではカテーテル先端から生理食塩水を放水（イリゲーション）する方式も広く使用されている．イリゲーションシステムは，カテーテル先端を冷却することで温度上昇を少なくし，結果的により深い部位への高周波通電を可能とする方法である．

## 2. 非薬物治療が主体となる不整脈

　非薬物治療の代表といえるカテーテルアブレーション法について，まず具体例を提示して概説したい．

　カテーテルアブレーションの開発後早くから治療が確立したのは，WPW症候群，房室結節リエントリー性頻拍，心房粗動の3つの不整脈である．これら3種類の不整脈は，その機序がシンプルであり，アブレーション治療による効果が非常に高い（成功率はほぼ100％に近い）ことから，治療法として完全に確立している．これらは基本的に良性疾患であり，発作が少ない場合や症状が軽い場合には治療を行わずに放置することも多い．治療を必要とする場合，薬物治療の選択肢は残るが，あ

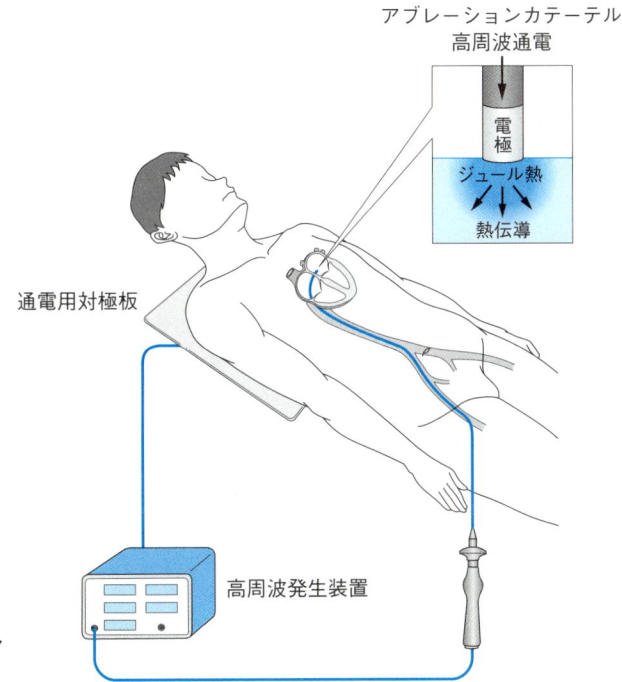

図Ⅱ-54 カテーテルアブレーション・システム

くまでも補助的であり，アブレーションを選択することが一般的といえる。以下，それぞれの不整脈について概説する。

> ●ポイント●
> カテーテルアブレーションの適応は，明らかなリエントリー回路をもつWPW症候群（AVRT），AVNRT，心房粗動のほか，心室頻拍，心室期外収縮，心房頻拍，そして最近では心房細動や心室細動にも広がっている。

## 1) WPW症候群

　WPW症候群で問題となる頻拍は，主として房室回帰性頻拍（AVRT）と心房細動の2種類である。房室回帰性頻拍は房室結節と副伝導路（Kent束）という2カ所の伝導路を介して心房と心室の間でリエントリーが生じるもので，通常は房室結節を順行性に，副伝導路を逆行性に伝導する。稀に逆方向旋回をすることがあり，Kent束を順行伝導するためにwide QRS頻拍を呈し，心室頻拍との鑑別が必要となる。WPW症候群では通常よりも心房細動の発生率が高いことが知られており，この場合，不規則なwide QRS頻拍を呈することから，偽性心室頻拍 *pseudo VT*

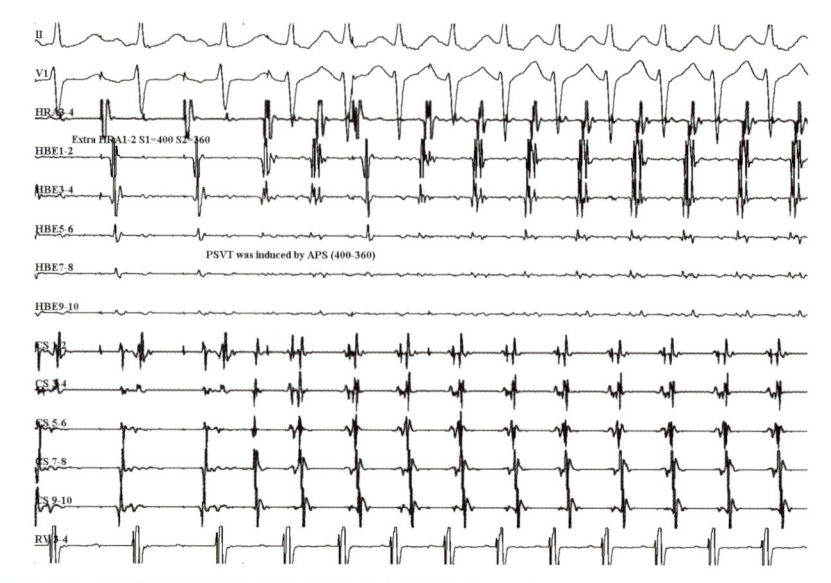

図Ⅱ-55　心房期外収縮から生じた発作性上室頻拍（PSVT）

と呼ばれる［→ Part Ⅱ-B「WPW 症候群」参照］。

　非常に稀ではあるが，心房細動から心室細動へと移行し突然死に至るケース（ハイリスク群）が存在することが知られている。ハイリスク群とは Kent 束の不応期が非常に短い症例を指し，鑑別する指標としては，心房細動時の最短早期興奮 R-R 間隔＜ 250 ms がほぼ確立している。実際には突然死の発生頻度は極めて低率（0.6％以下）であるが，人命を預かる職業に従事する例（パイロット，運転手など）では根治術の適応を積極的に考えるべきともいわれる。

　頻拍を有する WPW 症候群はカテーテルアブレーションによる根治術が適応となる。図Ⅱ-55 ～ 57 に治療中の X 線透視および心内電位図を示す。治療の標的は房室弁輪のどこかに存在する副伝導路であり，アブレーション用の先端可変式カテーテルを用いて弁輪部の電位を記録していく。心房電位と心室電位が連続で記録できる部位が副伝導路の存在部位であり，標的部位に対して 50 ～ 60℃を上限として高周波通電を行う。実際の治療においては多くの注意点が存在するが，目標はシンプルに副伝導路の離断であり，治療の成功は根治を意味する。有効性，安全性ともに高く，すでに確立した方法であり，症候性 WPW 症候群に対しては第 1 選択の方法となっている。

## 2）房室結節リエントリー性頻拍（AVNRT）

　AVNRT は房室結節二重伝導路をリエントリー回路として発生する［→ Part Ⅰ-

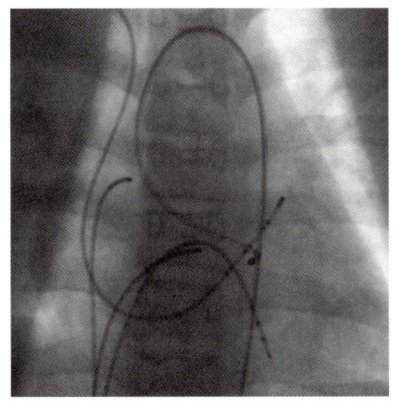

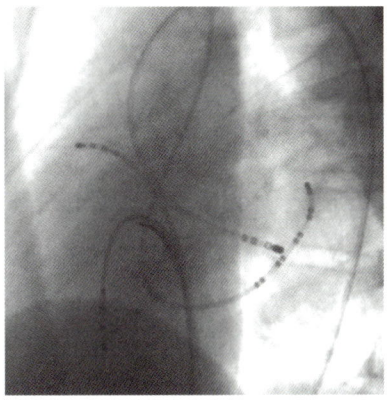

図Ⅱ-56　自由壁側副伝導路の標的部位

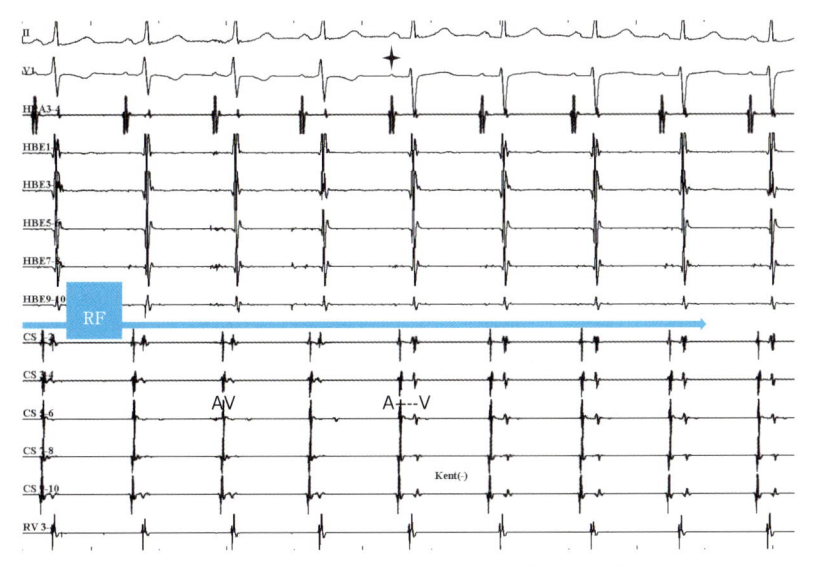

図Ⅱ-57　高周波アブレーションによる Kent 束の伝導の途絶。RF：高周波通電。

C-3「1) 解剖学的リエントリー（マクロリエントリー）」参照]。頻拍時の心電図は，P波が認められない（QRS 波に隠れている）規則正しい頻拍であることが特徴である（図Ⅱ-58）。薬物治療では $Ca^{2+}$ チャネル遮断薬が使用される。

　以前は，AVNRT の興奮旋回路は房室結節内部に存在し，二重伝導路の片方を選択的に治療することは困難と考えられていたが，現在は図Ⅱ-59 に示すような解剖学的構造で理解されている。すなわち，興奮旋回路は房室結節以外にその外側の心房をも含んでおり，旋回路の近位端は冠静脈洞入口部付近にまで達している。

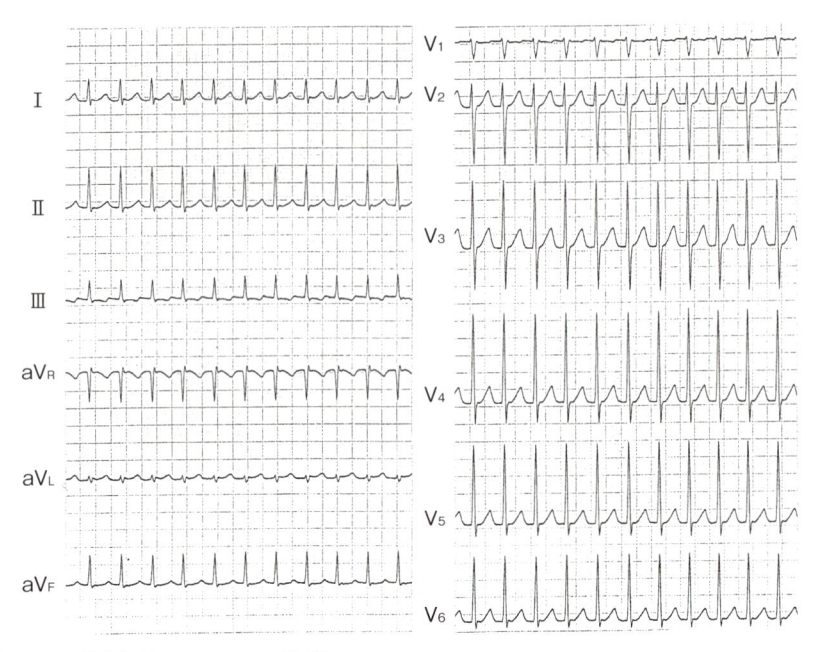

図Ⅱ-58 房室結節リエントリー性頻拍

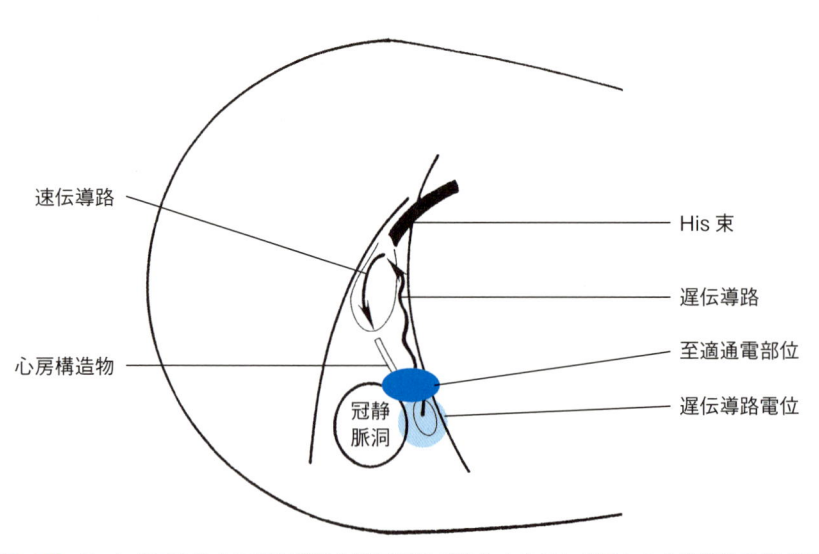

図Ⅱ-59 Koch の三角の中に遅伝導路と速伝導路が存在することを示した右前斜位の模式図

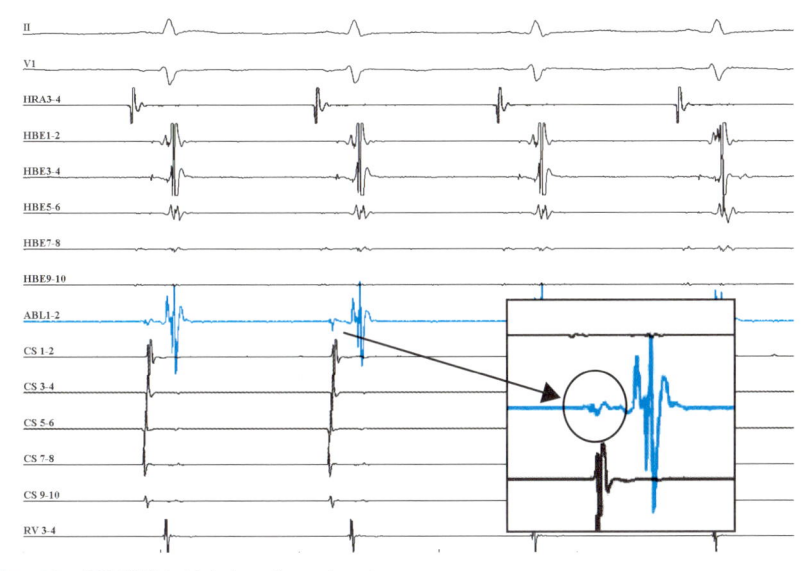

図Ⅱ-60 遅伝導路に対するアブレーション

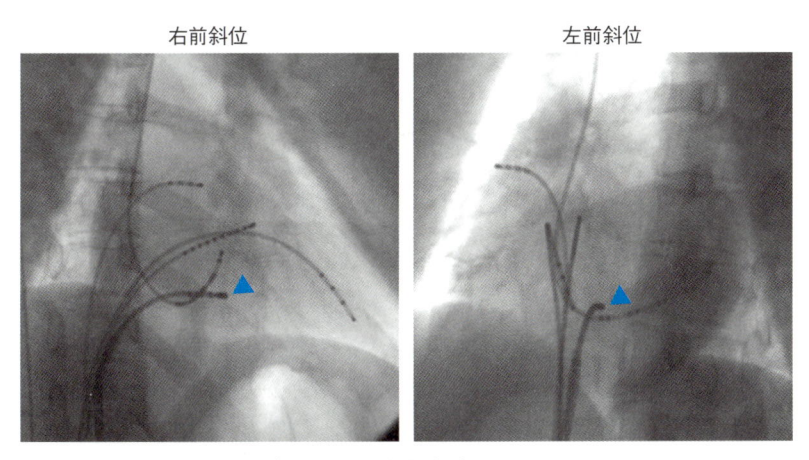

図Ⅱ-61 遅伝導路に対するアブレーション部位（▶）

　カテーテルアブレーション治療では遅伝導路を標的として冠静脈洞入口部上縁付近で治療を行う。実際には図Ⅱ-60に示すような心房電位（A/V比が小さく，複雑電位を呈している）の記録できる部位への注意深い通電により，高い確率で根治することが可能である（図Ⅱ-61）[2]。

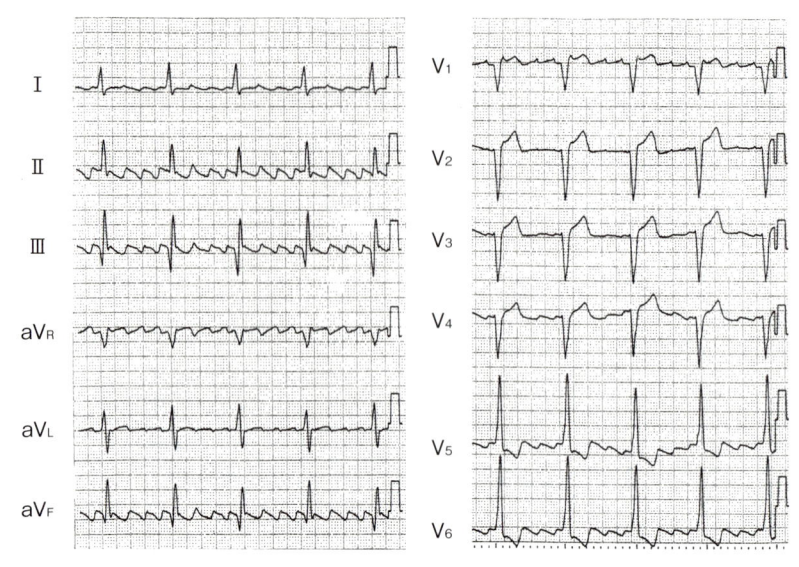

図Ⅱ-62 心房粗動の心電図

## 3) 心房粗動

　心電図上Ⅱ，Ⅲ，aV$_F$で陰性の鋸歯状波，V$_1$で陽性波を呈する通常型心房粗動 *common AFL* は，三尖弁輪を興奮が旋回することで発生する（図Ⅱ-62）[➡ Part Ⅱ-A「3. 心房細動と心房粗動の類似点と相違点」参照]。通常は右室側から見て反時計方向回転するが，逆方向回転（時計方向回転）をする場合もある。稀ではあるが，1：1の房室伝導となった場合には心拍数が300/min近くにまで上昇し，失神やショック状態を呈することもある。薬物治療での停止および予防は比較的困難であり，従来は治療が難しく危険性の高い不整脈として扱われてきた。カテーテルアブレーション法の確立とともに，心房粗動は比較的治療の容易な不整脈へと変貌している。

　治療法は，リエントリー回路内の解剖学的峡部である三尖弁輪下大静脈間を横断するように線状焼灼を施行し，伝導を遮断することを目標とする（図Ⅱ-63）。回路の伝導が遮断された瞬間に心房粗動は停止し，洞調律へと復帰する。線状焼灼部位において，両方向性の完全伝導ブロックが形成されたことを確認して，手技を終了とする。

　以上のように，これら3種類の不整脈はその機序がシンプルであるとともに，治療するターゲットが限局している。高周波カテーテルアブレーションでは1回の通電による焼灼範囲は直径5mm程度と小さいが，限局したターゲットに適切な高周波通電が行われるなら，安全かつ高い確率で根治が可能である。

　無論，アブレーション治療を行うか否かは患者本人の希望次第であるが，これら

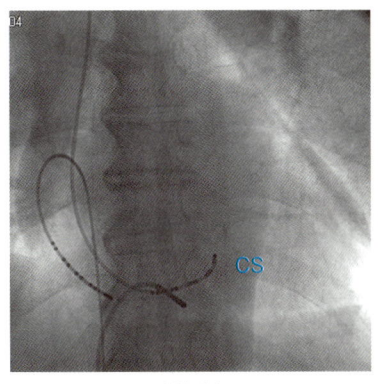

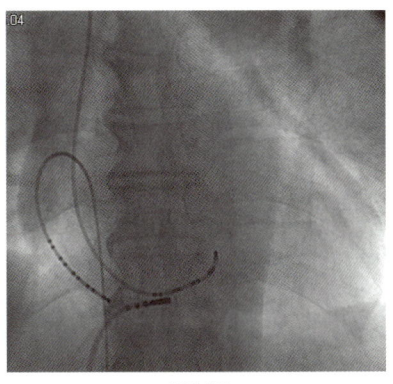

図Ⅱ-63 下大静脈三尖弁輪間に対するアブレーション。CS：冠静脈洞。

の発作性不整脈を薬物で治療することはあまり良いアイデアではないことも理解できるだろう（いつ生じるかわからない不整脈に対して，予防的に毎日薬を内服することはあまり得策とはいえない）。不整脈が発生したときに頓服薬でそれを抑えることも可能かもしれないが，患者からは「いつ発作が出るかわからないという不安感から解放されたい」という言葉がよく聞かれる。高い確率で根治が可能となったこれらの不整脈に対しては，カテーテルアブレーションによる根治を行うことが自然であり，ガイドライン上もクラス1適応となっている。

### 4) 心房細動

心房細動は最も頻度の高い頻脈性不整脈であり，加齢とともにその罹患率が飛躍的に増加する疾患である [➡ Part Ⅱ-A「心房細動」参照]。国内患者数は数百万人ともいわれ，80歳代での罹患率は10％にも達する。心臓に疾患のある患者だけでなく正常心の人にも多く発生する，高齢者に多いが比較的若い年代（20〜30歳代）で発症することも少なくない，などの特徴をもっている。心房が細動状態（600〜1,000/min で興奮）となることで，細かく震えているだけの心房停止状態になる。心拍数（心室拍数）は房室結節の伝導状況によって異なり，やや速くなることが多いが，逆に遅くなることもある。自覚症状も千差万別であり，非常に強い（動悸，胸痛，胸部不快など）場合から，まったく無症状の場合まで，患者によって大きく異なる。基本的には直ちに生命に関わるものではなく，良性疾患に分類されることもある。しかし，心房が停止状態となるために心房内（特に左心耳）に血栓を生じることがあり，それに起因する脳梗塞が本疾患の最も大きな問題といわれている。

心房細動は進行性疾患である。通常は発作性心房細動（ときどき発生するが，自然停止する）から始まり，頻度の増加とともに持続時間が延長し，持続性心房細動（1

週間以上持続し，停止のために薬物や電気的除細動を要する）へと移行する。さらに進行して心房細動で固定した場合（1年以上持続）には永続性心房細動と呼ばれ，進行するに従って治療は困難になる。このように心房細動は年齢，症状，進行度などが患者ごとに異なり，治療方針をオーダーメイドで考えなくてはならない。このことがこの疾患の治療を難しくさせている一番の原因である。

■ 心房細動治療の考え方

発作性心房細動に対するアプローチの第1は薬物治療が原則である。治療が必要と判断された場合には，まず抗不整脈薬の使用を開始するわけであるが，通常はⅠ群抗不整脈薬を使用する。使用方法については循環器学会からガイドライン（図Ⅱ-64）[3]が出されているが，ピルジカイニド，シベンゾリン，ジソピラミドなどのNa$^+$チャネル遮断薬を使用する。

薬物治療で期待された効果が得られたならその状況を維持すればよいが，問題となるのは薬物治療の限界に直面した場合である。進行性疾患である心房細動を抗不整脈薬で抑制することが困難であることはよく知られており，効果が認められた薬剤が次第に効かなくなることもしばしば経験する。過去の報告[4]では，発作性心房細動は薬物治療下においても実に年率5.5%で慢性化するとされている。これは一体なぜなのだろうか？

抗不整脈薬は心筋のイオンチャネルに影響を与える薬であり，心房細動の早い段階ではある程度の効果が期待できる（電気的リモデリングの改善）。しかし心房細動は，その進行とともに心房の構造に変化を生じ，心筋間質の線維化を心房全体に引き起こす（構造的リモデリング）[5]［➡ PartⅡ-A「1. 心房細動の維持機構：構造的

---

> **メモ22：脈の遅い心房細動**
>
> 　心房細動は通常，頻脈性不整脈に分類される。心房の興奮が1,000/minにも達し，安静時の心室の興奮回数（脈拍数）が100/minを超えることも少なくない。一方で，脈の遅い心房細動（徐脈性心房細動）も稀ではなく，30〜40/minの脈拍数を呈することもある。これはどういうことだろうか？
>
> 　心房細動時の脈拍数は，房室結節の伝導能によって律速されている。つまり房室結節の篩（ふるい）の目が粗い場合には多くの心房興奮が心室に伝導し頻拍を呈するが，篩の目が細かい場合には心拍数が少なくなり徐脈を呈する。頻脈性心房細動の場合に房室結節伝導を抑制する薬剤（レートコントロール薬）は数多いが，伝導を促進する薬剤はない。症状を伴う徐脈の場合などでは，ペースメーカーの植込みによって脈拍数を補う以外に方法はない。

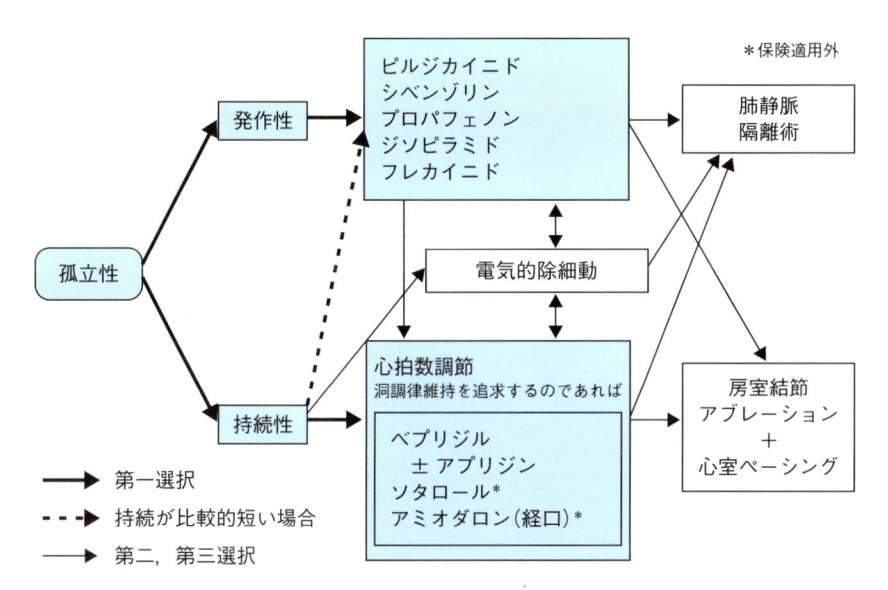

図Ⅱ-64 孤立性心房細動に対する治療戦略〔「循環器病の診断と治療に関するガイドライン（2008 年度合同研究班報告）. 不整脈薬物治療に関するガイドライン（2009 年改訂版）. http://www.j-circ.or.jp/guideline/pdf/JCS2009_kodama_h.pd（2012 年 5 月閲覧）」より許可を得て転載〕

リモデリングと電気的リモデリング」参照］。こうなると抗不整脈薬の効果は低いといわざるを得ない。

　大切なのは，病初期の発作性の段階でしっかりと（抗不整脈薬で）洞調律を維持し，その先の構造的リモデリングの進展をできる限り抑えることである。また，薬剤で十分な効果が得られない症例においては，構造的変化が進行しないうちに，薬剤以外の抜本的な治療法（カテーテルアブレーション）へと治療方針を臨機応変に変えることが重要である。薬物治療が重要な治療手段であることは昔も今も変わりないが，薬剤の限界を知ることもまた非常に大切なことといえる。

> ●ポイント●
> 心房細動の進展には「電気的リモデリング → 構造的リモデリング」という変化が伴う。一律の病態と考えてはならない。治療選択もこの変化を想定して，薬物療法か非薬物療法かを臨機応変に考えなければならない。

## ■ カテーテル治療による心房細動攻略のあらまし

　心房細動は心房全体をその発生の場とする複雑な不整脈であり，根治のためには外科的な maze 手術のような心房全体に対する治療が必要であるため，カテーテル治療による根治は困難と考えられてきた。

心房細動治療に歴史的な突破口となったのが、20世紀終盤にHaïssaguerreらの提唱した肺静脈理論[6]である。彼らは発作性心房細動の大多数が肺静脈起源の心房期外収縮を引き金として発生することをつきとめ、その発生源(肺静脈内部)をカテーテル焼灼することで一部の心房細動の根治が可能であることを報告した(肺静脈巣状アブレーション法)[6]。当初の方法は再発が多いうえに肺静脈狭窄のリスクが高いなどの大きな問題を抱えていた。それを解決に導いたのは、やはりHaïssaguerreらが2000年に提唱した肺静脈電気的隔離術 pulmonary vein isolation (PVI)[7]である。肺静脈内心筋と左房心筋は比較的限られた連結部位を介して交通していることが発見され、その連結部位を正確に同定しカテーテル焼灼することによって肺静脈の電気的隔離が可能であると報告された。

本法は治療のエンドポイントが明瞭である点が高く評価され、心房細動アブレーションの普及の基礎となった。心房細動の引き金に対する抑制効果は高く、発作性心房細動に対しては7～8割の治療効果を有する一方で、持続する心房細動への効果は2～3割にとどまった。

### ■ 拡大肺静脈隔離法(現在の主流)

現在の心房細動アブレーションの主流は、肺静脈とその周囲の心筋を肺静脈前庭部において広範囲に隔離する方法であり、拡大肺静脈隔離法と総称される。この領域の心筋は心房細動の引き金のみならずその維持にも大きく関与していることが明らかになっており、それを左房から隔離することによって持続性心房細動にも治療効果をあげることが可能である。以下に、拡大肺静脈隔離法のバリエーションについて概説する(図Ⅱ-65)。

①解剖学的指標に基づく広範囲肺静脈周囲焼灼法(図Ⅱ-65A)

通常3Dマッピング法(CARTOまたはNavX)を用いた解剖学的アプローチにより、同側上下肺静脈前庭部周囲を大きく囲むように線状焼灼する方法である[8,9]。本法のエンドポイントは肺静脈領域の電気的隔離であるが、焼灼終了時の隔離達成率は約50%であり[10]、半数の例では追加通電によって隔離を完成する必要がある。エンドポイントである隔離達成の確認のためには、先端リング状カテーテルを用いて左房からの興奮の進入がないことを、また、隔離部位内部からペーシングを行って左房への興奮進出がないことを確認する方法が用いられる。

②解剖学的指標と電気生理的指標を組み合わせた広範囲同側肺静脈同時隔離法 extensive encircling PV isolation (EEPVI)(図Ⅱ-65B)

2本のリングカテーテルを同時に使用して、同側上下肺静脈の同時隔離を目指す。左房後壁に対しては線状焼灼を行い、前壁は電位指標によって左房肺静脈間の電気的交通部位を点状に焼灼する。肺静脈前庭部から左房の一部までの広い範囲の心房

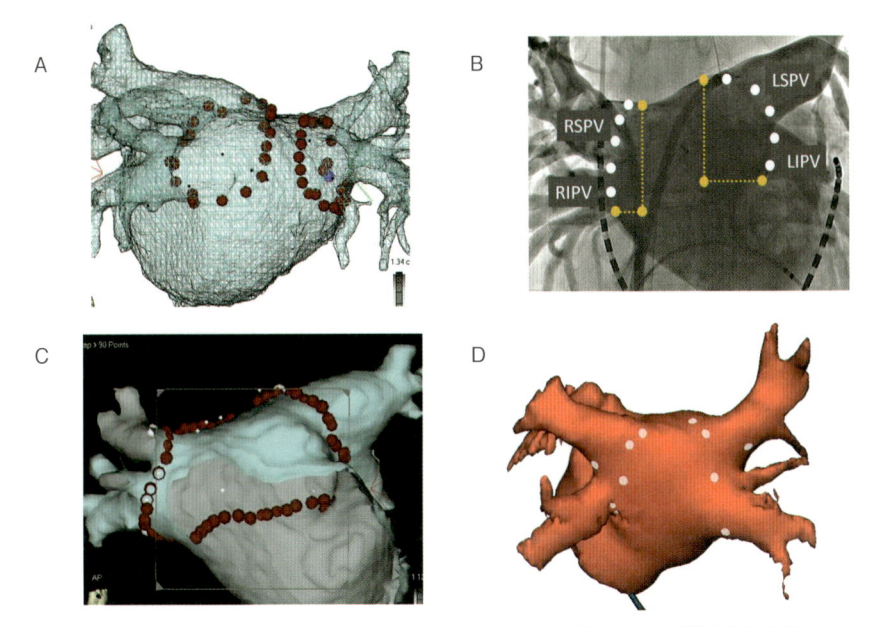

図Ⅱ-65 拡大肺静脈隔離術の方法（A～Dは本文を参照。画像は，A：群馬県立心臓血管センター 内藤滋人先生，B：横須賀共済病院 高橋淳先生，C：福岡山王病院／国際医療福祉大学大学院 熊谷浩一郎先生のご厚意による）

細動基質を隔離可能であるため，有効率が高いことが報告されている[11]。
③左房後壁 BOX 隔離術（図Ⅱ-65C）
　4本の肺静脈と左房後壁を一塊として電気的に隔離する方法である。両上肺静脈間のルーフライン，両下肺静脈間のフロアラインに加えて，各肺静脈入口部前壁の焼灼を行うことにより，BOX 状の隔離が可能となる[12]。肺静脈の隔離には先端リング状カテーテルを用いた電位指標アブレーションを行い，ラインの作成には 3D マッピング下の線状焼灼を行う。エンドポイントとして，BOX の中から BOX 外への興奮の進出がないことを確認する必要がある。
④電位指標による肺静脈前庭部隔離術 segmental PV antrum isolation（PVAI）（図Ⅱ-65D）
　個別肺静脈隔離術を肺静脈前庭部において行う方法である。大きいサイズのリング状カテーテル（直径 25～30 mm）を肺静脈前庭部に留置し，得られる電位情報から左房肺静脈間の限局した交通部位を狙って焼灼する[13]。全周性焼灼は必要ないので焼灼回数を減らせるメリットがあるが，一方で詳細な肺静脈マッピングを必要とする。左房からの興奮進入時における肺静脈電位の最早期興奮部位，および双極電位極性反転部位 polarity reversal のマッピングが有用である[14]。通常の大きさ

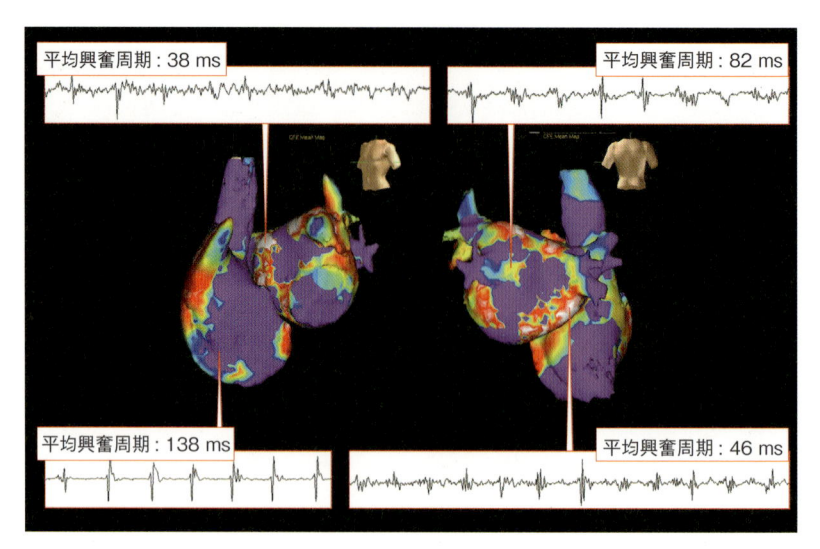

図Ⅱ-66　電位指標による心房内細動基質焼灼法

のリング状カテーテル（直径15～20 mm）を用いて，肺静脈前庭部で動かしながら隔離を行う方法もある[15]）。

■ **慢性心房細動に対するアプローチ（心房内細動基質焼灼法）**

これまでに紹介した広範囲肺静脈隔離法によって心房細動のトリガーの大部分と細動基質の一部は治療可能であり，発作性および一部の持続性心房細動の根治が十分可能となっている。しかし心房内に存在する細動基質は残存しており，持続の長い心房細動への治療効果は十分とはいえなかった。近年，このような左房内細動基質へのカテーテル治療も新展開をみせてきている。

①電位指標による心房内細動基質焼灼法（図Ⅱ-66）

Nademaneeら[16]）は，細動中に心房内の分裂電位 complex fractionated atrial electrogram（CFAE）を指標として高周波通電を行う方法を開発した。心房内をくまなくカテーテル先端で探索し，高周波の連続電位を呈する部位を焼灼していく。CFAEの好発部位は肺静脈，心房中隔，左房天蓋部，左房後中隔弁輪部，冠静脈洞入口部などであり，121（発作性57，慢性64）例中115例（95％）で焼灼中に心房細動の停止に成功し，110例（90％）で心房細動が消失（1年間の経過観察）したと報告している。本法においては，焼灼のエンドポイントをどこに置くかが議論のあるところで，細動の停止まで焼灼を続けるべきか否か，いまだ議論が続いている。

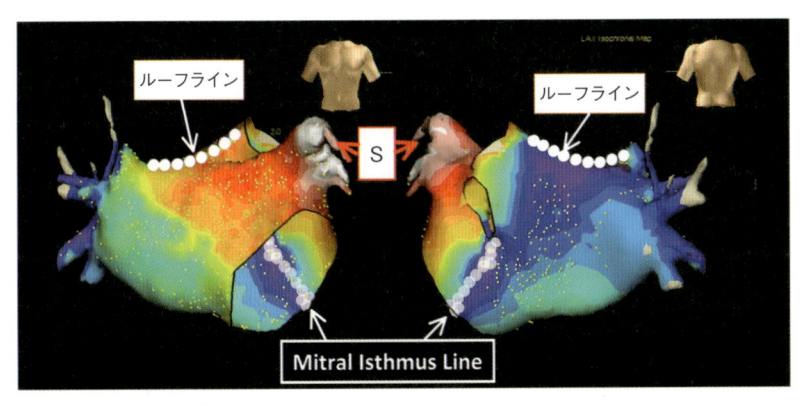

図Ⅱ-67　心房内線状焼灼法。S：刺激。

②心房内線状焼灼法（図Ⅱ-67）

　心房内の線状焼灼法は，カテーテルを用いて外科的 maze 手術を模した時代から多くの試行錯誤があったが，現在行われているのは左房天蓋部で左右上肺静脈を結ぶルーライン roof line と，左下肺静脈入口部から僧帽弁輪までの峡部 mitral isthmus line の 2 種類である[17,18]。Haïssaguerre ら[19]は，PVI，線状焼灼，CFAE アブレーション，上大静脈および冠静脈洞の隔離の 4 つの方法を組み合わせた stepwise approach を提唱し，長期持続性心房細動（平均 18 カ月）の実に 95％ が 11 カ月後にも洞調律が維持されていたことを報告している。ルーラインの高い施行成功率と有効性は同グループによって報告されているが，mitral isthmus line は完全ブロックラインの形成が困難なことが多い。中途半端な線状焼灼は術後の心房頻拍発生の温床となることが多く，十分な経験を積んだうえで検討すべき方法といえる。

③自律神経節へのアブレーション（GP アブレーション）（図Ⅱ-68）[20]

　自律神経興奮が心臓電気生理現象に影響を与え，さらに心房細動の発生と関係していることは，1970 年代から指摘されていた。Pappone ら[21]は，発作性心房細動症例への肺静脈周囲線状焼灼中に通電による徐脈が出現した症例では術後の心房細動再発が少ないことを報告し，心臓周囲の自律神経節 ganglionated plexus（GP）への焼灼効果によるものと推測している。これらの事実をもとに，自律神経作動が発生に関与している症例では積極的に心房周囲の自律神経節を同定・焼灼することが有効な治療となり得るのではないか，という期待が高まった。

　心臓周囲の自律神経節は大血管周囲（肺静脈，上大静脈など）に集中して存在しており，Tan ら[22]はその存在部位として，左上肺静脈の上方，右上肺静脈の前上方，両側下肺静脈の下方の 4 カ所を挙げている。心内膜側から高頻度（20〜50 Hz）で刺激することによって徐脈を誘発し，これらの GP の局在を同定・焼灼することが

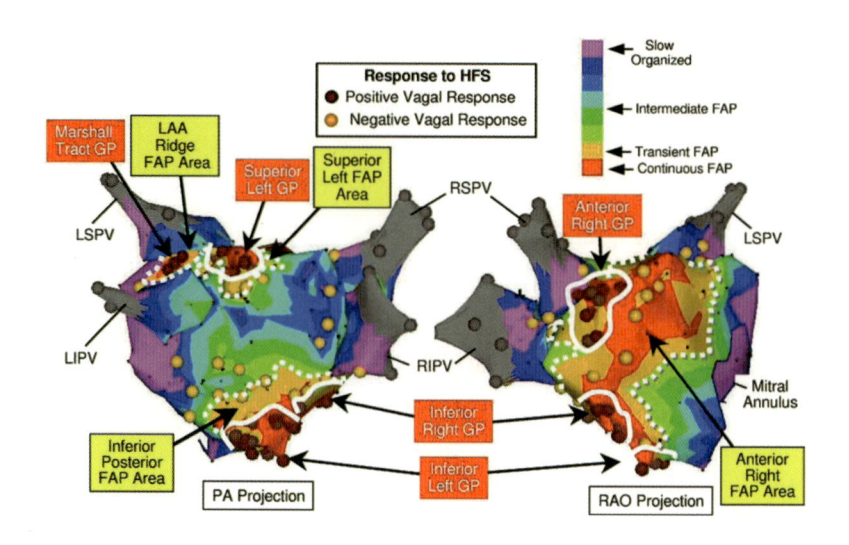

図Ⅱ-68　GPアブレーションの焼灼部位。FAP：心房分裂電位，GP：自律神経節，HFS：高周波刺激，LAA：左心耳，LIPV：左下肺静脈，LSPV：左上肺静脈。(Nakagawa H, Scherlag BJ, Patterson E, et al. Pathophysiologic basis of autonomic ganglionated plexus ablation in patients with atrial fibrillation. Heart Rhythm 2009；6：S26-34 より許可を得て転載)

可能であることはすでに報告[23]されているが，その効果のほどについてはいまだ定説がない。現実にはGPアブレーションを単独で施行しようという方向性は少ないが，他の方法との併用または結果的副作用としてのGPアブレーションの発展が注目されている。一方で，拡大肺静脈隔離術で高周波通電を行う領域はまさに肺静脈周囲のGP存在部位と重なること，およびGP存在部位は上述のCFAE好発部位と重なることから，両者は同一のものを見ている可能性があることも示唆されている。

## ■ 心房細動に対するカテーテルアブレーションの治療成績

開発当初は成功率5割程度であった心房細動アブレーションであるが，その後10年の間に治療成績は大きく進歩した。表Ⅱ-8に最近の心房細動カテーテルアブレーション治療成績の報告をまとめた[24~34]。発作性心房細動であれば90％以上の根治率，慢性心房細動であれば70～80％程度の成功率という成績にまで向上し，さらに治療の安全性に関しても通常のPSVTに対するアブレーション治療と遜色のないものとなっている（図Ⅱ-69）[35]。この成績はこの数年間ほぼ横ばいであり，特に慢性心房細動における治療の限界を考慮すれば，今後も大きく変わることはないと思われる。

このような治療成績を参照する場合に気をつけなければいけないのは，これらは

表Ⅱ-8　心房細動カテーテルアブレーションの治療法と成績

| 発表者 | 年 | AFの種類 | 経過観察期間 | 手術方法 | 手術回数 | 成功率 | 薬物併用 |
|---|---|---|---|---|---|---|---|
| Jaïs (A4 study) | 2008 | PAF | 1年 | PVI | 1.8 | 89% | (−) |
| Kuck | 2010 | long-PeAF | 19カ月 | CPVI (±CFAE, Line) | 1.7 | 68% | 25% |
| Kuck | 2010 | PAF | 4.6年 | CPVI | 1.5 | 79.5% | 15% |
| Hindricks | 2010 | PAF 66% | 12カ月 | CPVI | 1.2 | 84% | 7% |
| Marchlinski | 2010 | PAF 85% | 5.9年 | PVI | 1.12 | 81% | (−) |
| Packer | 2010 | PAF 55%, PeAF 45% | 3.0年 | CPVA 62% PVI 38% | 1.15 | PAF 85%, PeAF 76% | 15% |
| Pappone (APAF study) | 2011 | PAF | 48カ月 | CPVI | | 73% | (−) |
| Natale | 2011 | PAF 69% | 55カ月 | PVAI | 1.23 | 95% | 15% |
| Yamane | 2011 | PAF | 12カ月 | PVAI | 1 | 92% | (−) |
| Haïssaguerre | 2011 | PAF 63% | 5年 | PVI | 1.75 | 63% | (−) |
| Morady | 2012 | PAF | 27カ月 | CPVI | 1.38 | 86% | 15% |

CFAE：心房内分裂電位，CPVA：全周性肺静脈焼灼術，CPVI：全周性肺静脈隔離術，long-PeAF：長期間持続性AF，PeAF：持続性AF，PVI：肺静脈隔離術．

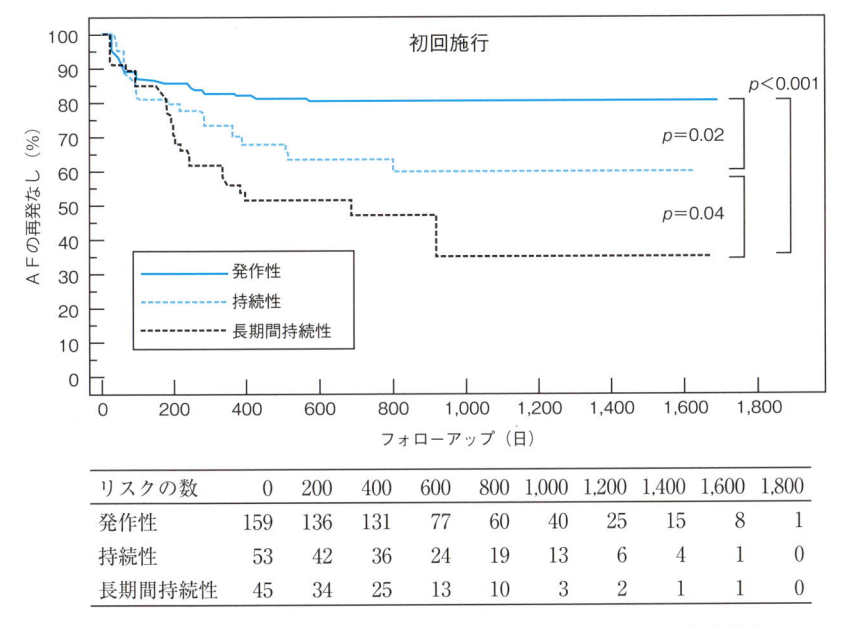

| リスクの数 | 0 | 200 | 400 | 600 | 800 | 1,000 | 1,200 | 1,400 | 1,600 | 1,800 |
|---|---|---|---|---|---|---|---|---|---|---|
| 発作性 | 159 | 136 | 131 | 77 | 60 | 40 | 25 | 15 | 8 | 1 |
| 持続性 | 53 | 42 | 36 | 24 | 19 | 13 | 6 | 4 | 1 | 0 |
| 長期間持続性 | 45 | 34 | 25 | 13 | 10 | 3 | 2 | 1 | 1 | 0 |

図Ⅱ-69　当院における心房細動に対するカテーテルアブレーションの長期成績（Matsuo S, et al. Dormant pulmonary vein conduction induced by adenosine in patients with atrial fibrillation who underwent catheter ablation. Am Heart J 2011；161：188-96 より許可を得て転載）

あくまでも実績の豊富な先端施設に限った成績であり，残念ながら全国のどこの病院でもこのような治療結果が得られるとはかぎらない．病院によって経験数と成績に大きな開きがある点は，心房細動アブレーションがいまだ普及段階にあることを意味するともいえる．

■ 薬物とカテーテルアブレーションの洞調律維持効果の比較

心房細動に対して非薬物治療（カテーテルアブレーション）を施行することが，洞調律維持において薬物治療よりも優れているのか否かに関してはすでに多くの論文が出されている．

代表的な研究として A4 study[24]を紹介する．多施設間の無作為比較試験として施行された本研究では112人の発作性心房細動患者を抗不整脈薬群とカテーテルアブレーション群に割り振り，1年間の洞調律維持率を比較した．洞調律維持が可能であったのは抗不整脈薬群で23％，カテーテルアブレーション群で89％と有意差をもって後者で高かった．また自覚症状改善，運動耐容能，QOLのすべてにおいてアブレーション群が優っていた（図Ⅱ-70）．

心房細動に対するカテーテルアブレーションと抗不整脈薬の効果を比較検討したメタ解析[36]も報告されている．6つのランダム化比較試験から449人の被験者を対象として解析を行い，一次エンドポイントは初回アブレーション1年後の洞調律維持（薬剤内服も可），二次エンドポイントは複数回アブレーション1年後の洞調律維持（薬剤内服も可）とした研究では，発作性心房細動および持続性心房細動とも

---

### メモ23：ガイドラインにみる心房細動アブレーション

現在の学会のガイドラインにおいて，心房細動カテーテルアブレーションがどのように推奨（または制限）されているのかを見てみよう．昨年改訂されたACCF/AHA/HRSガイドライン[37]において，心房細動に対するカテーテルアブレーション治療にクラスⅠ適応（治療すべきである）が追加された．従来はクラスⅡ適応であったために，特殊な症例に対する例外的治療という印象を拭えずにいたが，今回クラスⅠ適応となったことによって大きく市民権を得たといえる．しかしこのガイドラインはその中身をよく見てみると，経験の多い施設での手術および薬剤抵抗性，症候性という制限がついており，現在もなおその適応には慎重になるべきであることを示唆している．日本循環器学会の最新の「不整脈非薬物治療ガイドライン」（2011年改訂版）においても同様の条件付きクラスⅠとして適応が推奨されていることから，わが国においても今後ますます治療症例が増加することが予想される．

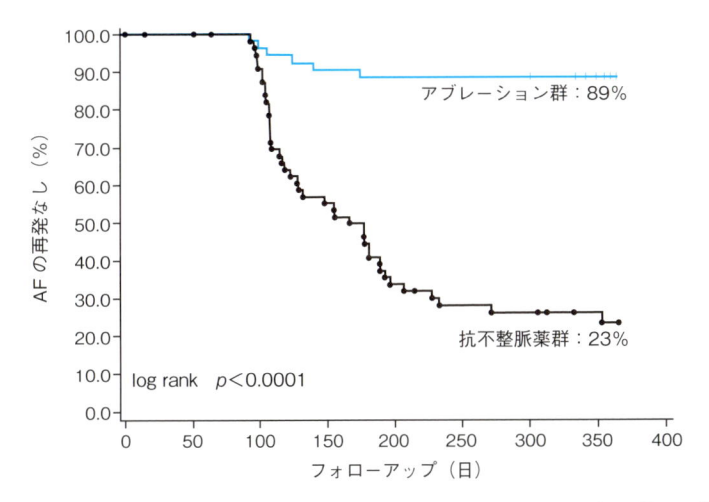

図Ⅱ-70　PAFに対するカテーテルアブレーションと抗不整脈薬の治療効果の比較（A4 study）（Jaïs P, Cauchemez B, Macle L, et al. Catheter ablation versus antiarrhythmnic drugs for atrial fibrillation : The A4 study. Circulation 2008；118：2498-505より許可を得て転載）

アブレーション群で有意差をもって高い洞調律維持が得られた（発作性：リスク比 2.26，95%CI 1.74～2.94，持続性：リスク比 3.29，95%CI 1.29～8.41）（図Ⅱ-71）。

## ■ カテーテルアブレーションは心房細動患者の予後を改善するか？

　心房細動は元来不整脈としては良性疾患であり，それをカテーテルアブレーションによって根治させることが患者の予後を改善するかどうかは不明であった。
　この点に関してはいまだ十分な検討がなされてはいないが，最近興味深い論文[38]が発表された。心房細動カテーテルアブレーションが施行された 4,212 人の患者を，16,848 人の心房細動のない対照患者，およびアブレーション未施行の心房細動患者と，3 年以上の期間で予後を比較した。図Ⅱ-72 に示すように，アブレーションを施行した心房細動患者の 3 年間死亡率（6.0%）は心房細動のない対照群（8.7%）と同様であり，この両者はアブレーション未施行の心房細動患者（23.5%）に比べ有意に予後良好であった。
　予後の改善効果についてはさらに現在，世界規模の CAVANA-study が進行中であり，その結果が待たれている。

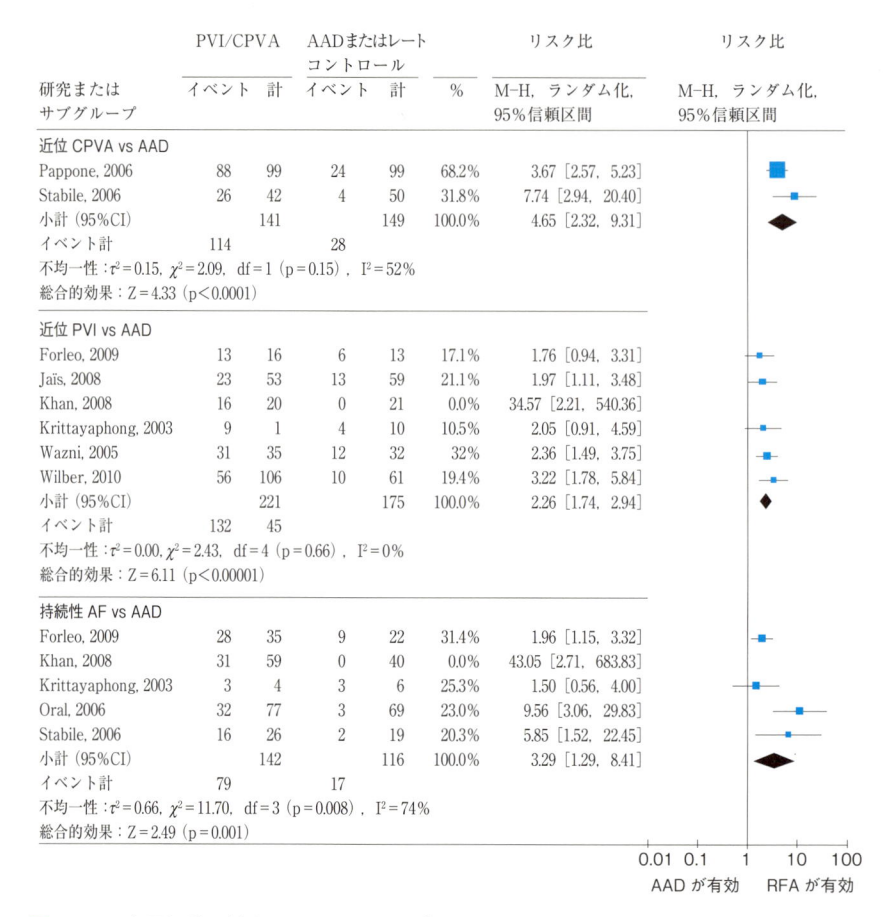

| 研究または<br>サブグループ | PVI/CPVA イベント | 計 | AADまたはレート<br>コントロール イベント | 計 | % | リスク比<br>M-H, ランダム化,<br>95%信頼区間 | リスク比<br>M-H, ランダム化,<br>95%信頼区間 |
|---|---|---|---|---|---|---|---|
| **近位 CPVA vs AAD** | | | | | | | |
| Pappone, 2006 | 88 | 99 | 24 | 99 | 68.2% | 3.67 [2.57, 5.23] | |
| Stabile, 2006 | 26 | 42 | 4 | 50 | 31.8% | 7.74 [2.94, 20.40] | |
| 小計 (95%CI) | | 141 | | 149 | 100.0% | 4.65 [2.32, 9.31] | |
| イベント計 | 114 | | 28 | | | | |
| 不均一性：$\tau^2=0.15$, $\chi^2=2.09$, df=1 (p=0.15), $I^2=52\%$ | | | | | | | |
| 総合的効果：Z=4.33 (p<0.0001) | | | | | | | |
| **近位 PVI vs AAD** | | | | | | | |
| Forleo, 2009 | 13 | 16 | 6 | 13 | 17.1% | 1.76 [0.94, 3.31] | |
| Jaïs, 2008 | 23 | 53 | 13 | 59 | 21.1% | 1.97 [1.11, 3.48] | |
| Khan, 2008 | 16 | 20 | 0 | 21 | 0.0% | 34.57 [2.21, 540.36] | |
| Krittayaphong, 2003 | 9 | 1 | 4 | 10 | 10.5% | 2.05 [0.91, 4.59] | |
| Wazni, 2005 | 31 | 35 | 12 | 32 | 32% | 2.36 [1.49, 3.75] | |
| Wilber, 2010 | 56 | 106 | 10 | 61 | 19.4% | 3.22 [1.78, 5.84] | |
| 小計 (95%CI) | | 221 | | 175 | 100.0% | 2.26 [1.74, 2.94] | |
| イベント計 | 132 | | 45 | | | | |
| 不均一性：$\tau^2=0.00$, $\chi^2=2.43$, df=4 (p=0.66), $I^2=0\%$ | | | | | | | |
| 総合的効果：Z=6.11 (p<0.00001) | | | | | | | |
| **持続性 AF vs AAD** | | | | | | | |
| Forleo, 2009 | 28 | 35 | 9 | 22 | 31.4% | 1.96 [1.15, 3.32] | |
| Khan, 2008 | 31 | 59 | 0 | 40 | 0.0% | 43.05 [2.71, 683.83] | |
| Krittayaphong, 2003 | 3 | 4 | 3 | 6 | 25.3% | 1.50 [0.56, 4.00] | |
| Oral, 2006 | 32 | 77 | 3 | 69 | 23.0% | 9.56 [3.06, 29.83] | |
| Stabile, 2006 | 16 | 26 | 2 | 19 | 20.3% | 5.85 [1.52, 22.45] | |
| 小計 (95%CI) | | 142 | | 116 | 100.0% | 3.29 [1.29, 8.41] | |
| イベント計 | 79 | | 17 | | | | |
| 不均一性：$\tau^2=0.66$, $\chi^2=11.70$, df=3 (p=0.008), $I^2=74\%$ | | | | | | | |
| 総合的効果：Z=2.49 (p=0.001) | | | | | | | |

0.01 0.1 1 10 100
AAD が有効　　RFA が有効

図Ⅱ-71　心房細動に対するカテーテルアブレーションと抗不整脈薬の効果の比較に関するメタ解析。95% CI：95％信頼区間，df：自由度，AAD：抗不整脈薬，CPVA：全周性肺静脈焼灼術，CPVI：全周性肺静脈隔離術，PVI：肺静脈隔離術，RFA：高周波カテーテルアブレーション。(Parkash R, Tang ASL, Sapp JL, et al. Approach to the catheter ablation technique of paroxysmal and persistent atrial fibrillation : a meta-analysis of the randomized controlled trials. J Cardiovasc Electrophysiol 2011 ; 22 : 729-38 より許可を得て転載)

## 3. 非薬物と薬物のハイブリッド治療

### 1) 肺静脈隔離後の肺静脈再伝導に対する抗不整脈薬の効果

　発作性心房細動に対して肺静脈隔離術を施行した後に心房細動が再発することはしばしばあり，その主たる原因が隔離肺静脈の再伝導にあることはよく知られている。熊谷ら[39]はこの肺静脈再伝導に対する抗不整脈薬の効果を検討し報告している。図Ⅱ-73 に示すように，初回セッションと比べて2回目のセッションでは左

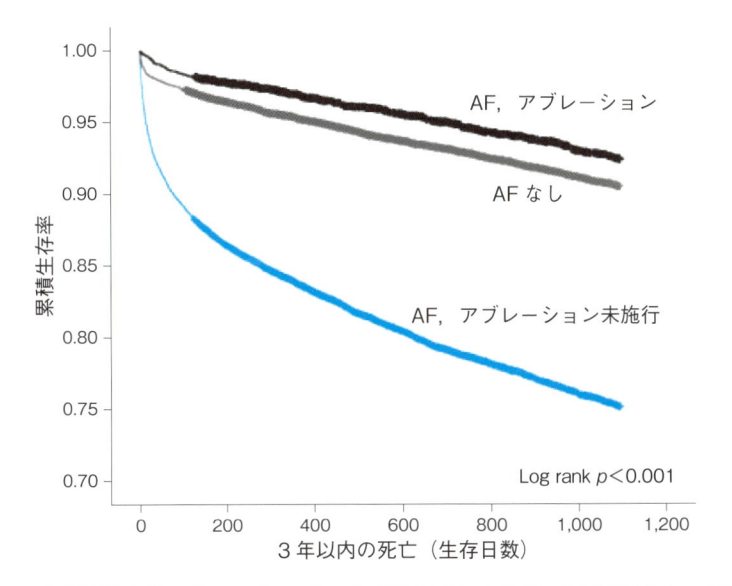

図Ⅱ-72 心房細動カテーテルアブレーションが施行された患者，心房細動のない患者，アブレーション未施行の心房細動患者の3年以上の予後比較（Bunch TJ, Crandall BG, Weiss JP, et al. Patients treated with catheter ablation for atrial fibrillation have long-term rates of death, stroke, and dementia similar to patients without atrial fibrillation. J Cardiovasc Electrophysiol 2011 ; 22 : 839-45 より許可を得て転載）

房-肺静脈間の伝導時間が延長し，伝導遅延を生じていることがわかる。この状態に対して抗不整脈薬（ピルジカイニド）を使用したところ，左房から肺静脈への伝導が途絶する現象が観察された。つまりこれは，抗不整脈薬による薬理学的肺静脈

### メモ24：心房細動カテーテルアブレーション後の再発

　心房細動に対するカテーテルアブレーションは，その他の不整脈と比べて術後の再発が多いことが以前より知られている。その機序には複数の原因が関与しているが，最も大きい要因は肺静脈の再伝導である。
　心房細動カテーテルアブレーションでは4本の肺静脈を左房から電気的に隔離することが基本であることは本編に記載したが，いったん隔離した肺静脈が術後に再伝導を生じ，再発の原因となることが少なくない。焼灼した部位に生焼けの組織が残存していて，術中には伝導不能となっていたものが，術後に回復することがそのメカニズムである。術中に焼灼不完全部位を同定する方法として，ATP静注法や待機時間を延長する方法などが開発され，成績の向上につながることが報告されている。

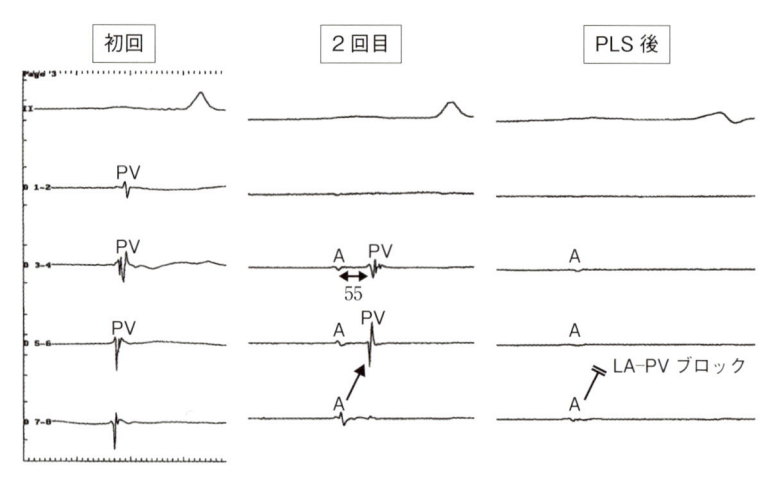

図Ⅱ-73 肺静脈隔離術を施行後の左房-肺静脈間の伝導時間。A：心房，LA：左房，PV：肺静脈。(Kumagai K, Tojo H, Noguchi H, et al. Effects of the Na$^+$ channel blocker pilsicainide on the electrophysiologic properties of pulmonary veins in patients with atrial fibrillation. J Cardiovasc Electrophysiol 2004 ; 15 : 1396-401 より許可を得て転載)

隔離を意味している。このような現象が日常臨床でも生じていることは容易に推測される。

肺静脈隔離術後に再発した心房細動に対して抗不整脈薬を使用した場合，薬剤は心房筋に対する抑制作用だけでなく，再伝導した肺静脈を薬理学的に再隔離し，その効果によって心房細動を抑制できるのかもしれない。これは肺静脈隔離におけるカテーテルアブレーションと薬剤のハイブリッド治療と呼ぶべき治療効果であろう。

## 2) 慢性心房細動に対する薬物治療とのハイブリッドアプローチ

前述したように，慢性心房細動に対するカテーテルアブレーションでは，発作性心房細動とは異なり，心房細動の原因が肺静脈領域にとどまっていないために，心房内細動基質に対する広範囲の焼灼治療が必要となる。心房内の分裂電位（CFAE）を標的とした治療（CFAEアブレーション）[16]や，心房内に線状焼灼を加える方法などが考案されており，状況に応じてそれらを組み合わせる治療法（stepwise approach）[19]も推奨されている。慢性心房細動が発作性心房細動と大きく異なるのは，原因が心房全体に波及しており，どのような方法を用いてもカテーテル先端による限局した治療法では心房細動の基質を完全に消滅除去することが不可能という点である。

一方，抗不整脈薬の慢性心房細動に対する有効性は低く，通常は薬剤単独による洞調律維持は困難といわれている。ただ，アブレーションと比べた場合，心房全体のびまん性の基質に対して効果を有する点がメリットといえる。特に最近では慢性

心房細動に対するⅢ群抗不整脈薬の効果が注目され，わが国ではベプリジルが持続性慢性心房細動に対するリズムコントロール薬の第1選択として日本循環器学会ガイドラインに記載されている（図Ⅱ-64）。ベプリジルはK$^+$チャネル以外にもCa$^{2+}$チャネルやNa$^+$チャネルに対して抑制効果を有する「マルチチャネル遮断薬」と呼ばれており，Ⅰ群抗不整脈薬に比べて慢性心房細動に対する抑制効果が高い一方で，QT間隔延長による致死的不整脈を惹起するリスクを有する。慢性心房細動の洞調律維持にはやや高用量（150〜200 mg）を要することが多いが，この用量ではQT延長をきたすことも少なくない[40]。つまり，薬剤効果を得るためにはQT延長というリスクを冒さなくてはならないというジレンマがある［➡ Part I-D-3-2の「ベプリジル：マルチチャネル遮断薬の光と影」参照］。

近年，慢性心房細動という強敵に対してアブレーションと薬物治療の両者を組み合わせて攻略するハイブリッド治療が注目されている。筆者（山根）らが行っているハイブリッド治療効果について，以下に紹介する。

持続性心房細動患者（69例）に対して，カテーテルアブレーションによる肺静脈前庭部隔離術および心房内分裂電位焼灼（CFAE焼灼）を施行し，術直後よりベプリジル200 mg/日の内服を開始。術後3〜6カ月間にベプリジル内服量の漸減を行い，心房細動の再発がない場合には内服中止とした。漸減中に心房細動が再発した場合には，減量直前の内服量まで戻すプロトコールとした。結果として，ベプリジル内服なしで洞調律維持が可能であったのが46％，少量のベプリジル（50〜100 mg）での洞調律維持が可能であったのが40％，洞調律維持に高用量のベプリジル内服が必要であったのが14％と，全体として薬剤なし，または低用量のベプリジルの内服下に洞調律維持が可能であった症例が86％を占めた（図Ⅱ-74）。QT時間に関しては，低用量ベプリジル内服症例では有意なQT延長は認めなかった。

このように，すでに進行してしまった持続性心房細動に対しては，カテーテルアブレーションおよび抗不整脈薬を単独で用いるのではなく，両者の効果を持ち寄るかたちでハイブリッド治療を行うことにより，有効性を高めるだけでなく安全性を向上させることもできると考えられる。薬物治療の適応と限界を知り，非薬物治療との「いいとこ取り」で攻略することが，心房細動への新しいアプローチといえるであろう。このような場合には，ベプリジルやアミオダロンがよく使用される。

●ポイント●
抗不整脈薬あるいはカテーテルアブレーションのそれぞれ単独での治療で押さえ込めない不整脈には，両者の併用によるハイブリッド治療という奥の手がある。

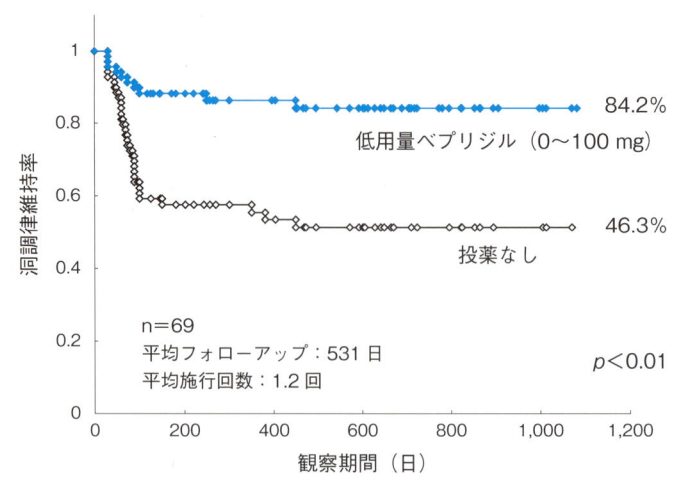

図Ⅱ-74 慢性心房細動に対するアブレーションと低用量ベプリジルを用いたハイブリッド治療の効果

## 4. 心不全を伴う不整脈へのアプローチ

### 1) 頻拍に起因するうっ血性心不全

慢性的に頻拍傾向が継続することにより心不全傾向を呈する症例はしばしば経験する[➡心不全と不整脈の関連については Part Ⅱ-C「心不全と不整脈」参照]。原因不整脈としては慢性心房細動が最も多いが，心房頻拍や心房粗動，一部の発作性上室頻拍，心室頻拍，心室期外収縮（PVC）も原因となり得る。治療方針は原疾患によって異なるが，持続している頻拍が停止（洞調律への復帰）可能なものであれば，それを試みる。方法は直流除細動や抗不整脈薬を用いるが，頻拍の停止や予防が難しい症例では，レートコントロール治療が次善の策となる。心房細動，心房頻拍などの上室頻拍では，β遮断薬やカルシウム拮抗薬を用いて房室結節伝導を抑制し心室レートを制御することで，心拍出量の増加が期待できる。

これらの慢性的不整脈疾患においても，近年はカテーテルアブレーションによって頻拍を根治させることで心不全を治療することが可能となってきている。よい適応となるのは，頻拍誘発性心筋症および頻拍が既存の心機能低下をさらに助長しているような症例である。頻拍誘発性心筋症 *tachycardia-induced cardiomyopathy* とは，頻脈が誘因となって心機能低下から心不全をきたすが，頻脈の治療によって心機能および心不全が改善する病態を呼び，以下のように診断・分類されている[41]。

■ 診　断

以下の3点を満たすときに疑う。

①慢性に経過しているコントロールされていない頻脈性不整脈（常に持続もしくは1日のうち10～15％以上の時間的持続，年齢から予測される心拍数の150％以上）
②二次的に生じたと考えられる左室機能障害（左室拡大と壁運動低下）と心不全症状
③頻脈性不整脈の治療による左室機能障害の回復（完全に正常化しない場合もある）

■ 分　類

①基礎心疾患のない正常心機能例に生じた場合で，頻脈性不整脈の治療によって左室機能障害が完全に回復するもの
②基礎心疾患を有する例に生じた場合で，頻脈性不整脈の治療によっても左室機能障害が不完全な回復しか示さないもの

> ●ポイント●
> 心不全では，不整脈が原因疾患あるいは増悪因子となることがあり，病態によって治療の優先順位が異なる。

## 2) 心房細動と心不全の密接な関係

　心房細動が心機能にとって不利に働くことはよく知られている。心房収縮機能とともに房室間の同期性も消失すること，および心室興奮が不規則であることも心機能には大きく不利に働く。頻拍によって頻拍誘発性心筋症を発症することも知られており，全体的には洞調律時と比して心機能が20～25％程度低下する。心不全状態では心房細動が発生しやすく，両者は互いに悪影響を及ぼし合って病状を悪化させる。この悪循環を断ち切るためには何らかの方法で心房細動を抑制し，洞調律を維持することが最も望ましい。一般的にはまず薬物治療が行われるわけだが，抗不整脈薬による心房細動抑制は効果が低く，そのうえ多くの抗不整脈薬は心機能を悪化させるため，心不全傾向のある患者では使用しにくい。

　21世紀の到来とともに心房細動に対する根治的カテーテルアブレーションが可能となり，その後心不全患者に対する心房細動アブレーションの治療効果に関する報告が出された[42,43]。結果としては，LVEF 45％以下の症例に対して心房細動アブレーションを施行したところ，LVEF，短縮率はそれぞれ$21\pm13\%$，$11\pm7\%$向上するとともに，LVDd，LVDsの$6\pm6$ mm，$8\pm7$ mm短縮が観察された[42]。心機能の改善は器質的心疾患のない症例や頻拍を伴う症例において顕著であったが，心疾患のある症例や頻拍を伴わない症例においても有意な改善が認められてい

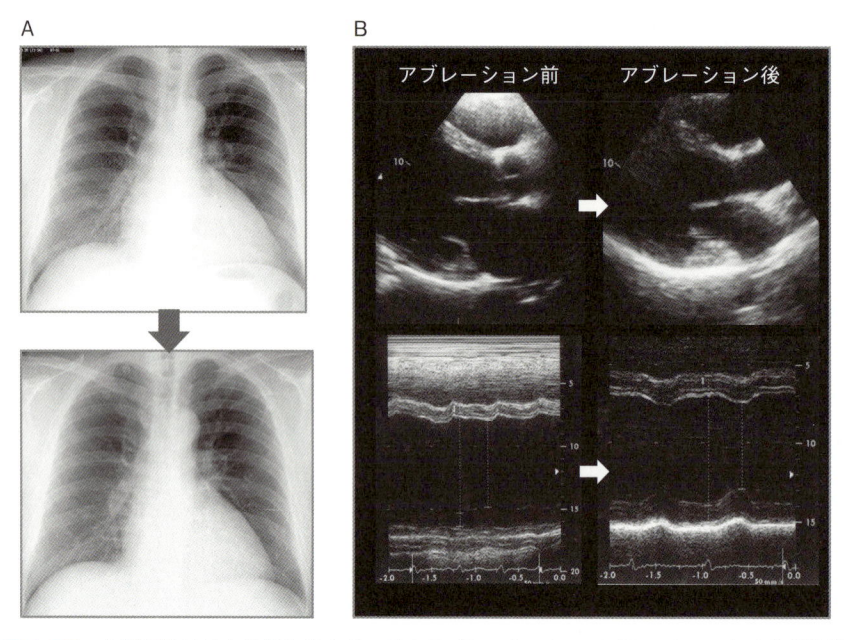

図Ⅱ-75 心房細動に対する根治的カテーテルアブレーション。アブレーションにより洞調律維持に成功し，LVEF，左房径，心胸郭比，自覚症状が改善した。

る。治療成功率に関しては心機能低下例と対照例の間に有意な差はないとされているが，より低い心機能症例を対象とした研究では対照群よりも有意に低いと報告されている[42]。いずれにしても，70〜80％の症例で洞調律維持に成功しており，有効性が十分に期待できる治療といえる。

図Ⅱ-75に実例を示す。既往歴のない39歳の男性。心不全および持続性心房細動で入院。心不全改善後にもLVEF 22.4％の低心機能が持続。電気的除細動では洞調律維持できず。カテーテルアブレーション（肺静脈隔離および心房内線状焼灼）により洞調律維持に成功し，LVEFが44.0％へと改善するとともに，左房径も59 mmから47 mmに短縮した。胸部X線上の心胸郭比は65％から55％へと短縮し，本人の自覚症状も大きく改善している。

心不全を伴う心房細動症例においては，心機能悪化に働く抗不整脈薬を使用せずに洞調律を維持することが肝要であり，非薬物治療（外科手術およびカテーテル治療）への期待が高まっている。心機能低下例だからといって積極的治療を敬遠するのではなく，心機能低下例だからこそ治療対象と考えるべきなのかもしれない。

## 3）心室期外収縮に伴う心機能低下

心室期外収縮（PVC）は誰もが有する不整脈であるが，出現頻度が高い場合には

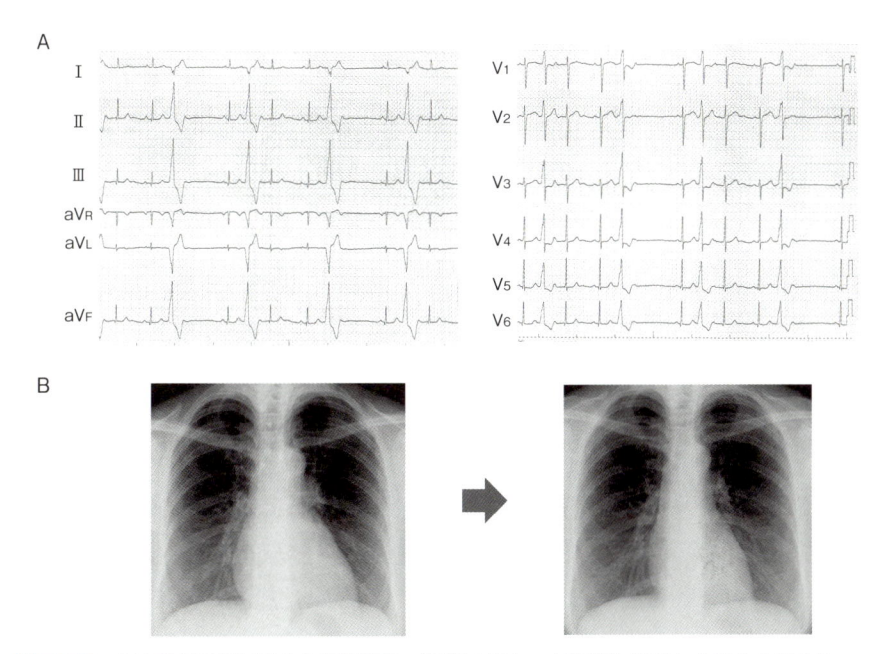

図Ⅱ-76 心室期外収縮に伴う心機能低下。胸部 X 線上，心胸郭比 53％と心拡大を認める。

心機能への悪影響を生じることもあり得る。決まった基準はないが，1日の PVC 総数が数万発に達する場合には，無効収縮が多くなることで心臓の負担が増え，結果的に慢性的な心機能低下を呈することがある。この場合，不整脈（PVC）に目を向けなければ，原因不明の心機能低下として心筋症などの診断がついてしまうこともしばしばあり，注意を要する。

図Ⅱ-76 に実例を示す。41 歳の女性。健診で不整脈（PVC）を指摘されて来院した。Holter 心電図上，1 日総 PVC 数は 44,000 発であり，胸部 X 線上心胸郭比 53％と心拡大を認めた。心エコー上の EF は 50％，血清 BNP 値は 85 pg/mL と上昇を示した。CT 検査では冠動脈疾患の存在は否定的であり，PVC が心機能低下の原因または増悪因子となっていることが疑われた。

電気生理検査およびカテーテルアブレーションを施行したところ，PVC の起源は右室流出路中隔側に存在し，高周波通電によって消滅させることに成功した。術後の Holter 心電図上では総 PVC 数 30 発/日へと著減し，それとともに心胸郭比は 44％へ，BNP 値は 8.4 pg/mL へ，心エコー上の EF は 62％へとそれぞれ正常化した。

PVC の出現によって心機能低下をきたす症例があることは 2000 年に Chugh ら[44]によってはじめて報告されて以来，注目されている。右室流出路起源の PVC は健常者にみられるタイプの不整脈であるが，出現頻度が 1 日総心拍数の 20％を

超える場合には左室機能障害を生じる可能性が高くなることが報告[45]されており，時期を逃さずに積極的に薬物または非薬物治療を行うことが望ましい。

## 5. 心不全を伴う不整脈に対するデバイス治療法

### 1) 心不全に対する心臓再同期治療 (CRT)

心不全の患者では心室内伝導障害が多く存在し，また心室内伝導障害のある心不全患者の予後が悪いことも報告されている。脚ブロックなどの心室内伝導障害の存在は，左右心室の正常な同期を妨げることで心機能維持を困難なものとする。同期不全を是正する適切な薬物療法はなく，このような場合にペースメーカーを用いて左右心室の収縮のずれを是正するのが心臓再同期療法 (CRT) である [➡ Part Ⅱ-C「3. なぜ心臓再同期療法が有効なのか？」参照]。

CRT では心筋酸素消費量を増すことなく，少ない残存心機能をできるだけ有効に用いることを目的としており，通常の右房・右室リードに加えて左室リードを挿入し，同期不全を是正する。左室リードは経静脈的に冠静脈の前側壁または側壁枝に留置する。

CRT の効果に関しては，これまでに多くの臨床試験が施行されている[46〜50]。それらの試験の多くは洞調律で，中等度〜重症の心不全（NYHA Ⅲ・Ⅳ）であり，QRS 幅が 120 〜 130 ms 以上に延長し，LVEF 35 % 以下の症例を対象としている。ほとんどの臨床試験は CRT 群で有意に良好な結果が得られており，それに基づいて欧米および日本でも CRT のガイドラインが制定されている[36]。

### 2) 心房細動を伴う心不全症例に対する CRT 治療

心不全症例に対する CRT 治療の効果を検討した臨床試験のほとんどは，洞調律の患者を対象としている。それでは心房細動を伴った心不全症例に対して CRT 治療の適応はないのだろうか？

最近のメタ解析の結果では，CRT は洞調律および心房細動の両者で心不全治療に有効であると報告されている[51]。しかし当然のことながら，心室の同期ペーシングを行うためには心房細動中の心室興奮に先立って心室ペーシングがなされなければならない。このために，薬物または非薬物的に房室結節伝導を抑制する方法がとられる。これまでの検討では，心室ペーシング率が 92 % 以下の症例では，92 % 以上の症例と比較して予後が悪化することが報告されている[52]。また，CRT が有効に働いた症例 (responder) では，有効でなかった症例 (non-responder) と比して，有意に自波とペーシング波形との融合心拍（融合収縮 *fusion beat*）が少なかったことも報告されている[53]。このように心房細動を伴う心不全への CRT 治療では，心室ペーシング率を十分に上げることが治療効果を得るうえで重要と考えられる。

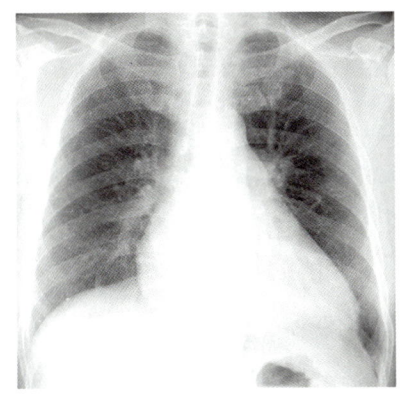

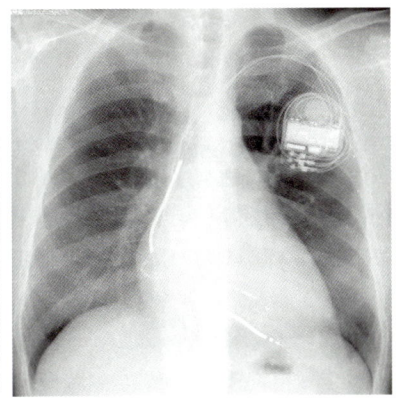

図Ⅱ-77　うっ血性心不全を生じた心房細動患者に対するCRT-D植込み

　図Ⅱ-77に実例を示す。高度房室ブロックを伴った心房細動でうっ血性心不全を生じた例に対してCRT-D植込みを施行したところ，6カ月後には植込み前と比較して心胸郭比63％→53％と著明な減少が観察された。LVEFも34％→51％と改善し，本人の自覚症状も消失した。

### 3) 心機能低下症例に対する植込み型除細動器（ICD）

　致死性心室性不整脈に対するICDの効果はすでに広く認められている。AVID試験[54)]において心停止の既往を有する患者に対するICDの二次予防効果が検討さ

#### メモ25：アブレーションやICDで根治といえるのか？

　本章で紹介した不整脈の非薬物治療は，根治的治療法といえるのであろうか？
　カテーテルアブレーションは基本的に根治を目指す治療法であり，PSVTや心房粗動などの原因が限局している不整脈に対しては高率で根治が可能である。また心房細動でも，原因が肺静脈に限局している段階（発作性心房細動）であれば，長期的にみても根治といえることがわかってきている。これに対して，原因が広い範囲に拡大している慢性心房細動や心室頻拍などにおいては，アブレーション治療単独で根治ということは難しい。あくまでも原因を減少させることができるのみで，根絶できるわけではない。そのために，再発が致命的となり得る心室頻拍ではICDの植込みが必須となる。
　一方，ICDは致命的心室性不整脈が生じた場合にそれを感知して除細動を施行する器械であり，根治的治療法ではない。発生した不整脈を止めるという意味から表現すれば，姑息的治療法といえるであろう。

れ，抗不整脈薬群に比して ICD 群では 31％の死亡率減少効果が認められた．

一方で，致死性不整脈の既往のない低心機能患者における一次予防の重要性も注目されている．低心機能は器質的心疾患患者における心臓突然死の危険因子と考えられており，突然死予防は低心機能患者の予後改善にとって重要な課題でもある．MADIT II 試験[55]では LVEF 30％以下の陳旧性心筋梗塞後患者に対する ICD の突然死予防効果を検討しており，心室性不整脈の有無にかかわらず ICD 治療群では保存的治療群に比して全死亡率が 31％低下し，ICD の一次予防効果が認められた．SCD-HeFT 試験[56]においても LVEF 35％以下の心不全例で，ICD 群ではアミオダロンおよびプラセボ群に比して全死亡の低下が観察された．

これらの結果より，心室性不整脈の有無や誘発性にかかわらず，低心機能患者に対して予防的に ICD 治療を行う傾向が強まりつつある．しかし一方で，欧米のデータをわが国の患者にそのまま適応してよいかという議論も多く，一次予防の適応については今後も検討が必要と考えられている．

## 文　献

1. 日本循環器学会．循環器病の診断と治療に関するガイドライン．不整脈の非薬物治療ガイドライン（2011 年改訂版）．http://www.j-circ.or.jp/guideline/pdf/JCS2011_okumura_h.pdf．
2. Yamane T, Iesaka Y, Goya M, et al. Optimal target site for slow AV nodal pathway ablation : possibility of predetermined focal mapping approach using anatomical reference in the Koch's triangle. J Cardiovasc Electrophysiol 1999 ; 10 : 529-37.
3. 日本循環器学会．循環器病の診断と治療に関するガイドライン（2008 年度合同研究班報告）．不整脈薬物治療に関するガイドライン（2009 年改訂版）．http://www.j-circ.or.jp/guideline/pdf/JCS2009_kodama_h.pd．
4. Kato T, Yamashita T, Sagara K, et al. Progressive nature of paroxysmal atrial fibrillation : observations from a 14-year follow-up study. Circ J 2004 ; 68 : 568-72.
5. Allessie M, Ausma J, Schotten U. Electrical, contractile and structural remodeling during atrial fibrillation. Cardiovasc Res 2002 ; 54 : 230-46.
6. Haïssaguerre M, Jaïs P, Shah DC, et al. Spontaneous initiation of atrial fibrillation by ectopic beats originating in the pulmonary veins. N Engl J Med 1998 ; 339 : 659-66.
7. Haïssaguerre M, Shah DC, Jaïs P, et al. Electrophysiological breakthroughs from the left atrium to the pulmonary veins. Circulation 2000 ; 102 : 2463-5.
8. Pappone C, Rosanio S, Augello G, et al. Mortality, morbidity, and quality of life after circumferential pulmonary vein ablation for atrial fibrillation : outcomes from a controlled nonrandomized long-term study. J Am Coll Cardiol 2003 ; 42 : 185-97.
9. Oral H, Scharf C, Chugh A, et al. Catheter ablation for paroxysmal atrial fibrillation : segmental pulmonary vein ostial ablation versus left atrial ablation. Circulation 2003 ; 108 : 2355-60.
10. Hocini M, Sanders P, Jaïs P, et al. Prevalence of pulmonary vein disconnection after anatomical ablation for atrial fibrillation : consequences of wide atrial encircling of the pulmonary veins. Eur Heart J 2005 ; 26 : 696-704.

11. Takahashi A, Iesaka Y, Takahashi Y, et al. Electrical connections between pulmonary veins : Implication for ostial ablation of pulmonary veins in patients with paroxysmal atrial fibrillation. Circulation 2002 ; 105 : 2998-3003.
12. Kumagai K, Muraoka S, Mitsutake C, et al. A new approach for complete isolation of the posterior left atrium including pulmonary veins for atrial fibrillation. J Cardiovasc Electrophysiol 2007 ; 18 : 1047-52.
13. Yamane T, Date T, Kanzaki Y, et al. Segmental pulmonary vein antrum isolation using the "large-size" Lasso catheter in patients with atrial fibrillation. Circ J 2007 ; 71 : 753-60.
14. Yamane T, Shah DC, Jaïs P, et al. Electrogram polarity reversal as an additional indicator of breakthroughs from the left atrium to the pulmonary veins. J Am Coll Cardiol 2002 ; 39 : 1337-44.
15. Verma A, Marrouche NF, Natale A. Pulmonary vein antrum isolation : intracardiac echocardiography-guided technique. J Cardiovasc Electrophysiol 2004 ; 15 : 1335-40.
16. Nademanee K, McKenzie J, Kosar E, et al. A new approach for catheter ablation of atrial fibrillation : mapping of the electrophysiologic substrate. J Am Coll Cardiol 2004 ; 43 : 2044-53.
17. Hocini M, Jaïs P, Sanders P, et al. Techniques, evaluation, and consequences of linear block at the left atrial roof in paroxysmal atrial fibrillation : a prospective randomized study. Circulation 2005 ; 112 : 3688-96.
18. Jaïs P, Hocini M, Hsu LF, et al. Technique and results of linear ablation at the mitral isthmus. Circulation 2004 ; 110 : 2996-3002.
19. Haïssaguerre M, Sanders P, Hocini M, et al. Catheter ablation of long-lasting persistent atrial fibrillation : critical structures for termination. J Cardiovasc Electrophysiol 2005 ; 16 : 1125-37.
20. Nakagawa H, Scherlag BJ, Patterson E, et al. Pathophysiologic basis of autonomic ganglionated plexus ablation in patients with atrial fibrillation. Heart Rhythm 2009 ; 6 : S26-34.
21. Pappone C, Santinelli V, Manguso F, et al. Pulmonary vein denervation enhances long-term benefit after circumferential ablation for paroxysmal atrial fibrillation. Circulation 2004 ; 109 : 327-34.
22. Tan AY, Li H, Wachsmann-Hogiu S, et al. Autonomic innervation and segmental muscular disconnections at the human pulmonary vein-atrial junction : implications for catheter ablation of atrial-pulmonary vein junction. J Am Coll Cardiol 2006 ; 48 : 132-43.
23. Lemery R, Birnie D, Tang ASL, et al. Feasibility study of endocardial mapping of ganglionated plexuses during catheter ablation of atrial fibrillation. Heart Rhythm 2006 ; 3 : 387-96.
24. Jaïs P, Cauchemez B, Macle L, et al. Catheter ablation versus antiarrhythmic drugs for atrial fibrillation : the A4 study. Circulation 2008 ; 118 : 2498-505.
25. Ouyang F, Tilz R, Chun J, et al. Long-term results of catheter ablation in paroxysmal atrial fibrillation : lessons from a 5-year follow-up. Circulation 2010 ; 122 : 2368-77.
26. Tilz RR, Chun KR, Schmidt B, et al. Catheter ablation of long-standing persistent atrial fibrillation : a lesson from circumferential pulmonary vein isolation. J Cardiovasc Electrophysiol 2010 ; 21 : 1085-93
27. Eitel C, Hindricks G, Sommer P, et al. Circumferential pulmonary vein isolation and linear left atrial ablation as a single-catheter technique to achieve bidirectional con-

duction block : the pace-and-ablate approach. Heart Rhythm 2010 ; 7 : 157-64.
28. Tzou WS, Marchlinski FE, Zado ES, et al. Long-term outcome after successful catheter ablation of atrial fibrillation. Circ Arrhythm Electrophysiol 2010 ; 3 : 237-42.
29. Wokhlu A, Hodge D, Packer DL, et al. Long-term outcome of atrial fibrillation ablation : impact and predictor of very late recurrence. J Cardiovasc Electrophysiol 2010 ; 21 : 1071-8.
30. Pappone C, Vicedomini G, Giuseppe A, et al. Radiofrequency catheter ablation and antiarrhythmic drug therapy : a prospective-randomized, 4-year follow-up trial : the APAF study. Circ Arrhythm Electrophysiol 2011 ; 4 : 808-14.
31. Hussein A, Saliba W, Natale A, et al. Natural history and long-term outcomes of ablated atrial fibrillation. Circ Arrhythm Electrophysiol 2011 ; 4 : 271-8.
32. Jongnarangsin K, Suwanagool A, Morady F, et al. Effect of catheter ablation on progression of paroxysmal atrial fibrillation. J Cardiovasc Electrophysiol 2012 ; 23 : 9-14.
33. Yamane T, Matsuo S, Date T, et al. Repeated Provocation of time- and ATP-induced early pulmonary vein reconnections after pulmonary vein isolation : eliminating paroxysmal atrial fibrillation in a single procedure. Circ Arrhythm Electrophysiol 2011 ; 4 : 601-8.
34. Weerasooriya R, Khairy P, Haïssaguerre M, et al. Catheter ablation for atrial fibrillation : are results maintained at 5 years of follow-up? J Am Coll Cardiol 2011 ; 57 : 160-6.
35. Matsuo S, Yamane T, Date T, et al. Dormant pulmonary vein conduction induced by adenosine in patients with atrial fibrillation who underwent catheter ablation. Am Heart J 2011 ; 161 : 188-96.
36. Parkash R, Tang ASL, Sapp JL, et al. Approach to the catheter ablation technique of paroxysmal and persistent atrial fibrillation : a meta-analysis of the randomized controlled trials. J Cardiovasc Electrophysiol 2011 ; 22 : 729-38.
37. ACCF/AHA Task Force Members. 2011 ACCF/AHA/HRS focused update on the management of patients with atrial fibrillation(updating the 2006 guideline) : a report of the American College of Cardiology Foundation/American Heart Association Task Force on Practice Guidelines. Circulation 2011 ; 123 : 104-23.
38. Bunch TJ, Crandall BG, Weiss JP, et al. Patients treated with catheter ablation for atrial fibrillation have long-term rates of death, stroke, and dementia similar to patients without atrial fibrillation. J Cardiovasc Electrophysiol 2011 ; 22 : 839-45.
39. Kumagai K, Tojo H, Noguchi H, et al. Effects of the $Na^+$ channel blocker pilsicainide on the electrophysiologic properties of pulmonary veins in patients with atrial fibrillation. J Cardiovasc Electrophysiol 2004 ; 15 : 1396-401.
40. Yamashita T, Ogawa S, Sato T, et al. for J-BAF Investigators. Dose-response effects of bepridil in patients with persistent atrial fibrillation monitored with transtelephonic electro-cardiograms : a multicenter, randomized, placebo-controlled, double-blind study(J-BAF Study). Circ J 2009 ; 73 : 1020-7.
41. Fenelon G, Wijns W, Andries E, Brugada P. Tachycardiomyopathy : mechanisms and clinical implication. Pacing Clin Electrophysiol 1996 ; 19 : 95-106.
42. Hsu LF, Jaïs P, Sanders P, et al. Catheter ablation for atrial fibrillation in congestive heart failure. N Engl J Med 2004 ; 351 : 2373-83.
43. Chen MS, Marrouche NF, Khaykin Y, et al. Pulmonary vein isolation for the treatment of atrial fibrillation in patients with impaired systolic function. J Am Coll Cardiol 2004 ; 43 : 1004-9.

44. Chugh SS, Shen WK, Luria DM, et al. First evidence of premature ventricular complex-induced cardiomyopathy : a potentially reversible cause of heart failure. J Cardiovasc Electrophysiol 2000 ; 11 : 328−9.
45. Takemoto M, Yoshimura H, Ohba Y, et al. Radiofrequency catheter ablation of premature ventricular complexes from the right ventricular outflow tract improves left ventricular dilation and clinical status in patients without structural heart disease. J Am Coll Cardiol 2005 ; 45 : 1259−65.
46. Abraham WT, Fisher WG, Smith AL, et al. for MIRACLE(Multicenter InSync Randomized Clinical Evaluation)Study Group. Cardiac resynchronization in chronic heart failure. N Engl J Med 2002 ; 346 : 1845−53.
47. Lozano I, Bocchiardo M, Achtelik M, et al. Impact of biventricular pacing on mortality in a randomized crossover study of patients with heart failure and ventricular arrhythmias. Pacing Clin Electrophysiol 2000 ; 23 : 1711−2.
48. Cleland JG, Daubert JC, Erdmann E, et al. for Cardiac Resynchronization-Heart Failure(CARE−HF) Study Investigators. The effect of cardiac resynchronization on morbidity and mortality in heart failure. N Engl J Med 2005 ; 352 : 1539−49.
49. Linde C, Abraham WT, Gold MR, et al. for REVERSE(REsynchronization reVErses Remodeling in Systolic left vEntricular dysfunction) Study Group. Randomized trial of cardiac resynchronization in mildly symptomatic heart failure patients and in asymptomatic patients with left ventricular dysfunction and previous heart failure symptoms. J Am Coll Cardiol 2008 ; 52 : 1834−43.
50. Moss AJ, Hall WJ, Cannom DS, et al. for MADIT−CRT Trial Investigators. Cardiac-resynchronization therapy for the prevention of heart-failure events. N Engl J Med 2009 ; 361 : 1329−38.
51. Wein S, Voskoboinik A, Wein L, et al. Extending the boundaries of cardiac resynchronization therapy : efficacy in atrial fibrillation, New York Heart Association class Ⅱ, and narrow QRS heart failure patients. J Card Fail 2010 ; 16 : 432−8.
52. Koplan BA, Kaplan AJ, Weiner S, et al. Heart failure decompensation and all-cause mortality in relation to percent biventricular pacing in patients with heart failure : is a goal of 100% biventricular pacing necessary? J Am Coll Cardiol 2009 ; 53 : 355−60.
53. Kamath GS, Cotiga D, Koneru JN, et al. The utility of 12-lead Holter monitoring in patients with permanent atrial fibrillation for the identification of nonresponders after cardiac resynchronization therapy. J Am Coll Cardiol 2009 ; 53 : 1050−5.
54. Domanski MJ, Sakseena S, Epstein AE, et al. for the AVID Investigators. Relative effectiveness of the implantable cardioverter-defibrillator and antiarrhythmic drugs in patients with varying degrees of left ventricular dysfunction who have survived malignant ventricular arrhythmias. J Am Coll Cardiol 1999 ; 34 : 1090−5.
55. Moss AJ, Zareba W, Hall WJ, et al. for the Multicenter Automatic Defibrillator Implantation Trial Ⅱ Investigators. Prophylactic implantation of a defibrillator in patients with myocardial infarction and reduced ejection fraction. N Engl J Med 2002 ; 346 : 877−83.
56. Bardy GH, Lee KL, Mark DB, et al. for the Sudden Cardiac Death in Heart Failure Trial(SCD−HeFT)Investigators. Amiodarone or an implantable cardioverter-defibrillator for congestive heart failure. N Engl J Med 2005 ; 352 : 225−37.

# 索　引

（イオンチャネルとそれを通るイオン電流は対にして示す。）

## 【欧文索引】

A4 study　176
abnormal automaticity　39
ACE 阻害薬　54, 84, 103
action potential duration（APD）　7
ACTIVE I 試験　87
adenylate cyclase（AC）　29
AFFIRM　51
after-depolarization　40
ALIVE　110
AMP キナーゼ　97
ANDROMEDA 試験　61
angiotensin II（Ang II）　73, 102
ARB　54, 84, 87, 103
arrhythmogenic right ventricular cardiomyopathy（ARVC）　149
$AT_1$ 受容体　85, 103
ATHENA 試験　61
ATP　99
ATP 感受性 $K^+$ 電流（$I_{KATP}$）　7, 11, 60, 62, 108
AV nodal reentrant tachycardia（AVNRT）　45
AV reciprocating tachycardia（AVRT）　46
ball and chain モデル　22
Brugada 症候群　34, 107, 114
　——ST 上昇　119
　——遺伝子変異　115
　——薬物治療　125
$Ca^{2+}$ 過負荷　23, 25, 41, 109, 158
$Ca^{2+}$ ポンプ（$Ca^{2+}$ ATPase）　5
$Ca^{2+}$ 誘発性 $Ca^{2+}$ 放出（CICR）　27, 85, 102, 145
calcium transient　27
calmodulin kinase II（CaMK II）　76
cardiac re-synchronization therapy（CRT）　105
CAST study　52
catecholaminergic polymorphic ventricular tachycardia（CPVT）　145
CAVANA-study　177
CFAE（complex fractionated atrial electrogram）　76, 172
CFAE アブレーション　180
chemical gradient　20
COMET 試験　103

depolarization　3

early repolarization syndrome（ERS）　128
electrical gradient　20
equilibrium potential　20
escape rhythm　39
ESVEM　50

G 蛋白
　——$G_i$　34, 105, 152
　——$G_q$　37
　——$G_s$　34, 105
　——触媒サブユニット（$G_\alpha$）　34
　——調節サブユニット（$G_{\beta\gamma}$）　34

hERG チャネル　58, 135
hERG チャネル遮断薬　110, 138
His-Purkinje 系　24
His 束　15
hyperpolarization　3

inactivated channel blocker　56, 58
$IP_3$　103
isthmus　80

J-BAF 試験　62
J-RHYTHM　51, 88
J-RHYTHM II　87
James 束　92
Jervell and Lange-Nielsen 症候群　129, 136
J 点　119

索　引　193

J 波症候群　128

K$^+$チャネル　131
K$^+$チャネル遮断薬　59, 64, 110
Kent 束　46, 92, 161
　——発生の分子メカニズム　97

long QT syndrome（LQT）　129
L 型 Ca$^{2+}$ チャネル（I$_{CaL}$）　18, 23, 25, 27, 34, 40, 41, 59, 62, 102, 119, 134, 155

MADIT II 試験　188
Mahaim 束　92
Mobitz II 型ブロック　94
myocardial sleeve　78
M 細胞　117

Na$^+$/Ca$^{2+}$ 交換系（NCX）　5, 16, 27, 32, 44, 60, 101, 112, 158
Na$^+$/H$^+$ 交換系　112
Na$^+$/H$^+$ 交換抑制薬　112
Na$^+$/K$^+$ ATPase（Na$^+$/K$^+$ ポンプ）　5, 44, 60, 108
Na$^+$ チャネル遮断薬　56, 64, 89, 99, 168
Na$^+$ 電流（I$_{Na}$）　59, 62
Nernst の式　20, 40
NOX1（NADPH オキシダーゼ 1）　86

open channel blocker　56, 58

paroxysmal supra-ventricular tachycardia（PSVT）　36
phase 2 リエントリー　107, 119
phospholamban　29
Pitx2c　79, 82
polarization　3
PRKAG2　97
PR 時間　93
pulmonary vein isolation（PVI）　83, 170
Purkinje 細胞
　——カルシウムハンドリング　28
　——活動電位　17
　——催不整脈性　154
Purkinje 線維　15
Purkinje 不整脈　28, 154
P ループ　10, 141

QRS 波
　——延長　93, 149
　——幅の狭い（narrow）　93
　——幅の広い（wide）　94
QT 延長　58, 89, 110, 135, 181
　——薬物誘発性　138
QT 延長症候群（LQT）　34, 41, 47, 129
　——LQT1　134
　——LQT2　135
　——遺伝子変異　130
　——タイプ別治療法　132
QT 間隔　概日リズム　143
QT 短縮症候群（SQT）　142

R on T 型期外収縮　47, 138
Rac1　86
reentry　44
refractory period　21
remodeling　72
repolarization　3
Romano-Ward 症候群　129
RR 間隔　47, 49, 81, 94

sarco-endoplasmic reticulum Ca$^{2+}$ ATPase（SERCA）　27
sarcoplasmic reticulum（SR）　26
SCD-HeFT 試験　188
short QT syndrome（SQT）　142
Sicilian Gambit の分類　53
ST 上昇　119, 135
SWORD 試験　50

T wave alternans（TWA）　157
tachycardia-induced cardiomyopathy　182
Tbx2　98
torsades de pointes　58, 63, 89, 110, 134
transforming growth factor-$\beta$（TGF-$\beta$）　73
triggered activity　40, 49, 107, 152, 158
tumor necrotic factor-$\alpha$（TNF-$\alpha$）　73
T 型 Ca$^{2+}$ 電流（I$_{CaT}$）　154
T 波
　——陰転　119, 149
　——極性　116

──増高　135

Vaughan Williams の分類　53
VT/VF ストーム　34，121
vulnerable period　26

Wenckebach 型（Mobitz Ⅰ型）ブロック　94
wide QRS 頻拍　161
WPW（Wolff-Parkinson-White）症候群　92
　　──家族性　97
　　──カテーテルアブレーション　161
　　──心電図　92
　　──治療　99

【和文索引】

あ

$α_1$ 受容体　37
アシドーシス　25
アセチルコリン感受性 $K^+$ 電流（$I_{KACh}$）　7，11，18，36，59，62，89
アップストリームアプローチ　54
アデニル酸シクラーゼ（AC）　29，34，105，152
アデノシン $A_1$ 受容体　36，152
アピキサバン　51
アプリンジン　58，89
アミオダロン　59，110，181
アルドステロン　102
アルドステロン拮抗薬　133
アンジオテンシンⅡ（Ang Ⅱ）受容体　37
　　──$AT_1$　37，73
　　──$AT_2$　37

イオン交換系　4
イオンチャネル　3
　　──遺伝子　9
　　──「内向き」と「外向き」　5
イオン電流　3
　　──活動電位　11
イオンポンプ　4
閾膜電位　16
異常自動能　39，49
イソプロテレノール　34，121
一塩基多型（SNP）　83，123
一過性外向き $K^+$ チャネル（$I_{to}$）　6，19，60，62，118，119，135，140
イノシトール 1,4,5-三リン酸（$IP_3$）　37，85
インセサント型心室頻拍　52，58

植込み型除細動器（ICD）　125
　　──心機能低下　187
右室流出路
　　──心室期外収縮（PVC）　185
　　──単形性心室頻拍　40，152
　　──不整脈　148
内向き整流性 $K^+$ チャネル（$I_{K1}$）　7，8，11，18，19，40，41，59，62，112，135，154

内向き電流　6, 11
うっ血性心不全　182

エピゲノム修飾　124
エンカイニド　52
炎症誘発性サイトカイン　74

横行小管（T 管）　26

## か

解剖学的リエントリー（マクロリエントリー）　45, 93
解離速度　58
化学的勾配　20
拡大肺静脈隔離法　170
拡張期脱分極速度　15
活性化ゲート　22
活性酸素種　86, 112
活動電位　40
　——イオン電流　11
　——心室筋　19
　——洞結節と Purkinje 線維　17
活動電位持続時間（APD）　7, 12, 41, 56, 59, 63, 76, 89, 108, 129, 140, 158
カテコラミン誘発性多形性心室頻拍（CPVT）　145
　——薬物治療　147
カテーテルアブレーション　80, 89, 99, 159
　——WPW 症候群　161
　——心房細動　167, 174, 179
　——心房粗動　166
　——洞調律維持効果　176
　——房室結節リエントリー性頻拍（AVNRT）　162
過分極　3, 11
過分極活性化陽イオン電流（$I_f$）　6, 11, 17, 32, 34, 59, 62, 89, 98, 110, 154
カリウム保持性利尿薬　133, 135
カリポリド　112
カルシウム拮抗薬（$Ca^{2+}$ チャネル拮抗薬）　67, 87, 90, 99, 103, 112, 182
カルシウムクロック　15, 18, 29, 32
カルシウムスパーク　41, 44, 76, 85, 101, 146
カルシウムトランジェント　27, 41, 155

カルシウムハンドリング　26, 76, 85, 101
　——Purkinje 線維　28
　——心室筋　26
　——洞結節　29
カルセクエストリン 2　145
カルベジロール　103
カルモジュリンキナーゼⅡ（CaMKⅡ）　76, 85, 103
加齢　76, 83
間葉系細胞　78, 96, 148
期外収縮　40
偽性心室頻拍　95, 161
キニジン　50, 56, 126
機能獲得変異　129, 142
機能喪失変異　48, 131, 142
機能的リエントリー（ミクロリエントリー）　46
脚　15
脚枝間リエントリー　46
ギャップ結合　109
ギャップ結合チャネル　24
峡部　80, 166
虚血　25
　——$K^+$ 流出　108
鋸歯状波　80
筋小胞体（SR）　26
筋小胞体 $Ca^{2+}$ ポンプ（SERCA）　27, 29, 34, 76

グリコーゲン　97
グリコーゲン合成キナーゼ（GSK）　150

形質転換増殖因子 $\beta$（TGF-$\beta$）　73
結節間伝導路　14
原始心筒　82, 96, 148

高カリウム血症　135
交感神経刺激　18, 105, 102, 134, 145
高血圧　75, 83
構造的リモデリング　85, 90, 168
後脱分極　40
抗不整脈薬　50, 159, 178
　——Ⅰ群　56, 89, 99, 168
　　副作用　58
　——Ⅲ群　59, 181
　　心筋梗塞後の不整脈　110

コネキシン　24, 98
固有心筋　12

さ

サイアザイド系利尿薬　133
再灌流不整脈　110
最大拡張期電位　16, 40
催不整脈作用　58
再分極　3, 19
　——心室筋壁内勾配　115
細胞膜クロック　15, 18, 32
酸化ストレス　112
　——心房細動　85
三尖弁輪　80, 166

ジギタリス　90
ジギタリス中毒　41, 44
刺激伝導系　12, 14
　——ヒエラルキー　15
持続性心房細動　167
ジソピラミド　168
失神　34, 129
自動能　12, 32, 107
　——自律神経調節　18
　——ヒエラルキー　39
シベンゾリン　168
受攻期　26
腫瘍壊死因子$\alpha$（TNF-$\alpha$）　73
小コンダクタンス$Ca^{2+}$活性化$K^{+}$チャネル
　（SKチャネル）　89
上皮-間葉移行　96
除細動閾値　64, 110
除細動効果　62
徐脈　133
徐脈頻脈症候群　85
自律神経節　173
自律神経調節　18
ジルチアゼム　109
シロスタゾール　126
心機能低下　102, 182
　——植込み型除細動器（ICD）　187
　——心室期外収縮（PVC）　184
心筋梗塞　40, 75, 135
　——不整脈　107
心筋袖　78, 82
心筋肥大　97

神経体液性調節　54, 102
心室期外収縮（PVC）　52, 182
　——右室流出路　185
　——心機能低下　184
心室筋　13
　——イオン動態　20
　——カルシウムハンドリング　26
　——活動電位　19
心室細動（VF）　47, 107, 109
心室頻拍（VT）　107, 129, 187
　——2方向性　155
　——インセサント型　52, 58
　——多形性　47
　——単形性　40, 47, 152
心収縮力抑制作用　58
心臓再同期療法（CRT）　105, 186
心肥大　41, 54
心不全　41, 54
　——細胞内カルシウム動態異常　101
　——心臓再同期治療（CRT）　186
　——心房細動　183
　——不整脈　101
　——不整脈の非薬物治療　182
　——慢性　75
心房間伝導路　14
心房期外収縮　45, 93
心房細動　37, 51, 71, 94, 99
　——RAA系　85
　——RAA系阻害薬　87
　——アップストリーム治療　84
　——維持機構　72
　——遺伝的リスク　82
　——炎症　73
　——カテーテルアブレーション　167
　——カテーテルアブレーションの治療
　　成績　174
　——カテーテルアブレーション後の再
　　発　179
　——酸化ストレス　85
　——持続性　62
　——心不全　183
　——心房粗動との類似点と相違点　80
　——線維化　74
　——ダウンストリーム治療　88
　——治療の考え方　168
　——トリガー機構　78
　——発作性（PAF）　51, 87, 167, 178

――慢性（永続性）　62, 168, 172, 182, 187
――脈の遅い　168
――リズムコントロール　51, 61, 88
――レートコントロール　51, 88, 90, 182
心房スタンニング　62
心房粗動　46, 182
――カテーテルアブレーション　166
――心房細動との類似点と相違点　80
心房内細動基質焼灼法　172
心房内分裂電位（CFAE）　76, 172
心房頻拍　182
心房リモデリング　37
心ループ形成　79, 148

スタチン（HMG-CoA 還元酵素阻害薬）　86
スパイラルリエントリー　46

静止膜電位　11, 89
線維芽細胞　37, 72, 85, 96
全ゲノム相関研究（GWAS）　82, 124

早期後脱分極（EAD）　41, 58, 107, 158
早期再分極症候群　128
相対不応期　22, 26, 139
ソタロール　59
外向き電流　6, 11

## た

体表面心電図　49
ダウンストリームアプローチ　54
多形性心室頻拍　47
脱分極　3, 11, 19
ダビガトラン　51
単形性心室頻拍　40, 47, 152
ダントロレン　147

遅延後脱分極（DAD）　41, 44, 102, 107, 158
遅延整流性 $K^+$ チャネル（$I_K$）　6, 19, 119
――緩徐活性化（$I_{Ks}$）　7, 60, 62, 134
――急速活性化（$I_{Kr}$）　7, 58, 59, 62, 137, 139
――超急速活性化（$I_{Kur}$）　7, 62, 89
遅延電流　131, 133, 154

チトクロム P450　52
低カリウム血症　135
デスモソーム　149
デバイス治療　159
デルタ（$\Delta$）波　93
電位依存性 $Ca^{2+}$ チャネル（$I_{Ca}$）　6, 10
電位依存性 $Na^+$ チャネル（$I_{Na}$）　6, 10, 18, 23, 25, 40, 41, 98, 102, 119, 129
電位依存性チャネル　6, 22
――構造　10
電位非依存性チャネル　7
電気の勾配　20
電気的リモデリング　76, 168
伝導　23
――細胞間　24
――細胞内　25
伝導異常　76
伝導速度　24, 45, 107
伝導ブロック　46

洞結節　15, 79
――カルシウムハンドリング　29
洞結節細胞　13
――活動電位　17
洞不全症候群　85
洞房ブロック　59
突然死　101, 162, 188
――概日リズム　143
ドミナントネガティブ抑制　131
ドロネダロン　61

## な

ニフェカラント　59, 64, 110

脳梗塞　83, 167

## は

肺静脈　78
肺静脈隔離術（PVI）　83, 170, 178
肺静脈再伝導　178
ハプロタイプ　123
ハプロ不全　129

非選択的陽イオンチャネル　6

ビソプロロール　103
非薬物治療
　　——心不全を伴う不整脈　182
　　——薬物治療とのハイブリッド治療　178
ピルジカイニド　168, 179
頻拍誘発性心筋症　90, 182

不応期　21, 45
　　——相対　22, 26, 139
　　——有効（絶対）　22
不活性化ゲート　22, 137
副交感神経　18, 35, 122
不整脈
　　——右室流出路　148
　　——家族性　83
　　——シグナル伝達系　33
　　——心筋梗塞　107
　　——心不全　101
　　——発生メカニズム　39
　　——非薬物治療　159
不整脈源性右室心筋症（ARVC）　149
　　——脂肪変性　150
プラトー相　11
フレカイニド　52, 56, 147
プレコンディショニング　62
プロテインキナーゼ A（PKA）　29, 34, 102, 122, 134
プロテインキナーゼ C（PKC）　37, 85
分極　3

β刺激薬　34
β遮断薬　34, 54, 90, 103, 133, 147, 152, 182
β受容体　33, 85, 152
　　——$β_1$　33, 105
　　——$β_2$　33, 105
平衡電位　20
ペースメーカー　168, 186
ペースメーカー細胞　15
ベプリジル　61, 126, 181
ベラパミル　109
房室回帰性頻拍（AVRT）　46, 93, 99, 161
房室管　96
房室結節　15
　　——発生メカニズム　96

房室結節リエントリー性頻拍（AVNRT）　45
　　——カテーテルアブレーション　162
補充調律　39, 154
ホスファチジルイノシトール二リン酸（$PIP_2$）　37
ホスホランバン　29, 34
ホスホリパーゼ C　37
発作性上室頻拍（PSVT）　36, 45, 182
発作性心房細動（PAF）　51, 87, 167, 178
ポリアミンブロック　8, 42

## ま

マイクロ RNA　77
膜電位　6, 10, 19
マグネシウムブロック　8, 42
マクロファージ　74
マクロリエントリー　→解剖学的リエントリー
慢性心不全　75
慢性（永続性）心房細動　168, 172, 182, 187
　　——ハイブリッドアプローチ　180

ミクロリエントリー　→機能的リエントリー
ミトコンドリア　62
ムスカリン $M_2$ 受容体　35
メキシレチン　58, 89, 133
メタボリックシンドローム　75

## や

薬物治療
　　——洞調律維持効果　176
　　——非薬物治療とのハイブリッド治療　178
薬物誘発性 QT 延長　138
有効（絶対）不応期　22
融合収縮　186

## ら

ラノラジン　89, 133
ランダムリエントリー　46

リアノジン受容体（RYR）　26, 34, 76, 85, 101, 102
　——RYR2　145
リエントリー　44, 49, 107
　——phase 2　107, 119
　——スパイラル　46
　——解剖学的（マクロ）　45, 93
　——機能的（ミクロ）　46
　——ランダム　46
リエントリー性不整脈　59, 76, 102, 107, 112

リズムコントロール　51, 61, 89, 181
リドカイン　56, 58, 64, 89, 108
リバーロキサバン　51
リモデリング　81
　——構造的　85, 90, 168
　——電気的　76, 168
　——誘導因子　84

ループ利尿薬　133

レートコントロール　51, 90, 182
レニン-アンジオテンシン-アルドステロン（RAA）系
　——心房細動　85, 87
連結期　46, 49, 139
連鎖不平衡　123

そうだったのか！
臨床に役立つ不整脈の基礎　　定価（本体4,500円＋税）

2012年10月5日発行　第1版第1刷 ©

著　者　中谷　晴昭
　　　　古川　哲史
　　　　山根　禎一

発行者　株式会社　メディカル・サイエンス・インターナショナル
　　　　代表取締役　若松　博
　　　　東京都文京区本郷1-28-36
　　　　郵便番号113-0033　電話(03)5804-6050

印刷：双文社印刷／表紙装丁・イラスト：トライアンス

ISBN 978-4-89592-723-9　C3047

本書の複製権・翻訳権・上映権・譲渡権・公衆送信権（送信可能化権を含む）は㈱メディカル・サイエンス・インターナショナルが保有します。
本書を無断で複製する行為（複写，スキャン，デジタルデータ化など）は，「私的使用のための複製」など著作権法上の限られた例外を除き禁じられています．大学，病院，診療所，企業などにおいて，業務上使用する目的（診療，研究活動を含む）で上記の行為を行うことは，その使用範囲が内部的であっても，私的使用には該当せず，違法です．また私的使用に該当する場合であっても，代行業者等の第三者に依頼して上記の行為を行うことは違法となります．

JCOPY〈㈳出版者著作権管理機構　委託出版物〉
本書の無断複写は著作権法上での例外を除き禁じられています．複写される場合は，そのつど事前に，㈳出版者著作権管理機構（電話03-3513-6969，FAX 03-3513-6979，info@jcopy.or.jp）の許諾を得てください．